生命科学

RNA 纳米技术与治疗
——方法与方案

〔美〕郭培宣(Peixuan Guo)　　Farzin Haque　著

汪琛颖　李闰婷　译

马润林　审

科学出版社

北　京

图字：01-2016-1754 号

内 容 简 介

本书主要内容是对近年来与 RNA 纳米技术以及它在纳米生物技术和纳米医药的应用直接相关的技术和实验室方案的汇编。涉及的主题包括分析 RNA 结构和性能的各种生物化学、生物物理和生物信息学方法；分析 RNA 结构的多级装配过程的方法；通过超速离心和高效液相色谱法（HPLC）纯化多功能 RNA 纳米颗粒；体内 RNA 纳米构建物的实时检测；成像、目标定位和治疗效应模块分子结合到 RNA 支架上；RNA-蛋白质纳米结构的设计和特性描述等。

RNA 纳米技术是一个涉及材料工程和合成结构生物学的新领域，是一种新兴的生物化学和纳米材料的交叉学科。本书各章节涵盖的研究方法可供 RNA/DNA 相关科学研究的研究生和博士后研究人员逐步地进行理解和操作。本书亦可作为关注 RNA 纳米技术的从事物理、工程和生命科学研究的人员的学习参考材料。

Translation from English language edition: *RNA Nanotechnology and Therapeutics: Methods and Protocols* edited by Peixuan Guo and Farzin Haque
Copyright © Springer New York 2015
Springer New York is a part of Springer Science+Business Media
All Rights Reserved

图书在版编目(CIP)数据

RNA 纳米技术与治疗：方法与方案/（美）郭培宣（Peixuan Guo）等著．汪琛颖，李闰婷译．—北京：科学出版社，2017.1
　（生命科学实验指南系列）
　ISBN 978-7-03-050763-1

Ⅰ．①R… Ⅱ．①郭…②汪…③李… Ⅲ．①纳米技术—应用—核糖核酸—药物学 Ⅳ．①R915

中国版本图书馆 CIP 数据核字（2016）第 280459 号

责任编辑：罗　静　刘　晶／责任校对：何艳萍
责任印制：徐晓晨／封面设计：刘新新

科学出版社 出版
北京东黄城根北街 16 号
邮政编码：100717
http://www.sciencep.com

北京虎彩文化传播有限公司 印刷
科学出版社发行　各地新华书店经销
*
2017 年 1 月第　一　版　　开本：720×1000　1/16
2019 年 1 月第三次印刷　　印张：14 5/8
字数：275 000

定价：98.00 元
（如有印装质量问题，我社负责调换）

前　言

　　此书是大家所熟知的"*Methods in Molecular Biology*"实验室方案系列丛书的新成员。尽管已出版了一本特刊"*Methods*"（Volume 54; Issue 2, Page 201–294, 2011, Elsevier）和一部著作（*RNA Nanotechnology and Therapeutics*, 2013, CRC 出版社），这本书仍是对与 RNA 纳米技术及其在纳米生物技术和纳米医药中的应用直接相关的技术和实验室方案的首次汇编。RNA 纳米技术（Guo P. *Nature Nanotechnology*, 2010, 5:833–842）利用在多层次结构水平的 RNA 折叠和装配的模块化及设计性来合理设计并功能化具有不同应用的 RNA 纳米颗粒。虽然在 15 年前自下而上组装 RNA 纳米技术的概念就被证明过（Guo et al. *Molecular Cell*, 1998. 2:149），但在这个领域中有意义的进步也只是近 5 年的事情。为了推进该领域研究迈向新的高度，我们及时编辑出版了这本方法书，供从事物理、工程和生命科学的研究人员参考。

　　本书涵盖的研究方法很广泛，便于经历过不同科学训练的研究生和博士后人员分步进行理解与操作。全书内容包括：分析核糖核酸（RNA）结构和性能的各种生物化学、生物物理和生物信息学方法（第 2～4 章）；分析 RNA 结构的多级装配过程的方法（第 4、7 和 10 章）；通过超速离心和高效液相色谱法（HPLC）（第 5 和 6 章）纯化多功能 RNA 纳米颗粒；体内 RNA 纳米构建物的实时检测（第 7、9、10 章）；成像、目标定位和治疗模块结合到 RNA 支架上（第 8～13 章）；RNA-蛋白质纳米结构的设计和特性描述（第 14～16 章）。这项任务的完成得益于在这一领域领先的有关专家，花费大量时间编写了各章节，在此，我们向他们表示衷心感谢。同时，由衷感谢 Humana 出版社/Springer 的编辑和制作人员，尤其要感谢的是 *Methods in Molecular Biology* 系列丛书的总编辑 John Walker 先生，是他让我们下决心着手实施这个计划。我们很高兴这本内容丰富的书得以出版，希望各领域的研究者均能从中有所收益。

Peixuan Guo 博士

Farzin Haque 博士

美国肯塔基州列克星敦

（汪琛颖　译）

目　　录

第1章　RNA 纳米技术方法综述——RNA 纳米颗粒的合成、纯化及特性

Farzin Haque 和 Peixuan Guo

　　摘　要　RNA 纳米技术包括使用限定大小、结构和化学量的 RNA 作为一种结构材料，以自下而上的自组装方式来建立同性质的纳米结构。这个于 1998 年提出的开创性概念（Guo et al., *Molecular Cell*, 1998, 2:149–155; *Molecular Cell* 是 *Cell* 的特色刊物）已经成为一个涉及材料工程和合成结构生物学的新领域（Guo, *Nature Nanotechnology*, 2010, 5:833–842）。人们对 RNA 纳米技术领域的关注度近几年急剧升高，在著名的期刊上发表的有关 RNA 纳米结构及其在纳米药物和纳米技术应用方面的文章激增。RNA 化学、RNA 生物物理学、RNA 生物学的快速发展为基础科学向临床实践的转化创造了新的机遇。RNA 纳米技术在这方面拥有相当大的发展前景。大量增加的证据显示，占人类基因组 98.5%（Lander et al., *Nature* 409:860–926, 2001）、曾经的"垃圾 DNA"，实际上是编码非编码 RNA 的。随着我们对 RNA 结构与功能相关性了解的日益增加，我们可以人工合成用于诊断和治疗疾病的 RNA 纳米颗粒。本章简要概述了在纳米技术和纳米医学方面有着不同应用的 RNA 纳米颗粒的设计、构建、纯化，以及它们的特性。

　　关键词　RNA 纳米技术，纳米医学，纳米生物技术，RNA 治疗，RNA 纳米颗粒，pRNA，细菌噬菌体 phi29，超速离心法，PAGE，HPLC，AFM

1　RNA 纳米技术的定义

　　RNA 因其在结构和功能上的多样性，已经成为一种独特的纳米材料。RNA 具有较高的热力学稳定性[1, 2]，表现出规则和不规则的碱基配对性能[3~7]，以及碱基堆积能力和三级结构互作能力[1, 2]。通过转录、终止、自我加工、剪接，RNA 在体内自我组装[8~14]产生 RNA 片段。RNA 还表现出一些特殊的功能，如 siRNA、miRNA、RNA 适配子、核糖开关和核酶。RNA 纳米技术是一个独特的领域[14~17]，有别于经典的 RNA 结构/折叠的研究及 RNA 的分子生物学研究[18~24]。除了分子内（在一个分子内）相互作用和折叠之外，还需要分子间（不同分子之间）的相互作用。RNA 纳米颗粒可通过纯化达到均质化，并且可通过化学、物理、生物物

理学和光学方法来定性。简单地结合功能性 RNA 组件到金、脂质体、树枝状大分子或聚合物纳米颗粒并不等同于 RNA 纳米技术；相反，RNA 纳米技术是以自下而上的途径来组装由 RNA 作为主要成分的纳米级粒子的。

纳米技术平台与其他纳米传送系统（如脂质、聚合物、树枝状聚合物、无机物、病毒等）相比很独特，主要表现在以下几个方面：①某些 RNA 纳米颗粒，比如包装 RNA-3 叉接口（pRNA-3WJ）结构，热力学性质稳定，耐 8 mol/L 尿素变性，体内超低浓度不解离[25, 26]；通过 2'-氟（2'-F）化学修饰获得核糖核酸酶抗性，同时保持原初的折叠，以及支架和结合功能组件真正的生物活性[25~27]；②RNA 是一种阴离子聚合物，因此能够避免通过带负电荷的细胞膜进入非特异性细胞，以及在此过程减少由于通过肝脏枯否细胞和肺巨噬细胞[15, 32]滞留引起的脏器蓄积的毒性效应；③RNA 纳米颗粒有限定的大小、结构和化学量，因此，可以避免由非匀质粒子产生的不可预知的副作用[25, 26, 33, 34]，一些 RNA 纳米颗粒还有促进穿透肿瘤和 EPR（增强渗透与滞留）效应的有利形状[25, 34]；④典型的 RNA 纳米颗粒直径为 10~100nm，这足以纳入化疗药物、siRNA、miRNA 和/或 RNA 适配子，它们的大小足以避免通过肾脏排泄，同时又可以通过受体介导的内吞作用进入靶细胞[35]；⑤RNA 纳米颗粒是高度可溶的，不易产生聚集，不需要连接聚乙二醇或血清白蛋白[15, 36]，通常作为广泛使用的普通纳米颗粒；⑥RNA 纳米颗粒的多价性允许一个模块化的设计，这项技术的真正独特之处在于它能够设计不同功能的RNA 片段序列，而且可以自组装成完整的超微粒[25, 26, 34]；⑦在体内，pRNA-3WJ纳米颗粒展示出良好的药代动力学和生物分布轮廓，无毒，在小鼠体内不诱导I 型干扰素或产生细胞因子[25, 26, 34, 36]；⑧给小鼠全身注射 pRNA-3WJ 纳米颗粒3~4h 后可强烈地结合肿瘤，几乎不或完全不在健康的肝脏、肺、脾脏和肾脏中累积[25, 26, 34, 36]；⑨RNA 纳米颗粒不含蛋白质，不引起宿主抗体反应，这将允许重复治疗癌症和慢性疾病，特别适用于那些对蛋白试剂起中和抗体反应的患者。

在本章，我们主要简述了 RNA 纳米技术领域中关于 RNA 纳米颗粒的设计、构建、纯化及其特性。有兴趣的读者如果想进行更深入的分析，可以阅读参考文献中提到的几本优秀的综述，以及多年来已出版的相关书籍[15~17, 37~42]。

2　构建多功能 RNA 纳米颗粒

构建 RNA 纳米颗粒包括 7 个步骤（图 1-1）[15]。第一步是构思，需要定义希望得到的纳米颗粒的特性，如整体结构、形状和潜在的应用（见第 4、7、9~11、13 和 14 章）。第二步涉及一种计算方法来预测各个建筑块的结构/折叠及组装在最终的 RNA 复合体中 RNA 分子间和分子内的相互作用（第 2、4 和 13 章）。有几个可用于预测 RNA 折叠的在线资源，如 Mfold[43]、RNA designer[44]、Sfold[45]、

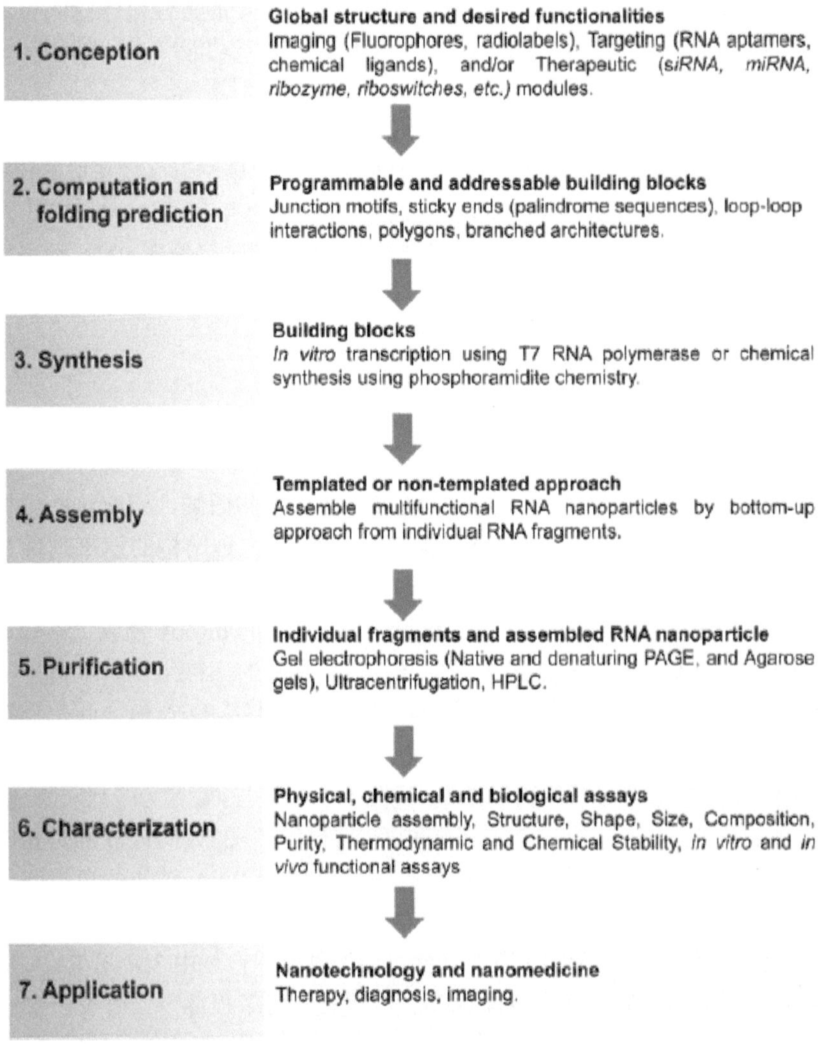

1. Conception

Global structure and desired functionalities
Imaging (Fluorophores, radiolabels), Targeting (RNA aptamers, chemical ligands), and/or Therapeutic (*siRNA, miRNA, ribozyme, riboswitches, etc.*) modules.

2. Computation and folding prediction

Programmable and addressable building blocks
Junction motifs, sticky ends (palindrome sequences), loop-loop interactions, polygons, branched architectures.

3. Synthesis

Building blocks
In vitro transcription using T7 RNA polymerase or chemical synthesis using phosphoramidite chemistry.

4. Assembly

Templated or non-templated approach
Assemble multifunctional RNA nanoparticles by bottom-up approach from individual RNA fragments.

5. Purification

Individual fragments and assembled RNA nanoparticle
Gel electrophoresis (Native and denaturing PAGE, and Agarose gels), Ultracentrifugation, HPLC.

6. Characterization

Physical, chemical and biological assays
Nanoparticle assembly, Structure, Shape, Size, Composition, Purity, Thermodynamic and Chemical Stability, *in vitro* and *in vivo* functional assays

7. Application

Nanotechnology and nanomedicine
Therapy, diagnosis, imaging.

图 1-1　RNA 纳米技术的方法。构建 RNA 纳米颗粒包括 7 个关键步骤：构思、计算、合成、组装、纯化、表征、应用。图来源于参考文献[15]并经过调整和修改，© Nature Publishing Group

NUPACK[46]和其他[47]。第三步是单体建筑块的合成，无论是使用 T7 RNA 聚合酶在体外转录（第 2、4～11 章），或是使用亚磷酰胺化学过程的化学合成（第 9 和 10 章）。第四步是既可以通过模板化（面对空间、结构或外力），又可以通过非模板化（无任何约束）的方法组装 RNA 四级结构架构（第 4、7、9、10 和 13 章）。第五步是纯化单个 RNA 片段及整个组装的 RNA 纳米颗粒（第 2、5～7、9 和 10 章）。第六步是利用各种不同的生物化学、生物物理学和生物信息学方法，如原子力显微镜（AFM）、电子显微镜（EM）、凝胶电泳和色谱法、热变性、超速离心等方法（第 2、3、7、9、10、12～16 章）对组装的 RNA 的特性进行深入描述。第七步，也是最后一步，是用于纳米药物和纳米技术的多功能 RNA 纳米构造的应用（第 7、9～13 章）。

众所周知，RNA 容易受到影响而在血清中降解。为了提高 RNA 的化学稳定性，可以对碱基（如形成 5-溴尿嘧啶和 5-碘尿嘧啶）[48]、磷酸键（如形成硫代磷酸酯和 boranophosphate）、核糖 2′-羟基（如形成 2′-氟、2′-O-甲基或 2′-NH₂）[27, 50～52] 进行修饰。2′-氟（2′-F）修饰是体内比较常用的修饰方式，可导致 RNA 纳米颗粒在大多数的情况下表现出其真实的结构和生物学功能[25, 27]（第 9 和 10 章）。这不仅提高了其化学稳定性，而且增加了熔化温度[53]。

2.1　纳米颗粒的 RNA 支架组装

天然的 RNA 分子中含有环、螺旋、凸起、茎、结和假结，所有这些结构基元可以作为组装精确控制形状、结构和化学量的 RNA 三维结构的建筑砌块[15]。噬菌体 phi29 DNA 包装马达是包装 RNA（pRNA）的一个典型例子[54]。郭培宣博士于 1998 年的开拓性工作表明，可以由再造 RNA 片段的 pRNA 合成二聚体、三聚体和六聚体 RNA 结构[14]。pRNA 多功能子，其所具有的三种结构特征可用于构建多效价 RNA 纳米颗粒。①环－环（手拉手）相互作用：pRNA 包含两个连锁环（表示右手环和左手环），可以通过环-环相互作用被设计形成二聚体、三聚体、四聚体、五聚体、六聚体、七聚体纳米结构[14]［图 1-2（a）］。②回文序列（脚-脚相互作用）：回文序列从 5′→3′ 方向的一股链和互补链的 5′→3′ 方向读取的是相同的序列，在 pRNA 螺旋端引入回文序列可以高效促进桥接 RNA 结构的自组装（脚对脚的分子间相互作用）[33, 34]［图 1-2（a）］。③使用连接结构基元形成分支 RNA：pRNA 的中央部分包含一个 3WJ（三叉连接）结构基元，它是由 3 个短 RNA 片段以异常高的效率组装而成[25, 26]。pRNA-3WJ 具有高度可编程性[55]，可用于形成高度分支的结构，以及带有目标几何形状的多聚体结构[25, 26, 34, 56～58]（见第 7、9 和 10 章中有代表性的实例 pRNA-3WJ，拥有多功能模块结构基元）（图 1-2 和图 1-3）。

RNA 通过规则和不规则的碱基配对、碱基堆积和三级结构相互作用，自然地折叠成复杂的结构，因此，管理 RNA 折叠的规则非常复杂。Bruce Shapiro 研究团队已经开发了各种计算方法（建模软件，如 RNA2D3D[59]、Nanotiller[60]）和分子动力学模拟（molecular dynamics simulation）来设计 RNA 序列（模块化积木）装置以自组装成设计的三维结构，如纳米颗粒和纳米环[61, 62]。他们还开发了数据库[11]以提取已知的 RNA 结构单元来制备具有期望性能的新型 RNA 纳米颗粒。这些纳米支架可以进一步被功能化，具备治疗模块和荧光素，如银纳米簇是用来跟踪

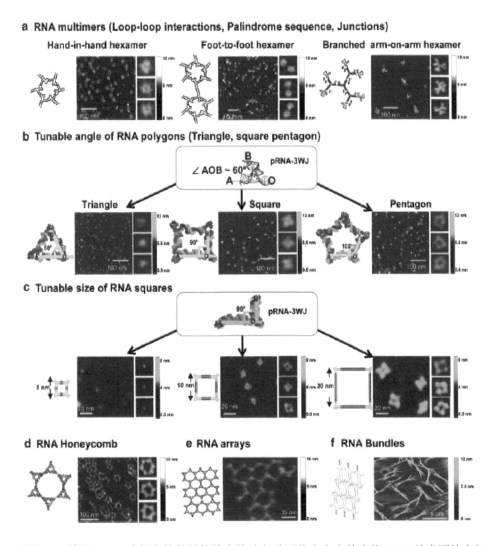

图 1-2　利用 pRNA 建筑砌块的结构特点构建各种形状和大小的多价 RNA 纳米颗粒支架。（a）RNA 多聚体：由环–环（手拉手）互作形成六聚体（左）；通过脚对脚相互作用，使用回文序列（中心）和分支扩展，利用 pRNA-3WJ 结构基元作为中心支架（右）。（b）RNA 多边形:在每个多边形的角上调整 pRNA-3WJ 结构基元可形成三角形、正方形、五边形。（c）RNA 正方形：RNA 正方形的大小可以通过改变框架序列中连接核苷酸的数目来调整。（d）使用 RNA 三角在 RNA 多聚体中作为角单元形成 RNA 蜂巢形格式的六聚体。（e）使用六聚体单元在（d）中作为重复单位形成结构化 RNA 阵列结构。（f）使用联合的 pRNA 二聚体（环–环相互作用）和双生（脚对脚相互作用）形成 RNA 束。经允许，图复制于：（a）参考文献[34]，©冷泉港实验室出版社；（b）参考文献[57]©牛津大学出版社；（c）参考文献[58]©美国化学学会；（d, e）参考文献[56]©美国化学学会；（f）参考文献[33]©美国化学学会

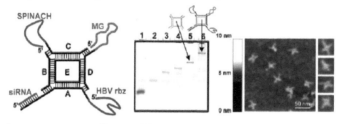

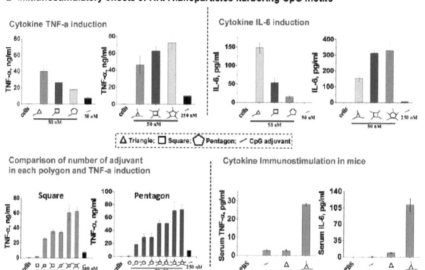

图 1-3　构建具有功能模块的 RNA 纳米颗粒。（a）具有 RNA 适配体（Spinalh 和 MG）、乙型肝炎病毒核酶和 siRNA 的 RNA 正方形示意图（左）、凝胶图（中央）和原子力显微镜图（右）；（b）具有 CpG 基序的 RNA 纳米颗粒的免疫刺激作用（RNA 三角形、正方形和五边形）。经允许，图复制于：（a）参考文献[58]©美国化学学会；（b）参考文献[57]©牛津大学出版社

RNA 纳米颗粒的逐步组装的（见第 4 章）。

　　Veronique Arluison 研究小组描述了如何调控非编码小分子 RNA（sRNA）在细菌作为支架通过自组装构建多聚体结构（见第 2 章）。这些 sRNA 往往含有茎环序列，可以调节体内分子内和分子间的相互作用以形成多聚体复合物，如在大肠杆菌中观察到的 DsrA 及 GcvB sRNA。作者使用了几种可用的 RNA 结构预测软件，如 Mfold[43]和 UNAFold[63]，可检验 sRNA 复合物的二级结构。

　　在第 14 章，叙述了 Hirohide Saito 研究小组如何使用 RNA – 蛋白质互动（RNP）结构基元。他们使用 k-turn 结构基元[6]，它能够与 RNA 结合蛋白（如核糖体蛋白）相互作用形成三角纳米结构[64]。

RNP 结构基元作为建筑砌块在体内、外用以设计和组装纳米结构，从而调节多种多样的细胞信号途径与生化反应。Cheng Kao 研究小组已经开发了先进的 CLIP-seq（交联免疫沉淀和 DNA 测序）方法来绘制与蛋白质相互作用的 RNA 序列，RCAP（RNA 交联和肽指纹）方法可以快速绘制与 RNA 接触的蛋白范围（见第 15 和 16 章）。

2.2　合并功能模块为 RNA 纳米颗粒

2.2.1　靶向配体（RNA 适配体和化学配体）

纳米技术设想的目标是有针对性地对疾病细胞送达治疗，而对健康的细胞或组织很少或没有间接损害。适配体是实现这一目标的很有前途的候选者。这些适配体都是短核酸序列（DNA 或 RNA），可通过高亲和力及精准的特异性，通过形成识别结构与它们的靶点（如细胞表面受体）结合[65~67]。这些适配体通常从利用 SELEX（指数富集的配体的系统进化）的随机寡核苷酸库生成[65, 66]。适配体已被广泛用于调节细胞进程、癌症靶点[68]，以及生物标志物的发现、诊断和治疗[69, 70]。RNA 适配体序列能被合理设计连接到任意 RNA 支架的螺旋区域的 5′ 端或 3′ 端，这对确保适配体正确折叠非常重要，并且它结合靶标的亲和力在整合进 RNA 支架后仍不减弱。

其中一个代表性的例子是由 John Rossi 小组开发的 B 细胞淋巴瘤的特异性 RNA 适配体（见第 12 章）。它已被用于对 B 细胞淋巴瘤治疗的、包含 siRNA 的 RNA 纳米颗粒的结合和摄取。Jean Jccques Tonlme 小组已开发了基于 RNA 适配体的、检测适配体–蛋白质、适配体–RNA 相互作用（见第 11 章）的分析方法。

作为一种核酸适配体的替代物，可以使用化学配体，如叶酸[图 1-4（a）和图 1-5]。叶酸受体在上皮来源的癌症如乳腺癌、肺癌、皮肤癌和结肠癌[71~73]中会过度表达，第 9、10 章描述了如何使用结合叶酸的 RNA 纳米颗粒靶向结直肠癌体内转移瘤和脑肿瘤。

2.2.2　治疗模块（siRNA、miRNA、剪接切换寡核苷酸和 CpG 结构基元）

RNA 干扰（RNAi）是一个关键的转录后基因调控机制。小干扰 RNA（siRNA）通常是 21~25 bp 的双链 RNA（dsRNA）结合到细胞质中一种蛋白复合物——RNA 诱导的沉默复合物（RISC）上。siRNA/RISC 复合物拦截细胞内含有互补序列的 mRNA 到受约束的 siRNA 上，在这个过程中解开和降解 mRNA 导致相应基因的表达沉默[74~79]。由于 siRNA 是双链，所以在合并 siRNA 进入 RNA 纳米颗粒前，要将 siRNA 序列熔合到任意 RNA 支架的螺旋茎如 pRNA-3WJ [25, 26, 34]（见第 10 章）和三角结构[56]（图 1-3）上。如果有必要，siRNA 序列可以通过插入一个 UU

或 AA 凸起而轻易地从支架序列上分离。siRNA 的 3′端的 2 个碱基突出应保留 DICER 酶的识别、结合和加工能力。为了提高血清稳定性，通常使用 2′-F 核苷酸来修饰有义链。结合化学修饰时应非常小心，不要影响 DICER 酶的加工能力。

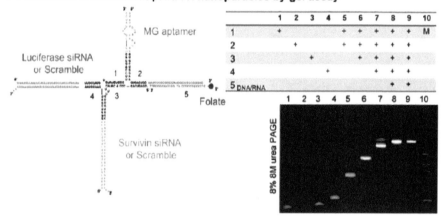

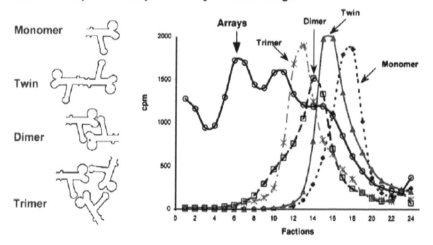

图 1-4 RNA 纳米颗粒的纯化。（a）含有孔雀石绿结合的 RNA 适配子、叶酸、荧光素酶 siRNA 和生存素 siRNA 的四价 pRNA-X 构建的示意图及序列。通过 8%尿素变性聚丙烯酰胺凝胶电泳分析 pRNA-X 纳米颗粒的分步装配实验。此表中，"+"表示样本中个体 RNA 链出现在相应的泳道中。9 泳道是从 8 泳道纯化的纳米颗粒。（b）通过 5%～20%的蔗糖浓度梯度沉降法分离 pRNA 单体、二聚体、三聚体、"双胞胎"和阵列。纳米颗粒被装载在梯度的顶部，通过超速离心法（右→左）进行沉降。（c）使用反相高效液相色谱法从 Cy3 标记的 12 个碱基的 DNA 分离未标记的 12 个碱基的 DNA。注：DNA 吸收光谱（上）和 Cy3（下）。图经允许复制于：（a）参考文献 [26]，©Elsevier；（b）参考文献[33]©美国化学学会。图 1-4（c）由 Mario Vieweger 博士惠赠

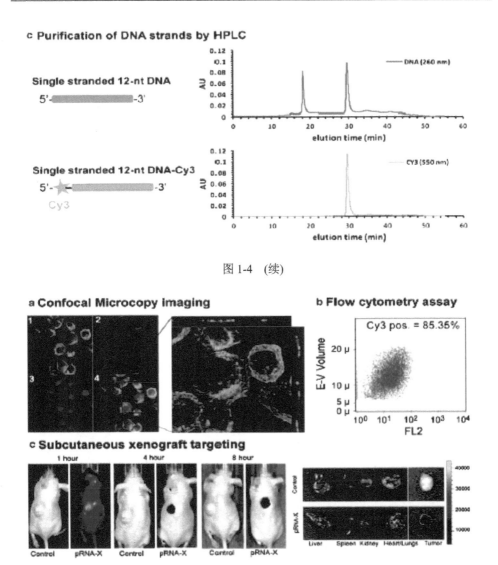

图 1-4　（续）

图 1-5　携带功能模块的 RNA 纳米颗粒的功能特性。绑定和输入四价 pRNA-X 纳米颗粒进入 KB 细胞，显示见共聚焦显微镜（a）和流式细胞仪（b）。细胞质（绿色，面板 1）；Cy3 标记的 RNA 纳米颗粒（红色，面板 2）；重叠（面板 4），右示其放大图；细胞核（蓝色，面板 3）。（c）整个身体成像（左）和内部器官成像（右）显示 pRNA-X（含叶酸和 Alexa-647）纳米颗粒通过全身给药特异地靶向皮下移植瘤阳性裸鼠的叶酸受体。对照：PBS 处理鼠。标尺：荧光强度。图经允许复制于参考文献[26]，©Elsevier

　　与 siRNA 类似，微小 RNA（miRNA）序列能融合到 RNA 支架的每个分支上并递送到疾病细胞。miRNA 是包含 19～25 个核苷酸的小单链非编码 RNA，通过裂解 mRNA 分子或抑制其翻译来沉默靶基因。最近的研究表明，miRNA 在肿瘤发生、肿瘤进展、细胞周期调控、分化、代谢、凋亡、侵袭和转移中扮演着重要的角色[80, 81]。pRNA-3WJ 核心已被证明是一种有效的 miRNA 载体，通过靶向柯萨奇病毒基因组的 3′-非编码区（3′-UTR）来沉默病毒基因[82]。在疾病中，内源性肿瘤抑制基因的 miRNA 是下调的，通过递送 miRNA，其水平得到综合提升。相反，通过递送抗-miRNA 能减低瘤源性 miRNA 的表达，然后将经历体内正常的 DICER 加工，通过 RISC 复合体，在疾病细胞中回归正常的基因调控作用。

有一类新的反义 RNA——剪接-转换反义寡核苷酸（SSO）已显示出重要的治疗作用。SSO 可以通过剪接，改变基因的表达，也能在遗传病中改正异常的剪接模式，这与 siRNA 通过简单地敲除蛋白表达截然不同。在细胞内，不容易从数量上测量剪接-转换能力。在第 13 章中将描述 Robert Delong 研究小组的一种实用的、高生产量的、利用荧光素酶作为报告者的含量测定方法，来评估 SSO 的传递效率和功能。

CPG 是 FDA 批准的一种广泛用于测试肿瘤免疫治疗的免疫调节剂[83, 84]。郭培宣小组报道了一种新型的免疫调节剂的研究进展，使用 pRNA-3WJ 基序作为支架，指导在 RNA 的三角形、正方形和五边形之中转换形状。在 CPG 基础上，依靠多边形状和每个 RNA 的 CPG 数目（细胞因子 TNF-α 和 IL-6α 诱导因子）的免疫调节效果大大提升[图 1-3 （b）] [57]。

2.2.3　化疗药物

许多候选药物在还未到达癌细胞时就已被从血液中迅速清除了，并通过在健康的器官和组织中的非特异性积累，表现出明显的副作用。纳米技术与传统药物相比有几个方面的优势：增加血浆溶解度、延长药物半衰期、靶向递送、药物在肿瘤细胞特异释放，这些优势最大限度地提高了抗肿瘤效果，同时大大减少了药物的非特异毒性反应，改进了药物制剂。

有几种方法被广泛用于模块合成后与 RNA 的接合[85]。这些模块能被用作化疗药物接合到 RNA 上。方法举例：高碘酸盐化学，N-羟基琥珀酰亚胺（NHS）化学，5′-磷酸的激活，巯基化学，"点击"化学。对于化疗来讲，详细分析药物结构以确定可能的结合位点（如羟基官能团）是非常重要的。应小心说明位阻现象，因为它能干扰位点专一标记，可能在接合之后失去药物功能，连接器可能在靶位点达到最佳的药物释放。

2.2.4　成像模块

由于 RNA 纳米颗粒采用模块化设计，其组成链之一可以用一个成像分子，如荧光团来标记。通常，各种各样的荧光染料能在固相合成过程中加入（由供应商，如 Integrated DNA Technologies 或 Trilink 直接安排好)；或者，酶促法也可用于结合修饰的、携带荧光团的核苷酸到 RNA 的 5′端（使用 T7 RNA 聚合酶）或 3′端（使用 T4 RNA 连接酶）[85]。修饰的核苷酸还可以携带能被用于结合的许多活性反应基因到转录后的 RNA 上，如在 2.2.2 节中概述的和 Yong-Zhen Xun 小组将在第 8 章描述的，RNA 在 3′端被氧化生成醛，然后再与卡巴肼-荧光团通过缩合反应到达荧光素标记的 RNA 的 3′端。

郭培宣小组在第 7 章中报告使用荧光素 RNA 适配子，如 MG（孔雀石绿）结合适配子[86]或 Spinach dye（菠菜染料）RNA 适配子[87]，在体内/外，适配子融合到 RNA 纳米颗粒以便于实时监控 RNA 折叠和降解[88]。MG 和菠菜染料 RNA 适配子仅发出荧光分别结合到低荧光素染料 MG 和 DFHBI 上。如果 RNA 纳米颗粒的折叠/降解出现错误，混合的 RNA 适配子将失去它们的结构,以及与染料结合的能力，因为没有荧光，从而将不会检测到荧光。

3　多功能 RNA 纳米颗粒的纯化和特征

3.1　凝胶移位分析

凝胶电泳是最广泛使用的分析和提纯核酸的技术之一，如非变性和变性PAGE（聚丙烯酰胺凝胶电泳）、琼脂糖凝胶电泳（第 1，4，5，7～15 章）。核酸纳米颗粒采用模块化设计。以由五股链组成的 pRNA-X 纳米颗粒为例[图 1-4（a）]，每股链无论是使用 RNA 聚合酶在体外转录，还是通过化学合成并纯化，因为组成链是一个接一个被加上去的，所以在迁移率上就会有一个改变，显示出pRNA-X 逐步聚集的过程。当这五个组成链以等摩尔比值退火时，最后的复合物将以高效率聚集，以一个主条带来显示。切离并纯化这条带，以备进行结构特征和功能分析。

3.2　超速离心法

虽然超速离心法是一种简单、古老且非常高效的技术，但并不广泛用于 RNA纳米复合物的分离和纯化[图 1-4（b）]。在第 5 章中，郭培宣研究组报道了差速超速离心法和密度梯度超速离心法在描述特性及纯化 RNA 纳米颗粒上的应用。超速离心法有两种类型：差速超速离心法和密度梯度超速离心法，二者分别基于大小和密度的不同来分离纳米颗粒。密度梯度超速离心法又分为两种类型：①等密度，分离颗粒是基于密度而不受大小和形状的任何影响；②速率区带，分离颗粒是基于特征沉降系数（基于纳米颗粒的质量、密度和形状）。等密度梯度超速离心法常用于寡核苷酸 RNA 构建砌块的大规模纯化，而速率区带超速离心法用于高产三维分支 RNA 复合物的大规模纯化。

3.3　高效液相色谱法

除了聚丙烯酰胺凝胶电泳之外，高效液相色谱法（HPLC），特别是离子对反相高效液相色谱法最常用于有或无标签 RNA 构建砌块的纯化[图 1-4（c）]。Li Niu 研究组开发了一种高效液相色谱法（见第 6 章）分离具有单个核苷酸分辨率的、相对较短的 RNA 寡核苷酸（约 60 个核苷酸），以及高通量区分典型的 2'-OH RNA 寡核苷酸经化学修饰的 2'-F RNA 寡核苷酸。通常采用三乙基醋酸乙烯酯（TEAA）[或四丁基溴化铵（TBAB）或 n-hexylammonium acetate]为离子对试剂，这是一种氨基阳离子盐，能形成带负电荷疏水性离子对的 RNA 磷酸骨架，然后吸附到 C18 无孔的聚合物柱的疏水性表面。加上乙腈增加的浓度，极性流动相逐渐减少，导致 TEAA–RNA 离子对片段从柱上解吸附。较小的片段首先被洗脱，接着是较大的片段。分离根据的是不同的大小、疏水性（序列）和结构构象。

3.4　RNA 纳米颗粒的结构特征

对组装的 RNA 纳米构成进行结构分析，可以选择使用原子力显微镜（AFM）（图 1-2 和图 1-3）。原子力显微镜成像的一个关键步骤是在一个基质上固定 RNA 纳米颗粒，而先于样品沉积之前往往需要大量的表面修饰[89]。使用的典型基质是云母、玻璃及金膜。固定化 RNA 样品以轻敲模式悬臂进行间歇式扫描（见第 2、3、10 和 14 章）。原子力显微镜也可用于单分子力光谱学测量机械性能，如第 3 章 Francesca Storici 研究小组所描述的，测量 DNA 和 RNA 分子的弹性。

冷冻电子显微镜（cryo-EM）可以以 10Å 分辨率显示组装 RNA 复合物的三维构象。将 RNA 样品沉积在电子显微镜的网格上，用滤纸印迹，然后用液氮急速冰冻。通过使用软件包的单粒子重建可以获得原始图像。从三维重建计算的预测应该与使用类似视图观察的纳米颗粒这一级平均水平相匹配[62]；或者，也可以使用 Veronique Arluison 研究小组在 sRNA 多聚体成像中所描述的传输电子显微镜（TEM）（见第 2 章）。在这里，RNA 复合物沉积在铜网格中，用乙酸铀染色，接着在显微镜真空状态下经受电子束。

一种在自然状态下测定 RNA 纳米颗粒流体动力学半径的简便方法就是动态光散射（DLS）。如果纳米颗粒是均匀的，实验值应该与围绕 RNA 复合物外接球体的预测半径吻合良好[56, 58]。

3.5　RNA 纳米颗粒的功能试验

3.5.1　体外检测

通过流式细胞仪可以以合适的阴性对照，检测 RNA 适配子或化学配体靶向细胞表面受体的功能（第 7、9、10 章）[图 1-5（b）]。简单来讲，在细胞培养基中培养细胞，用胰酶消化，与拥有成像荧光素和定位模块的 RNA 纳米颗粒一起孵育，然后细胞经流式细胞仪检测。

另外，该测定可使用共聚焦显微镜[图 1-5（a）]。细胞生长在载玻片的培养基中，与拥有成像荧光素和定位模块的 RNA 纳米颗粒一起孵育。细胞用多聚甲醛固定后，用 Alexa Fluor®488 鬼笔环肽（按照商品指南）为细胞骨架染色，用 To-PRO®-3 碘（642 / 661）（按照商品指南）为核染色。然后用 Fluoromount-G 封片，接着用激光扫描共聚焦显微镜为进入的细胞和结合成像（第 7、9、10 章）。

可通过在 mRNA 水平的 RT-PCR 检测，以及在蛋白质水平的蛋白印迹测定来评估 siRNA 和 miRNA 的靶基因调控的影响。细胞增殖与凋亡可以采用 MTT 法和流式细胞仪来测定。在第 12 章将介绍 John Rossi 研究小组使用 siRNA 敲除转录因子 STAT3 治疗 B 细胞恶性肿瘤的详细过程。

3.5.2　体内检测

因为皮下移植瘤可以模拟肿瘤细胞外基质的相互作用、炎症和血管生成，所以是很好的模型系统。原位癌模型更密切地模拟肿瘤的微环境，特别是它远处转移扩散的可能性比皮下移植大为提高。这些异种移植是通过注射肿瘤细胞直接进入侧腹或靶器官而建立起来的。郭培宣实验室已经在一系列的出版物[25, 26, 34, 36]上证明，拥有靶向配体的 pRNA-3WJ 纳米颗粒可以在全身注射 3～4h 后特别靶向肿瘤异种移植物[图 1-5（c）]。经过 3～4h 后，在肝、脾、肺、肾等健康的器官和组织中没有纳米颗粒积累。

4　展　　望

在过去的几年里，在这个领域已经被攻克的一些障碍主要包括：①化学修饰，如使用 2′-F 修饰的核苷酸会赋予其化学稳定性，同时又保留其真实的结构和功能[25~27, 34]；②使用基于 pRNA-3WJ 的纳米粒克服热力学不稳定，pRNA-3WJ 抗 8mol/L 尿素变性，在血清中稳定存在，整个多功能结构保持完好，在循环血液中注射超低浓度后，无需任何交联所需的试剂[25, 26]；③使用基于 pRNA-3WJ

的纳米颗粒，无毒，无免疫原性，在体内显示良好的生物分布药物和药理学概况[36]；④使用强大的 RNA 核心支架能确保合并的功能模块及其真实功能的正确折叠[25, 88]。

目前的局限性包括：①大小限制（< 80 核苷酸），低产量，大规模生产化学合成的寡核苷酸的高成本，随着 RNA 化学的进展，在不久的将来，这些限制是可以克服的；②众所周知，RNA 会折叠成复杂结构。为促进 RNA 纳米颗粒日益多样化的应用，需要开发计算方法来预测三维结构和分子间的相互作用。

5　结　　论

RNA 分子通过分子间和分子内的相互作用能够自我组装成多功能的纳米颗粒，并折叠成确定的结构。RNA 二级结构和三级结构相互作用的功能化、RNA 自我组装的低自由能、功能性 RNA 序列合并易化使得 RNA 成为具有不同应用的理想材料。在 RNA 领域，纳米技术仍处于起步阶段，但它在纳米医学、纳米生物技术和工业中将扮演越来越重要的角色。RNA 纳米技术的研究需要发展可行的方案，*Methods in Molecular Biology* 系列就是对在 RNA 纳米技术的新兴领域中的方案进行广泛收集的。

致　　谢

本研究获得美国国立卫生研究院（NIH）P.G.基金 R01-EB003730 和 U01-CA151648 支持。本内容仅代表作者个人，并不代表美国国立卫生研究院官方观点。William Fairish 捐款基金为郭培宣纳米生物技术讲座教授职位提供资金。P.G.公司是 Kylin Therapeutics,Inc., RNA Nano,LLC., Biomotor and Nucleic Acid Nanotechnology Development Corp., Ltd.的联合创始人。

（汪琛颖 译）

参 考 文 献

[1] Sugimoto N, Nakano S, Katoh M et al（1995）Thermodynamic parameters to predict stability of RNA/DNA hybrid duplexes. Biochemistry 34:11211-11216

[2] Searle MS, Williams DH（1993）On the stability of nucleic acid structures in solution:enthalpy-entropy compensations, internal rotations and reversibility. Nucleic Acids Res 21:2051-2056

[3] Ikawa Y, Tsuda K, Matsumura S et al（2004）De novo synthesis and development of an RNA enzyme. Proc Natl Acad Sci U S A 101:13750-13755

[4] Matsumura S, Ohmori R, Saito H et al（2009）Coordinated control of a designed trans-acting ligase ribozyme by a loop-receptor interaction. FEBS Lett 583:2819-2826

[5] Leontis NB, Lescoute A, Westhof E（2006）The building blocks and motifs of RNA architecture.Curr Opin Struct Biol 16:279-287

[6] Schroeder KT, McPhee SA, Ouellet J et al（2010）A structural database for k-turn motifs in RNA. RNA 16:1463-1468

[7] Li X, Horiya S, Harada K（2006）An effi cient thermally induced RNA conformational switch as a framework for the functionalization of RNA nanostructures. J Am Chem Soc 128:4035-4040

[8] Laurenti E, Barde I, Verp S et al（2010）Inducible gene and shRNA expression in resident hematopoietic stem cells in vivo. Stem Cells 28:1390-1398

[9] Hoeprich S, Zhou Q, Guo S et al（2003）Bacterial virus phi29 pRNA as a hammerhead ribozyme escort to destroy hepatitis B virus. Gene Ther 10:1258-1267

[10] Chang KY, Tinoco I Jr（1994）Characterization of a "kissing" hairpin complex derived from the human immunodefi ciency virus genome. Proc Natl Acad Sci U S A 91（18）:8705-8709

[11] Bindewald E, Hayes R, Yingling YG et al（2008）RNA Junction: a database of RNA junctions and kissing loops for three-dimensional structural analysis and nanodesign. Nucleic Acids Res 36:D392-D397

[12] Wagner C, Ehresmann C, Ehresmann B et al（2004）Mechanism of dimerization of bicoid mRNA: initiation and stabilization. J Biol Chem 279:4560-4569

[13] Chen C, Sheng S, Shao Z et al（2000）A dimer as a building block in assembling RNA: A hexamer that gears bacterial virus phi29 DNA translocating machinery. J Biol Chem 275（23）: 17510-17516

[14] Guo P, Zhang C, Chen C et al（1998）Inter-RNA interaction of phage phi29 pRNA to form a hexameric complex for viral DNA transportation. Mol Cell 2:149-155

[15] Guo P（2010）The emerging field of RNA nanotechnology. Nat Nanotechnol 5:833-842

[16] Guo P, Haque F, Hallahan B et al（2012）Uniqueness, advantages, challenges, solutions, and perspectives in therapeutics applying RNA nanotechnology. Nucleic Acid Ther 22:226-245

[17] Shu Y, Pi F, Sharma A et al（2014）Stable RNA nanoparticles as potential new generation drugs for cancer therapy. Adv Drug Deliv Rev 66C:74-89

[18] Freier SM, Kierzek R, Jaeger JA et al（1986）Improved free-energy parameters for predictions of RNA duplex stability. Proc Natl Acad Sci U S A 83:9373-9377

[19] Ehresmann C, Baudin F, Mougel M et al（1987）Probing the structure of RNAs in solution.Nucleic Acids Res 15:9109-9128

[20] Privalov PL, Filiminov VV（1978）Thermodynamic analysis of transfer RNA unfolding. J Mol Biol 122:447-464

[21] Pleij CWA, Rietveld K, Bosch L（1985）A new principle of RNA folding based on pseudonotting. Nucleic Acids Res 13（5）: 1717-1731

[22] Zuker M（1989）On finding all suboptimal foldings of an RNA molecule. Science 244:48-52

[23] Studnicka GM, Rahn GM, Cummings IW et al（1978）Computer method for predicting the secondary structure of single-stranded RNA. Nucleic Acids Res 5:3365-3387

[24] Reid BR（1981）NMR studies on RNA structure and dynamics. Annu Rev Biochem 50:969-96

[25] Shu D, Shu Y, Haque F et al（2011）Thermodynamically stable RNA three-way junctions for constructing multifuntional nanoparticles for delivery of therapeutics. Nat Nanotechnol 6:658-667

[26] Haque F, Shu D, Shu Y et al（2012）Ultrastable synergistic tetravalent RNA nanoparticles for targeting to cancers. Nano Today 7:245-257

[27] Liu J, Guo S, Cinier M et al（2010）Fabrication of stable and RNase-resistant RNA nanoparticles active in

gearing the nanomotors for viral DNA packaging. ACS Nano 5:237-246

[28] de Fougerolles A, Vornlocher HP, Maraganore J et al（2007）Interfering with disease: a progress report on siRNA-based therapeutics. Nat Rev Drug Discov 6:443-453

[29] Kim DH, Rossi JJ（2007）Strategies for silencing human disease using RNA interference. Nat Rev Genet 8:173-184

[30] Rozema DB, Lewis DL, Wakefi eld DH et al（2007）Dynamic polyconjugates for targeted in vivo delivery of siRNA to hepatocytes. Proc Natl Acad Sci U S A 104:12982-12987

[31] Seth S, Johns R, Templin MV（2012）Delivery and biodistribution of siRNA for cancer therapy: challenges and future prospects. Ther Deliv 3:245-261

[32] Bae YH, Park K（2011）Targeted drug delivery to tumors: myths, reality and possibility.J Control Release 153:198-205

[33] Shu D, Moll WD, Deng Z et al（2004）Bottom-up assembly of RNA arrays and superstructures as potential parts in nanotechnology.Nano Lett 4:1717-1723

[34] Shu Y, Haque F, Shu D et al（2013）Fabrication of 14 different RNA nanoparticles for specific tumor targeting without accumulation in normal organs. RNA 19:766-777

[35] Li W, Szoka F（2007）Lipid-based Nanoparticles for Nucleic Acid Delivery. Pharm Res 24:438-449

[36] Abdelmawla S, Guo S, Zhang L et al（2011）Pharmacological characterization of chemically synthesized monomeric pRNA nanoparticles for systemic delivery. Mol Ther 19:1312-1322

[37] Guo P, Haque F（eds）（2013）RNA Nanotechnology and Therapeutics. CRC Press, Boca Raton, FL

[38] Shukla GC, Haque F, Tor Y et al（2011）A Boost for the Emerging Field of RNA Nanotechnology. ACS Nano 5:3405-3418

[39] Leontis N, Sweeney B, Haque F et al（2013）Conference Scene: Advances in RNA nanotechnology promise to transform medicine.Nanomedicine 8:1051-1054

[40] Guo P（ed）（2011）Methods: RNA nanotechnology. Elsevier, Amsterdam

[41] Guo P（2005）RNA Nanotechnology:Engineering, assembly and applications in detection, gene delivery and therapy. J Nano Nanotechnol 5（12）:1964-1982

[42] Guo P, Coban O, Snead NM et al（2010）Engineering RNA for targeted siRNA delivery and medical application. Advan Drug Delivery Rev 62:650-666

[43] Zuker M（2003）Mfold web server for nucleic acid folding and hybridization prediction. Nucleic Acids Res 31:3406-3415

[44] Andronescu M, Fejes AP, Hutter F et al（2004）A new algorithm for RNA secondary structure design. J Mol Biol 336:607-624

[45] Ding Y, Chan CY, Lawrence CE（2004）Sfold web server for statistical folding and rational design of nucleic acids. Nucleic Acids Res 32:W135-W141

[46] Zadeh JN, Steenberg CD, Bois JS et al（2011）NUPACK: Analysis and design of nucleic acid systems. J Comput Chem 32:170-173

[47] Delebecque CJ, Silver PA, Lindner AB（2012）Designing and using RNA scaffolds to assemble proteins in vivo. Nat Protoc 7:1797-1807

[48] Watts JK, Deleavey GF, Damha MJ（2008）Chemically modified siRNA: tools and applications. Drug Discov Today 13:842-855

[49] Shaw BR, Moussa L, Sharaf M et al（2008）Boranophosphate siRNA-aptamer chimeras for tumor-specific downregulation of cancer receptors and modulators. Nucleic Acids Symp Ser（Oxf）52:655-656

[50] Helmling S, Moyroud E, Schroeder W et al（2003）A new class of Spiegelmers containing 2′-fluoro-nucleotides. Nucleosides Nucleotides Nucleic Acids 22:1035-1038

[51] Luy B, Marino JP（2001）Measurement and application of 1H-19F dipolar couplings in the structure determination of 2′-fluorolabeled RNA. J Biomol NMR 20:39-47

[52] Reif B, Wittmann V, Schwalbe H et al（1997）Structural comparison of oligoribonucleotides and their 2'-deoxy-2'-fluoroanalogs by heteronuclear NMR spectroscopy. Helv Chim Acta 80:1952-1971

[53] Binzel DW, Khisamutdinov EF, Guo P（2014）Entropy-driven one-step formation of Phi29 pRNA 3WJ from three RNA fragments. Biochemistry 53:2221-2231

[54] Guo P, Erickson S, Anderson D（1987）A small viral RNA is required for *in vitro* packaging of bacteriophage phi29 DNA. Science 236: 690-694

[55] Zhang H, Endrizzi JA, Shu Y et al（2013）Crystal structure of 3WJ core revealing divalent ion-promoted thermostability and assembly of the Phi29 hexameric motor pRNA. RNA 19:1226-1237

[56] Khisamutdinov EF, Jasinski DL, Guo P（2014）RNA as a boiling-resistant anionic polymer material to build robust structures with defined shape and stoichiometry. ACS Nano 8:4771-4781

[57] Khisamutdinov E, Li H, Jasinski D et al（2014）Enhancing immunomodulation on innate immunity by shape transition among RNA triangle, square, and pentagon nanovehicles.Nucelic Acids Research 42:9996-10004

[58] Jasinski D, Khisamutdinov EF, Lyubchenko YL et al（2014）Physicochemically tunable polyfunctionalized RNA square architecture with fluorogenic and ribozymatic properties. ACS Nano 8:7620-7629

[59] Martinez HM, Maizel JV, Shapiro BA（2008）RNA2D3D: A program for generating, viewing, and comparing 3-dimensional models of RNA. J Biomol Str Dyn 25:669-683

[60] Bindewald E, Grunewald C, Boyle B et al（2008）Computational strategies for the automated design of RNA nanoscale structures from building blocks using NanoTiler. J Mol Graph Model 27:299-308

[61] Grabow WW, Zakrevsky P, Afonin KA et al（2011）Self-assembling RNA nanorings based on RNAI/II inverse kissing complexes. Nano Lett 11:878-887

[62] Afonin KA, Bindewald E, Yaghoubian AJ et al（2010）In vitro assembly of cubic RNA-based scaffolds designed in silico. Nat Nanotechnol 5:676-682

[63] Markham NR, Zuker M（2008）UNAFold: software for nucleic acid folding and hybridization.Methods Mol Biol 453:3-31

[64] Ohno H, Kobayashi T, Kabata R et al（2011）Synthetic RNA-protein complex shaped like an equilateral triangle. Nat Nanotechnol 6:116-120

[65] Ellington AD, Szostak JW（1990）*In vitro* selection of RNA molecules that bind specific ligands. Nature 346:818-822

[66] Tuerk C, Gold L（1990）Systematic evolution of ligands by exponential enrichment: RNA ligands to bacteriophage T4 DNA ploymerase.Science 249:505-510

[67] Mi J, Liu Y, Rabbani ZN et al（2010）In vivo selection of tumor-targeting RNA motifs. Nat Chem Biol 6:22-24

[68] Lupold SE, Hicke BJ, Lin Y et al（2002）Identification and characterization of nuclease-stabilized RNA molecules that bind human prostate cancer cells via the prostatespecific membrane antigen. Cancer Res 62:4029-4033

[69] Sharma AK, Kent AD, Heemstra JM（2012）Enzyme-linked small-molecule detection using split aptamer ligation. Anal Chem 84:6104-6109

[70] Sharma AK, Heemstra JM（2011）Smallmolecule-dependent split aptamer ligation.J Am Chem Soc 133:12426-12429

[71] Low PS, Henne WA, Doorneweerd DD（2008）Discovery and development of folic-acid-based receptor targeting for imaging and therapy of cancer and inflammatory diseases. Acc Chem Res 41:120-129

[72] Toffoli G, Cernigoi C, Russo A et al（1997）Overexpression of folate binding protein in ovarian cancers. Int J Cancer 74:193-198

[73] Gosselin MA, Guo W, Lee RJ（2002）Incorporation of reversibly cross-linked polyplexes into LPDII vectors for gene delivery.Bioconjug Chem 13:1044-1053

[74] Fire A, Xu S, Montgomery MK et al（1998）Potent and specific genetic interference by double-stranded RNA in Caenorhabditis elegans.Nature 391:806-811

[75] Li H, Li WX, Ding SW（2002）Induction and suppression of RNA silencing by an animal virus. Science 296:1319-1321

[76] Brummelkamp TR, Bernards R, Agami R（2002）A system for stable expression of short interfering RNAs in mammalian cells. Science 296:550-553

[77] Jacque JM, Triques K, Stevenson M（2002）Modulation of HIV-1 replication by RNA interference. Nature 418:435-438

[78] Varambally S, Dhanasekaran SM, Zhou M et al（2002）The polycomb group protein EZH2 is involved in progression of prostate cancer.Nature 419:624-629

[79] Carmichael GG（2002）Medicine: silencing viruses with RNA. Nature 418:379-380

[80] Bartel DP（2009）MicroRNAs: target recognition and regulatory functions. Cell 136:215-233

[81] Calin GA, Croce CM（2006）MicroRNA signatures in human cancers. Nat Rev Cancer 6:857-866

[82] Ye X, Liu Z, Hemida MG et al（2011）Targeted delivery of mutant tolerant anti-coxsackievirus artificial microRNAs using folate conjugated bacteriophage Phi29 pRNA. PLoS One 6:e21215

[83] Hanagata N（2012）Structure-dependent immunostimulatory effect of CpG oligodeoxynucleotides and their delivery system. Int J Nanomedicine 7:2181-2195

[84] Klinman DM（2004）Immunotherapeutic uses of CpG oligodeoxynucleotides. Nat Rev Immunol 4:248-257

[85] Paredes E, Evans M, Das SR（2011）RNA labeling, conjugation and ligation. Methods 54(2):251-259

[86] Grate D, Wilson C（1999）Laser-mediated, site-specific inactivation of RNA transcripts.Proc Natl Acad Sci U S A 96:6131-6136

[87] Paige JS, Wu KY, Jaffrey SR（2011）RNA mimics of green fluorescent protein. Science 333:642-646

[88] Shu D, Zhang L, Khisamutdinov E et al（2013）Programmable folding of fusion RNA complex driven by the 3WJ motif of phi29 motor pRNA. Nucleic Acids Res 42:e10

[89] Shlyakhtenko LS, Gall AA, Filonov A et al（2003）Silatrane-based surface chemistry for immobilization of DNA, protein-DNA complexes and other biological materials. Ultramicroscopy 97:279-287

第 2 章　调查细菌小调控 RNA 自我组装的多种方法

Christophe Lavelle，Florent Busi 和 Véronique Arluison

摘　要　在细胞中 RNA 是柔性分子，参与多种作用。具体来说，非编码 RNA（即不参与蛋白质编码的 RNA）在 RNA 降解、翻译或蛋白质转运等生物过程的调控中发挥着重要的作用。在细菌中，大部分的非编码 RNA 通过结合到靶标 mRNA 的非翻译区对转录后控制显示出关键的作用。最近的证据表明，这些非编码 RNA 中的一部分在原核生物中有自我组装的倾向。虽然这种自组装的功能还不清楚，一个个的 RNA 可能会有所不同，但它提供了对核糖体调控通路的新见解。我们在这里呈现的各种方法可以用于探查和分析细菌非编码小 RNA 的自我组装。

关键词　小非编码 RNA，转录后调控，核酸的自我组装，RNA 纳米结构

缩略语

AFM	原子力显微镜
bp	碱基对
FTIR	傅里叶变换红外光谱
ncRNA	非编码 RNA
nt	核苷酸
PAGE	聚丙烯酰胺凝胶电泳
RNAP	RNA 聚合酶
ss/ds RNA	单链或双链 RNA
sRNA	小调控 RNA
TEM	透射电子显微镜
T_m	熔链温度

1　引　　言

核酸很有希望被用来建造纳米生物材料，各种不同的 DNA 序列已被用于这个目的[1]。例如，Mao 和他的同事们从单条 DNA 链建造了不同纳米级大小的多面体[2]。由于 RNA 比 DNA 具有更多结构的多样性，它已成为一个新的、重要的进

行生物装配的建筑砌块[3]。事实上，天然 RNA 的结构和序列提供了配对相互作用的基础，可作为形成聚合物的一个建筑砌块库。相互作用的例子包括在病毒 RNA 之间形成的环-环复合体[4, 5]、在果蝇胚胎 mRNA 中的手拉臂相互作用[6, 7]，以及在细菌非编码 RNA 中的回文序列[8]。从本质上说，这些多种多样的规则可以用于构建不同生物功能的 RNA 纳米颗粒（参见文献[9, 10]综述），RNA 构造学的概念在几年前就已经出台了[11, 12]。人工 RNA 序列已被成功地用于设计纳米组装体，这为医疗上的应用提供了新的机遇[13]。

在体内，RNA 可以通过在转录或转录后水平两个步骤发挥核心作用来实现对基因表达的控制。事实上，不同的因子介入了这些进程，特别是带有催化作用和调控功能的 RNA。大部分时间，这些 RNA 不编码任何蛋白质，因此它们的名称是非编码 RNA（ncRNA）。在非编码 RNA 中，最丰富的是那些参与翻译的 RNA（形成核糖体的 rRNA 和 tRNA）。然而，其他的调控非编码 RNA，即使它们不如 rRNA 和 tRNA 那么丰富，也已成为在所有生物中调控数百个基因表达的一个重要类别。这个家庭包括真核生物的微 RNA（miRNA）[14]或细菌的非编码小 RNA（sRNA）[15]，都属于反式作用非编码 RNA。原核小调控 RNA（sRNA）通常为 50～400 个核苷酸，并参与调控核心新陈代谢、糖转运、群感效应或病毒性等种类繁多的功能[16~18]。它们高度结构化，包含多个茎-环，但没有 tRNA 那样折叠的一个特征。已知这些 RNA 是从染色体上与它们调控的靶基因的不同位置上被表达的（图 2-1）。它们通过与 mRNA 碱基配对的方式发挥抑制翻译的作用，并对环境条件提供敏感性（图 2-1）[19, 20]。否则，反式作用小调控 RNA 也可以截

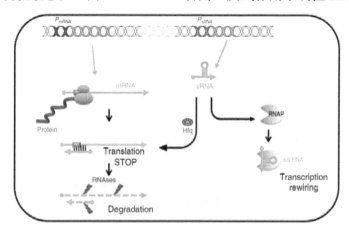

图 2-1　细菌的反式作用非编码小 RNA。这些非编码小 RNA 是从染色体上不同于它们调控目标的位置表达的。在 RNA 分子伴侣蛋白 Hfq 的帮助下，反式碱基配对 sRNA 通常以反式作用方式结合到一条 mRNA 的 Shine-Dalgarno 和 AUG 区并阻止翻译。阻断 mRNA 的翻译在大多数情况下会减少靶标 mRNA 的降解。另外，反式作用 sRNA 也能隔离靶蛋白。例如，在正常生长条件下，持家 σ^{70}-RNA 聚合酶结合到 DNA 的启动子上，当 6S sRNA 在稳定期产生时，滴定 σ^{70}-RNA 聚合酶（RpoD）离开启动子，减少转录

获靶蛋白，例如，6S RNA 可以通过捕获 σ[70]-RNA 聚合酶来调控持家基因的转录（图 2-1）[21]。

　　最近，我们的研究表明，2 个大肠杆菌的调控非编码 RNA、87 个核苷酸的 DsrA 及 206 个核苷酸的 GcvB 的小调控 RNA（sRNA），它们中的每一个都能控制重要的 mRNA 的翻译和周转，表现出显著的自我组装性能[8, 22]。考虑到 sRNA 的给定序列的延伸和互补的茎-环含量高，它们确实提供了分子内的茎转化为带有以另一个完全相同的 sRNA 的拷贝的分子间的茎的机会（图 2-2）。sRNA 二聚化或多聚化的倾向是明确的[8, 22, 23]。结果，自组装成为核糖体调控功能的一个关键参数，这个假设为 sRNA 参与调控开启新的可能。例如，就像多余的 sRNA 会对

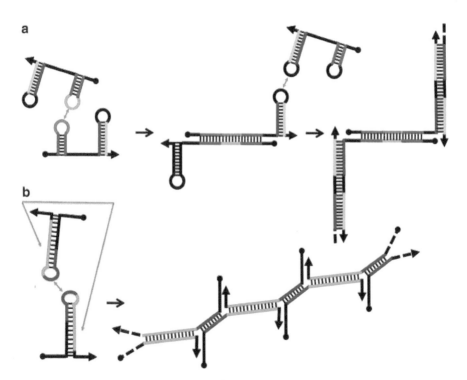

图 2-2　结构型 RNA 多聚化的基础。各种环境中观察到的 RNA 有多聚化的倾向，包括艾滋病病毒、bicoid 或 phi29 噬菌体 RNA（见参考文献[4～7,9]）。通过一个完全相同的 RNA 的分子间配对来置换分子内配对（茎-环），通常会发生二聚化。（a）在两个自动互补的环之间碱基配对能引起二聚化。单体 RNA 聚合体的自组装接着通过第二个茎-环的额外分子内的碱基配对开启[9, 10]。（b）另外，单个茎-环的两个自动互补区域足够自组装，同 DsrA sRNA 的情况一样[8]。每个 RNA 的 5′ 端以球表示，3′ 端以箭头表示

细胞产生有害影响一样，sRNA 聚合物的形成参与了 RNA 浓度的调控（图 2-3）[10]。
另外，在转录过程中形成的错误折叠 RNA，可能是自组装的起源（图 2-3）[24]。
在本章中，我们描述了分析核酸结构和特性的不同技术，以及它们是如何用于
研究多聚化 sRNA 的。我们的目的是想证明，这样一个跨学科混合了生物化学
（体外转录、电泳、RT-PCR 等）、生物信息学（二级结构预测）和生物物理学（红
外光谱、电子显微镜和原子力显微术）的方法，用来探讨这个在分子水平的基本
过程的相关性。

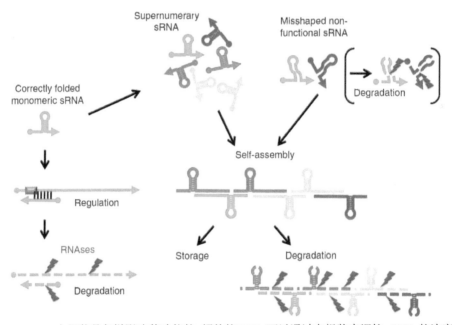

图 2-3　sRNA 自组装是怎样影响其功能的。额外的 RNA 可以通过自组装来调控 sRNA 的浓度；
过量的 sRNA 以滴定细胞的 Hfq 和破坏其他的 sRNA 网络的方式对细胞产生有害作用。多余的
sRNA 的降解也能通过自我组装的方式被储存或被处理。我们观察到，在体外，DsrA 聚合物被
降解的速度确实比单体快得多[8]。另外，在转录过程中形成的错误折叠的 RNA，可能是自组装
的起源：因为在正确折叠的 RNA 中被隐藏的互补序列会在错误折叠的 RNA 中被暴露出来，所
以 RNA 可以自我组装[10, 24]。鉴于发现体内的 DsrA 处于低稳定状态水平（<25 /细胞），错误
折叠的 DsrA RNA 就可能是自组装的起源，得以迅速降解[24]。相反，当 GcvB 在细胞中相当丰
富的情况下，无论是单体或聚合物的形式，对 RNase 消化均不是很敏感，可想而知，GcvB 聚
合形式可能就是 sRNA 的一种存储形式[22]

2 材　料

2.1 试剂

为确保下面所描述的实验的可重复性,我们建议使用 USB 公司的体外转录大肠杆菌 RNA 聚合酶、Phusion®高保真 DNA 聚合酶来产生用于转录的 DNA 基质,使用 Qiagen 的 RNeasy 柱纯化 RNA,使用 Eurogentec 公司 RNA 合成的寡核苷酸,使用 Lifetechnologies 公司的 SYBR green II。

2.2 缓冲液和溶液

所有的溶液均应无 RNA 酶。

（1）TE 缓冲液:10 mmol/L Tris-HCl, 1 mmol/L EDTA, pH 为 8。

（2）TAE 缓冲液:40 mmol/L Tris-Acetate, 1 mmol/L EDTA, pH 为 8。

（3）TBE 缓冲液:40 mmol/L Tris-Borate, 1 mmol/L EDTA, pH 为 8。

（4）大肠杆菌 RNA 聚合酶转录缓冲液:20 mmol/L Tris-HCl, 20 mmol/L KCl, 10 mmol/L $MgCl_2$, 10 mmol/L DTT, 300 μmol/L NTP, 50 μg/mL BSA, pH 为 8。

（5）变性凝胶电泳缓冲液:60% 甲酰胺, 12 mmol/L EDTA, 0.03%溴酚蓝, 0.03%二甲苯蓝。

（6）天然凝胶电泳缓冲液:含 0.05%溴酚蓝、0.05%二甲苯蓝的 TAE。

（7）聚丙烯酰胺凝胶电泳洗脱缓冲液:pH 为 7.5 的 10 mmol/L Tris-HCl, 0.5 mol/L 乙酸铵, 1 mmol/L EDTA, 0.1% SDS。

（8）RNA 提取液 1:pH 为 7.5 的 10 mmol/L Tris-HCl, 10 mmol/L KCl, 5 mmol/L $MgCl_2$。

（9）RNA 提取液 2:pH 为 8.0 的 20 mmol/L Tris-HCl, 200 mmol/L NaCl, 40 mmol/L EDTA, 1% SDS。

（10）Carl Roth 公司的 Roti-Hybri-Quick ready-to-use DNA 和 RNA 杂交缓冲液（此缓冲液由 Church 和 Gilbert 公布[25]）。

（11）柠檬酸-钠盐 SSC 缓冲液 20×储存液:3 mol/L NaCl, 300 mmol/L 柠檬酸三钠,以 HCl 调节 pH 至 7.0。

（12）SYBR green qPCR ready-to-use Master Mix 包含除引物和模板之外的所有定量 PCR 组分。

3　方　　法

3.1　用于聚合作用研究的小非编码 RNA（sRNA）的体外转录

使用大肠杆菌 RNA 聚合酶，以纯化的 PCR 扩增的 DNA 片段作为模板，通过体外转录，合成小非编码 RNA（sRNA）（见注释 1）。

利用 PCR 扩增构建 DNA 基质的过程如下。

3.1.1　引物设计

正向引物包括 T7A1 启动子[26]：

5'ATATAAAGCTTAAAAGATTAATTTAAAATTTATCAAAAAGAGTATTGACT TAAAGTCTAACCTATAGGATACTTACAGCC-sRNAspecific 3′（加 20 个核苷酸）

反向引物完全是特异性 sRNA，与 sRNA 的 3′端的反向序列一致（20 个核苷酸）。在 T7A1 启动子控制下，以细菌基因组 DNA 进行 PCR 的结果是产生钝末端基质编码的 ncRNA（非编码 RNA）。

3.1.2　体外转录

在 20 μL 转录缓冲液中加入 1 pmol 的 DNA 基质和 1 U 的大肠杆菌 RNA 聚合酶，放在 37℃下，6 h，进行转录反应。

3.1.3　DNA 基质的消化

使用无 RNA 酶的 RQ1-DNAse 消化 PCR 扩增用的 DNA 基质。消化的方法是：使用苯酚：氯仿：异戊醇（25:24:1）提取并乙醇沉淀之后，每微克 DNA 使用 1U 的酶量，37℃，处理 15 min。转录物重悬于 10 μL 的 TE 缓冲液中。有必要进行苯酚-氯仿提取，以核查某些蛋白质不参与自我组装。

3.1.4　RNA 纯化

为了检查转录的效率，将非编码 RNA 的转录物上样变性聚丙烯酰胺凝胶电泳。15%的 19:1 丙烯酰胺/双丙烯酰胺，加 8 mol/L 尿素，溶解在 TE 缓冲液中配制变性聚丙烯酰胺凝胶。样品在 80℃的凝胶上样缓冲液中预热变性。用 TBE 缓冲液，以 20 V/cm 在 50℃条件下电泳 1h。在迁移后，用 SYBR green II 或者溴化乙锭（0.5 μg/mL）对 RNA 染色。通过紫外透射仪观察（λ=254 nm 或 300 nm）。

3.1.5　可观察到的两个结果

如果有产物的话，可以使用 RNeasy MiniKit（QIAGEN）试剂盒，根据说明书直接纯化 RNA。

若有一些流产产物的话，转录物需要经聚丙烯酰胺凝胶电泳纯化。为此，与 sRNA 全长一致的条带必须从胶上切下，这块凝胶需碾碎（切碎），并以两倍体积的洗脱缓冲液在搅拌条件下 37℃洗脱过夜（见注释 2）。回收上清液，并用苯酚-氯仿/乙醇提取、乙醇沉淀的方法除去 SDS。将转录物重悬于 10 μL 的 TE 中。用紫外分光光度法在 260 nm 波长下测定 RNA 浓度。

3.2　电泳分析 sRNA 的自组装

利用天然聚丙烯酰胺凝胶电泳分析转录物 RNA。

方法如下：用 TAE 配制含有 19：1 10%丙烯酰胺/双丙烯酰胺凝胶。10 μL RNA 样品（浓度可能会有所不同，但通常为 0.5～5 μmol/L）随天然凝胶缓冲液上样。上样前，RNA 样品在 80℃加热 1 min，然后慢慢冷却到 20℃（需 2 h）（见注释 3）。在 4℃（8 V/cm）用 TAE 缓冲液跑天然凝胶电泳 2 h（8 V/cm）。迁移后，按 3.1.4 节描述的那样，用 SYBR green II 或者溴化乙锭对该 RNA 染色。在 8 mol/L 尿素存在的条件下跑变性聚丙烯酰胺凝胶电泳，我们观察到，与聚合物相对应的高分子质量条带有时耐变性[8]。这一结果与耐变性剂如尿素或甲酰胺的一个强烈纠缠的结构相符合，指示这条带与聚合物一致，不是转录通读的 RNA，当我们减低 RNA 的浓度时，它们不再出现。当 RNA 浓度增加时，聚合物的比例增加。由于其分子质量较高，通常这个高分子质量的条带不可能从聚丙烯酰胺凝胶（也不会是琼脂糖凝胶）电泳洗脱，应在其他条件下重新跑聚丙烯酰胺凝胶电泳。

3.3　二级结构预测和 sRNA 自组装最小序列的特征

自组装通常是由简单 RNA 片组装而成的。二聚物可以通过两个自动互补的环间碱基配对引发[图 2-2（a）]。接着，分子内的茎被转换成 sRNA 的另一份拷贝的互补序列形式的分子间双链。单体 RNA 的自组装可以通过一个额外的分子间的第二个茎环配对来实现[图 2-2（a）][10]。另外，单个茎环的两个连续自动互补的区域足以自我组装[图 2-2（b）]。后一种情况，已由 DsrA sRNA 报道[8]，它控制翻译和 mRNA 编码重要的转录调控因子的周转[27, 28]。

为了定义在 sRNA 自组装中的片（tiles）的本质，sRNA 聚合物的二级结构可以通过服务器如 NAfold（http://rna.tbi.univie.ac.at/cgi-bin/RNAfold.cgi）[29]或 mfold（http://mfold.rna.albany.edu/？q= Mfold /RNA-folding-Form）[30]预测。增加 x 的 1/10，即碱基不必配对，在几个 sRNA 序列之间允许产生聚合物结构。

当它在文献中是可行的话，重要的是要检查 sRNA 单体的二级结构预测与通过足迹实验提供的二级结构模型的匹配情况[31]。对于 DsrA 来讲，核酸足迹法显示 DsrA 单体采用以在 5′和 3′（SL1 和 SL3，图 2-4）的两个稳定的茎-环而在 SL2 中心区域内变异为特征的三个明显的二级结构[27, 32, 33]。这种变异可能代表 SL2 序列会"呼吸"，因此允许分子内的茎转化为一条 sRNA 与另一条 sRNA 分子间[8] 的茎。这种变异可通过此区域与 RNAfold 的低碱基配对率来确认（未显示）。

为了评估自组装的 RNA 的功能，也可以平行分析一个等效的脱氧核糖核酸链（DNA mfold）[30]。

二级结构预测通常帮助我们理解能完成自组装的最小的区域。如图 2-4 所示，DsrA 自装配起源于 14 个和 8 个核苷酸的两个邻近区域，结束在整个 RNA 序列中一个能够自身聚合的 22 个核苷酸序列中[8]。在 DsrA$_{14}$、DsrA$_8$、DsrA$_{22}$ 相关章节中将分别提及这些序列。

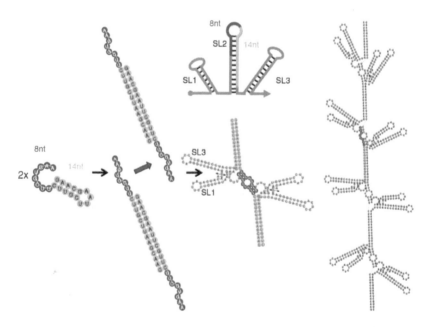

图 2-4　DsrA 的 sRNA 自组装的最小序列特征。DsrA（DsrA$_{22}$）位于 SL1 和 SL3 间的 22 个核苷酸的最小序列是由 sRNA 的自组装自身许可的。这个序列其实展现 14 个核苷酸 DsrA$_{14}$（绿色）和 8 个核苷酸 DsrA8（蓝色）两个元素区。图引自 *Cayrol et al. RNA Biol.6 2009*[8]

3.4　热变性分析

可以用熔解曲线来反映最小序列组装和折叠的特征。所有的实验均在 pH 为 7.2、含 140 mmol/L 氯化钾和 10 mmol/L 氯化钠的 10 mmol/L 的二甲胂酸钠缓冲液中进行。应避免使用 Tris 缓冲液，因为 Tris 缓冲液的 pH 有强烈的温度依赖性。

此外，大于 50 mmol/L 的氯化钾充分模拟了生理条件。链（寡核苷酸）的浓度范围通常为 0.5～6 μmol/L。紫外吸收对温度的依赖性可以用温度可控的分光光度计的加热扫描操作来测量。温度变化率不应超过 0.1～0.5℃/min，以保证所有细胞的热平衡。干燥的氮气流可以避免在低温条件下细胞的水冷凝。测每一个温度条件下，257 nm 和 330 nm 波长的吸收值（330 nm 被用来控制波长）。提取 257 nm 记录的测量数据并如图 2-5 所示标准化为 OD=1。

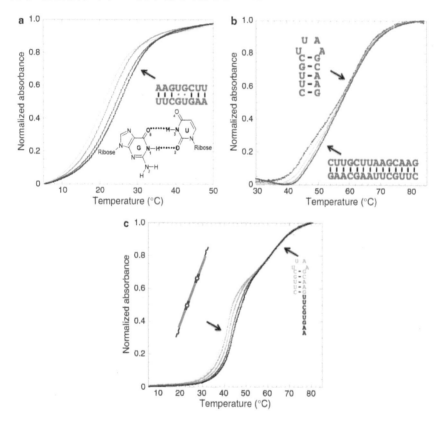

图 2-5　热变性分析。（a）通过紫外光谱分析 $DsrA_8$ 的热变性。测量 257 nm 处的吸光度。链浓度分别为 0.5 mol/L、1 mol/L、2 mol/L、4 mol/L 和 6 μmol/L（分别由浅到灰再到黑表示）。该反应显示分子间的浓度依赖性；T_m 在 20℃左右显示互补结果的特点。插入：GU 碱基摆动配对。（b）对 $DsrA_{14}$ 进行同样分析。在这种情况下，$DsrA_{14}$ 第一个转换明显是浓度依赖性的，对应于自我互补分子间的联合（T_m 约 45℃），相比之下，第二次转换是不依赖链浓度的，以 T_m 约 60℃为特征。这对应于分子内发夹结构的形成。（c）$DsrA_{22}$ 的热变性。尽管有两个自身互补区，但仅在这个曲线的第一部分有一个浓度依赖性的转换，对应于自我组装（T_m 40～45℃）。在 40～50℃以上的解离对应于与 $DsrA_{14}$ 中同样的分子内发夹结构（T_m 约 60℃）。图 2-5 改编自 *Cayrol et al. RNA Biol.6 2009*[8]及 *Geinguenaud et al. ABP 61 2014*[47]]

图 2-5（a）显示 DsrA$_8$ 的热变性情况。从这条曲线上看，熔化温度 T_m 依赖于链浓度，从而对应了一个双分子的转换；事实上，这一分析与 DsrA$_8$ 自我互补的熔化相对应。

相反，图 2-5（b）显示两个转换。第一个转换明显是浓度依赖性的，对应于分子间的联合，即 DsrA$_{14}$ 自我互补的形成。相比之下，第二次转换是不依赖链浓度的，对应于 DsrA$_{14}$ 分子内发夹结构的形成。注意，通常发现，与互补相比，发夹的 T_m 值较高[34, 35]。

图 2-5（c）描绘 DsrA$_{22}$ 熔化曲线。尽管有两个自我互补区，但只有一个在 40℃ 左右浓度依赖性转换，表明在 DsrA$_{22}$ 聚合物中（在 20℃）8 个碱基的双链是稳定的，在 8 个和 14 个碱基区同时出现熔链（图 2-4）。

3.5　利用近红外光谱分析碱基配对

可用傅里叶变换红外（FTIR）光谱分析 RNA 自我组装的碱基配对情况（表 2-1）[32]，尤其可以反映非典型的如 G.U 摆动碱基配对情况。该分析通常特别适合最小序列，因为频谱对应的是沃森-克里克碱基对和非常规的碱基对的平均信号。使用最小序列可以证明由于存在非典型碱基配对而增加的特异性信号。

在溶液中分析 RNA 序列，应该优选重水缓冲液以消除水对振动光谱的影响。为实现这个目标，该 RNA（100 μL，约 4 OD$_{260nm}$）应在氮气下于 ZnSe 窗片上干燥。然后，加大约 2 μL 重水使链浓度达到约 10 mmol/L（确切的浓度取决于序列）。将第二片无缝隙盖住第一片 ZnSe 窗片，放置在 FTIR 分光光度计中。使用 1cm^{-1} 分辨率记录红外光谱，至少扫描 5 次。

图 2-6（a）所示的谱域（800～760 cm^{-1}）包含碱基平面振动的吸收谱带[36]。可归属的吸收带总结在表 2-1[8]中。简单来讲，对所有的碱基均为典型配对，除了鸟嘌呤与尿嘧啶，在 778 cm^{-1} 和 772 cm^{-1} 显示吸收带，可进行 G.U 碱基摆动配对。同样的论证可以用 DsrA$_{22}$[8]来做。

图 2-6（b）中显示的谱域（1750～1450 cm^{-1}）包含由于拉伸的双键平面内碱基振动的吸收谱带，对碱基配对和碱基堆积敏感[36~38]。例如，在 1658 cm^{-1} 的碱基吸收带可以指定为去掉尿嘧啶的 C$_4$=O$_4$。经典的碱基配对，吸收谱带的碱基强度在 1564～1579 cm^{-1}，鸟嘌呤环的振动特性是要在保护它们相对强度的同时有所降低[37, 38]。对于 DsrA$_8$ 来说，事实并非如此，研究表明鸟嘌呤可能只与 N$_1$D 碱基配对，游离 N$_2$D$_2$，形成 G.U 摆动碱基配对的特征[图 2-6（a）][39]。

sRNA 最小序列的红外光谱可以最后对该地区的糖骨架振动进行分析。这一分析表明只有典型的 N-型（C3'-endo）糖出现在聚合物中，所看到的三个特征吸收带位于 875 cm^{-1}、861 cm^{-1} 和 811cm^{-1}[图 2-6（c）]。所有的双链因此是 A-型的 RNA。

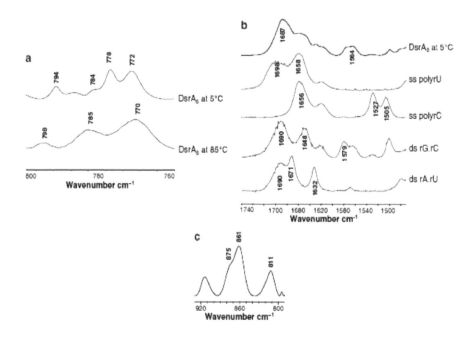

图 2-6　红外光谱。(a)800～760 cm^{-1} 区包括不同碱基平面外的振动吸收带。(b)在 1750～1450 cm^{-1} 区碱基平面内的双键伸缩振动的特征。(c)950～800 cm^{-1} 区糖几何特征光谱[36, 37, 46]。这里显示的例子是 DsrA 最小的序列。(a)DsrA$_8$ 在 5℃（退火）和 85℃（单链）；DsrA$_8$ 吸收带的证据表明，除了鸟嘌呤与尿嘧啶分别在 778cm^{-1} 和 772 cm^{-1} 显示吸收带以外，所有碱基均为典型配对（见表 2-1：游离腺嘌呤 798 cm^{-1}；碱基配对腺嘌呤 794 cm^{-1}；游离或 A-U 碱基对 770 cm^{-1}；G-C 碱基对 784 cm^{-1}；游离鸟嘌呤 785 cm^{-1}；C-G 碱基对 781 cm^{-1}）。这些带可以设计成 G . U 摆动碱基对[8]。(b)DsrA$_8$ 在 5℃（双链），与单链 polyrU、单链 polyrC、双链 rG.rC 和双链 rA.rU 比较。在波数 1527 cm^{-1} 和 1505 cm^{-1} 的碱基吸收带可以设计成胞嘧啶环的振动（在 1648 cm^{-1} 胞嘧啶 C$_2$=O$_2$）；在 1527 cm^{-1} 带双链强度急剧下降，表明在 DsrA$_8$ 中被束缚的胞嘧啶的情况。随着经典的碱基配对，在 1564 cm^{-1} 和 1579cm^{-1} 的碱基吸收带显示鸟嘌呤环的振动的特征，在保护它们的相对强度，是要同时减低的。对于 DsrA$_8$ 来讲，事实并非如此。这表明，鸟嘌呤可能仅与 N$_1$D 碱基配对，而使 N$_2$D$_2$ 游离。尿嘧啶 C$_4$=O$_4$ 的一部分也是游离的（见 1658 cm^{-1} 振动）。总之，这些结果表明在 DsrA$_8$ 序列中出现 G . U 摆动碱基对的情况。(c)记录在 D$_2$O 溶液中 DsrA$_{22}$ 在糖主链振动区的红外光谱显示，正如在位于 875 cm^{-1}、861 cm^{-1} 和 811 cm^{-1} 的三个特征吸收带所看到的，仅存在 N 型（C3′-Endo）糖，在 836cm^{-1} 左右（C2′-endo 构象）没有任何作用。图改编自 *Cayrol et al. RNA Biol.6 2009*[8]

已知 RNA 双链要比 DNA 双链更稳定，这是由于在 A-构象有更好的碱基堆积[40]，这一点很重要。

表 2-1 核酸在重水中的红外光特征条带的波数以及相应的光谱归属[8, 36, 37, 46]

Wavenumber（cm⁻¹）	Assignment
$1698\sim1691$	$C_2=O_2$ of U in ss or ds
$1677\sim1672$	$C_4=O_4$ of U in ds
$1658\sim1653$	$C_4=O_4$ of U in ss
$1618\sim1615$	Ring of U in ss
770	Free U
770	A-base paired U
772	G-base paired U（G . U wobble）
$1689\sim1678$	$C_6=O_6$ of G in ds
$1673\sim1660$	$C_6=O_6$ of G in ss
$1590\sim1595$ and $1568\sim1564$	Ring of G in ss or ds
785	Free G
781	C-base paired G
778	U-base paired G（G . U wobble）
$1655\sim1647$	$C_2=O_2$ of C in ss or ds
$1624\sim1616$，$1585\sim1582$，$1527\sim1520$，$1506\sim1498$	Ring of C in ss or ds
787	Free C
784	G-base-paired C
$1626\sim1627$	ND_2 coupled to ring vibration of A（6-aminopurine）
$1632\sim1622$ and $1579\sim1576$	Ring of A in ss or ds
798	Free A
794	T-base paired A
$1245\sim1235$	A form/antisymmetric stretching（visible in H_2O, partially hired by D_2O）
$1188\sim1175$	A form sugar phosphate backbone
$1225\sim1220$	B form/antisymmetric stretching（visible in H_2O, partially hired by D_2O）
$845\sim835$	Ribose S-type
$880\sim860$	Ribose N-type

ss and ds stand for single-stranded and double-stranded, respectively

3.6 sRNA 组装的分子成像

可以通过分子显微镜技术，包括透射电子显微镜（TEM）和原子力显微镜（AFM）来表征 sRNA 聚合物。这些技术通常很难显现单链 RNA 或 DNA，除非包被上蛋白[41, 42]。然而，透射电镜和原子力显微镜可以方便地为具有清晰的折叠基序的足够大的 RNA（>200 核苷酸）提供低分辨率的图像[图 2-7（a）]。对较小的调控 RNA，只有它们倾向于自发形成大的结构，才能确保它们的可视化。

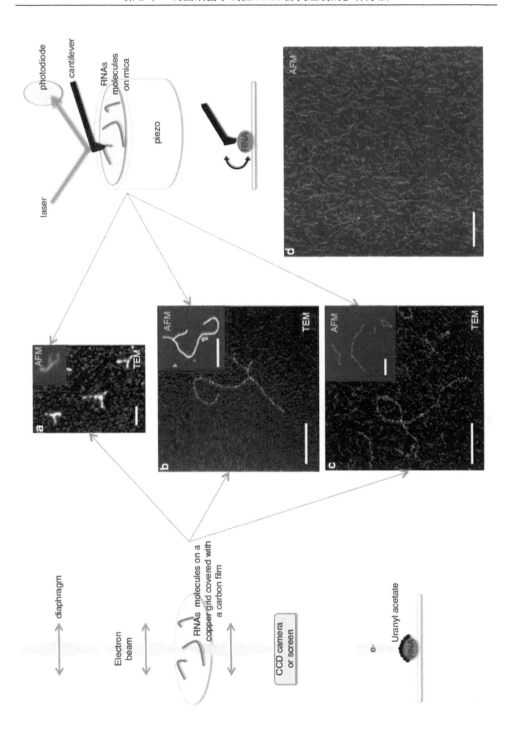

图 2-7　分子显微镜下的 sRNA。透射式电子显微镜（TEM）和原子力显微镜（AFM）是探讨核酸结构与相互作用的有效工具。在 TEM 实验中（左，黑白图像），将在 TE 或水中的几纳米的 sRNA 加在铜网上（覆盖着碳膜和正电荷），由乙酸铀染色（这将使电子致密的区域沿着 DNA 路径），然后将网置于电子显微镜的真空电子束下。在原子力显微镜实验中（右，棕黄色的图像），相同的样品加到一个新鲜切割的云母上，空气中缓慢干燥；用针尖扫描云母的表面。(a) 以获得的 7SK，人的一个含 331 个核苷酸的非编码 RNA（ncRNA）图像，作为非聚合 sRNA 的例子。可以清楚地认识到其在三环结构域中的特有折叠对于其作为一个 RNA 聚合酶 II 转录的负调节因子功能的重要性[48]。标尺：10 nm；7SK RNA 分子由 *Sebastian Eilebrecht* 馈赠。(b) 当将一个 87 个核苷酸的大肠杆菌 sRNA，DsrA 展开在相同的条件下，单体自我组装形成数几百纳米的长多态链[8]。注意，即使可能存在某些游离的单体，但由于它们太小以致不能够折叠成像 (a) 那样。标尺：100 nm。(c) 用相同的方式观察合成的 DsrA$_{22}$ RNA 分子，再次展示了长链聚合物。在 DsrA$_8$、DsrA$_{14}$ 或用两个寡核苷酸混合物均未观察到这样的自我组装（数据未显示）。标尺：100 nm。(d) 显示大范围 AFM 扫描相同的扩散在一个更高浓度（25 nmol/L，与在 C 中的 5 nmol/L 相比）合成的 RNA DsrA$_{22}$，证明这些 RNA 分子令人印象深刻的自我组装能力。标尺：500 nm。图（b）和（c）改编自 *Cayrol et al. RNA Biol.6 2009*[8]

3.6.1　透射电子显微镜（TEM）成像

从定影液开始，将 RNA 分子以及各种不同量的单价（50～200 mmol/L）和二价（2～5 mmol/L）离子（依赖观察的结构的稳定性）溶解到 5～20 nmol/L 的水、TE 或 Tris-HCl（pH 7.5）中。将 5 μL 加到 600 目铜网上，覆盖一层薄的碳膜，并在戊胺存在下辉光放电激活[43]。2%（m/V）乙酸铀酰钠冲洗网格、干燥，使用蔡司（Zeiss）902 电子显微镜，在环形暗场模式下观察。通过 iTEM 软件（Olympus Soft Imaging）控制的 MegaviewIII 照相机 CCD 捕获图像。

3.6.2　原子力显微镜（AFM）成像

将如上所述方法相同条件/浓度制备的一滴 5 μL 的 RNA 分子溶液滴加在新鲜切割的云母（白云母）表面，1 min，云母表面要使用 0.02%（m/V）乙酸双氧铀水溶液冲洗以稳定在空气中进行原子力显微镜成像的分子[44]。样品接着用纯水（Millipore）冲洗，用滤纸吸干以获得清洁表面[42]。成像使用多模式原子力显微镜（Veeco, Santa Barbara, CA）的轻敲模式操作，使用奥林巴斯 Nanoscope IIIa 控制器（Hamburg,Germany）的 ac160ts36 硅微悬臂，标称弹性常数（nominal spring constants）设为 36～75 N/m。

如图 2-7 所示，87 个核苷酸的 DsrA 单体轻易地组装成多态的细丝状结构 [图 2-7（b）；更多的例子可以在参考文献[8]看到]。在合成的寡核苷酸 DsrA$_{22}$ [图 2-7（c），（d）]也观察到类似的结构，排除了大型组件是由于转录通读产生的可能性。平行的，如预期那样，个别的 14 个和 8 个核苷酸的片段是无法形成聚合物的，因为它们目前只有一个二聚化区[8]。这些图像显示透射电镜和原子力显微镜在研究核酸形成的大分子结构方面是怎样一种高效和互补的工具。透射电镜的优势是允许快速成像（因此，可能在各种条件下试验以及在短时间内得到许多照片），原子力显微镜是一个更耗时的技术（完成一个扫描通常需要几分钟），却使同样的样品在一个更具有生物学相关的环境（无需染色、非真空、分子在空气中直接观察）下可视化。原子力显微镜的另一个优点是显示大面积的可能性[达到几微米；见图 2-7（d）]。两个技术在通过能够铺展在各种条件和大面积的成百上千分子显示的这些结合，提供了对自我装配过程效能和对获得结构多态性方面的统计资料。

3.7 粗提物中 sRNA 聚合物的检测

尽管需要记住 RNA 在提取过程中会发生聚合作用，但可以通过 Northern 杂交分析来研究体内 RNA 聚合物的存在。

3.7.1 大肠杆菌提取物的准备

当培养物的 OD_{600} 值达到 0.4 时，将等体积预冷的（−20℃）无水乙醇加到 10 mL 的培养物中，然后在 4℃、12 000 g 离心 5 min。

用 1.5 mL 预冷的 solution 1（4℃）重悬细菌颗粒，然后立即加入 1.5 mL、预热到 95℃的 solution 2 溶液。将该混合物在 95℃孵育 2 min。如果必要的话，裂解物可以在这一步后冷冻起来。

3.7.2 RNA 纯化

加 3 mL 的苯酚：氯仿：异戊醇（25：24：1, pH 4.5）到细菌裂解液中。漩涡振荡器猛力混合之后，将混合物在 65℃下搅拌孵育 15 min，最后以 10 000 g 离心 15 min，将水相收集到另一个管中。这使分配进有机相的 DNA 得以去除。

这一步有必要重复两次，以最大限度地去除 DNA。

接着，加入 3 mL 氯仿。漩涡振荡器猛力混合之后，混合物在 10 000 g 下离心 15 min，用 0.1 体积的 5 mol/L NaCl 和 2.5 体积的无水乙醇沉淀收集在一个新的管中的水相中的 RNA。

用 70%乙醇洗涤 RNA 颗粒并干燥（注意不要过分干燥颗粒以便进行下一步 RNA 的溶解）。将 RNA 颗粒溶解在 100 μL 水（H_2O）中。

最后，RNA 用 RQ1 DNA 酶处理 1 h，用 RNeasy 提取纯化柱（Qiagen），按 3.1 节描述的方法纯化 RNA。用紫外分光光度法在 260 nm 测定 RNA 浓度。

3.7.3　Northern 杂交

如 3.1 节描述的那样，将制备的 5 μg 总 RNA 在 6%变性聚丙烯酰胺凝胶上分离。聚丙烯酰胺凝胶电泳之后，使用 TAE 缓冲液，将 RNA 电转移到 hybond-N 尼龙膜（GE-Healthcare）上。用镊子移取尼龙膜，如果不想立即杂交的话，要保持膜的湿润。杂交使用 5'-^{32}P 标记的寡核苷酸和 Roti-Hybri-Quick（Carl Roth）杂交缓冲液，42℃杂交至少 4 h。膜用含 0.1% SDS 的 2×SSC 漂洗两次（一次是室温下迅速漂洗；一次是 42℃，10 min），然后在室温下，用含 0.1% SDS 的 0.2×SSC 缓冲液 2 min，漂洗 5 次。

3.7.4　探针的设计

^{32}P 标记探针用于探测一个合成的 DNA 寡核苷酸互补的 sRNA 序列的 sRNA 组成情况。考虑到在变性聚丙烯酰胺凝胶中的一些聚合物的强稳定性，该自组装区应放弃退火处理。被探针识别的高分子质量的 RNA 通常出现在聚丙烯酰胺凝胶的顶部，因为它们的大小使得从聚丙烯酰胺凝胶转移到膜上会出现问题。例如，转移和 Northern 杂交分析比较一个已知量的、在体外转录的 sRNA DsrA，使我们估计到这个聚合物的转移效率仅为 5%[8]。这种低效率的转移，使得它有时不可能使用这种方法来检测天然 RNA，尤其是在 DsrA，当 sRNA 稀缺的情况下[8, 24]。在这样的情况下，可以如下面描述的方法，通过 RT-PCR 来检测。为了达到检测目的，要跑一个琼脂糖凝胶电泳。这个假定的 RNA 聚合的和单体的形式将因为在体外转录的迁移位置的不同而将从胶中切成薄片得到。然后如 3.8 节描述的那样进行逆转录和扩增。删除 sRNA 链（当这条链可获得时）的相应实验有必要作为一个平行阴性对照进行分析。

3.8　非编码 sRNA 的 RT-PCR 定量分析

sRNA 的绝对定量是定义细胞功能的一个重要线索[24]。一个基于 RT-qPCR 的技术可以用来实现此目的。

3.8.1　细胞培养和 RNA 提取

可以按照 3.7 节描述的那样进行细胞培养和 RNA 提取。注意 RNA 提取之前，将 3 pmol 的 *kan R* 转录片段（103 个核苷酸，由 T7 体外转录产生）添加到细菌裂解物中以允许校正 RNA 提取产物的绝对定量。

3.8.2　逆转录

cDNA 的合成使用 M-MuLV 逆转录酶（20 U/μL），在 37℃下、60 min 来完

成，下一步是在 85℃、5 min（逆转录酶失活）。所用的引物与用在定量 PCR 中的反向引物相同。对照组以同样方式组装每一个条件，但不加逆转录酶，以确保量化不因基因组 DNA 的污染而产生偏颇。

3.8.3　逆转录实时定量 PCR 分析

基于 SYBR Green 荧光染料的逆转录实时定量 PCR 方法习惯上用以确定在细菌细胞中的 sRNA 的平均拷贝数。需要扩增三个序列：感兴趣的 sRNA、kan R 和 rrsB。rrsB 持家基因用来标定每个反应中的 RNA 的量。 kan R 是用来考虑 RNA 的提取效率的。

设计引物用程序 Primer 3 （http://frodo.wi.mit.edu/primer3/ ）。引物设计如下。

通过引物内和引物间的最低互补来实现引物二聚体形成的最小化（对每一个引物以及两者结合在一起的“Max Complementarity”和“Max 3′ Complementarity”参数应尽可能接近“0”）。此外，两条引物之间 T_m 的差异（“Maximum T_m Difference”）应尽可能低，GC 含量（“Primer GC%”）不能相差太大，应尽量平衡。相同核苷酸的重复（“Max Poly-X”）也应尽量减少。使用 Primer 3 时，可考虑使用两条通用策略：①可以让软件根据填写的质量参数来选择引物，放宽这些限制直到获得一对引物；②在专用文本框中强调引物序列以得到分析的引物。然后就可以通过在 5′ 端延长或缩短这个序列来完善引物序列，直到互补参数和引物的 T_m 值符合要求。后一策略是最适合用于最小 sRNA 的定量 PCR 引物设计的，因为它可能在适合位置定制引物。事实上，根据预测的 sRNA 的单体和二聚体 /聚合物的二级结构，应避免高度稳定的二级结构区域（局部 GC 含量高的 RNA 茎）以及引物内发夹的形成。

总体积 10 μL 的 RT-qPCR 反应体系建立如下：5 μL（稀释至 1 / 40）的 cDNA 加上 5 μL 含有感兴趣引物的 maxima SYBR green qPCR Master Mix。平行的，分别稀释包含感兴趣的 sRNA、kan R 和 rrsB 基因的三个质粒的混合物作为标准。ROCHE Light Cycler 480 的热循环程序是：95℃、10 min，45 个循环：95℃、10 s，56℃、10 s，72℃、10 s。扩增之后使用 ROCHE Light Cycler 480 热循环仪默认程序分析熔解曲线，并平行做变性聚丙烯酰胺电泳。

3.9　结论

在所有活生物体中，生物大分子的自组装构成了一个关键的过程。我们最近的报道证明 ncRNA 应该被视为一个在体内可以自我结合的新的大分子家族[8, 22]。本章中所描述的各种实验方法，旨在对这个令人兴奋的问题进行进一步研究。ncRNA 自我结合的能力以及它在体内的潜在作用确实可以代表一个调节 RNA 相关的新陈代谢（对核酸的退火、降解、储存等）通用的方式[10]。此外，随着纳米技术的未来发展，这些技术也能用在合成的、自组装的 ncRNA 研究上。

4 注 释

（1）通过体外转录尽管很容易产生小 RNA 序列，但有必要采取一些预防措施以避免可能干扰进一步分析的事件产生。特别是排除转录期间通读的可能性（导致高的分子质量的转录）时，必须要使 PCR 片段恰好结束在 sRNA 序列的末端。此外，T7 RNA 聚合酶已被证明是在模板的末端转向相反方向，反过来，在另一条 DNA 链上阅读，转录必须使用不能充分进行反向阅读 DNA 的大肠杆菌的 RNA 聚合酶来进行。应该首选大肠杆菌 RNA 聚合酶而不是 T7 RNA 聚合酶，因为它通常不会像 T7 RNA 聚合酶那样出现由流产转录产生短 RNA 片段的情况。

（2）可以通过电洗脱来取代在 3.2 节中描述的凝胶被动洗脱[45]。

（3）可以通过天然的聚丙烯酰胺凝胶来分析释放之后的转录 RNA。将加热的 RNA 缓慢冷却到 20°C；或者是，从加热装置上转移到冰盒上也能快速冷却。这两种情况都应该试验一下，因为它们可以给出不同的结果。注意，在没有这种处理时，通常存在聚合物，因为在转录后的天然聚丙烯酰胺凝胶电泳分析中会看到聚合物。

致 谢

这项工作得到 CNRS（法国国家科学研究院）、CEA 和巴黎狄德罗大学有力支持。同时，要特别感谢 B. Cayrol（Leon Brillouin and AGAP Labs.），F. Geinguenaud（U. Paris 13），J. Teixeira（Leon Brillouin Lab），Olivier Piétrement（Gustave Roussy Institute and U. Paris 11），G. Wegrzyn（U. of Gdansk, Poland），Anthony Bugaut（National Museum of Natural History, Paris 国家自然历史博物馆，法国）和 N. Linder（U. of Cergy-Pontoise）所提供的相关资料或审阅意见。

（汪琛颖 译）

参 考 文 献

[1] Wei B, Dai M, Yin P（2012）Complex shapes self-assembled from single-stranded DNA tiles. Nature 485:623-626

[2] Li X, Zhang C, Hao C, Tian C, Wang G, Mao C（2012）DNA polyhedra with T-linkage. ACS Nano 6:5138-5142

[3] Afonin KA, Bindewald E, Yaghoubian AJ,Voss N, Jacovetty E, Shapiro BA, Jaeger L（2010）In vitro assembly of cubic RNA-based scaffolds designed in silico. Nat Nanotechnol5:676-682

[4] Chang KY, Tinoco I Jr（1994）Characterization of a "kissing" hairpin complex derived from the human immunodefi ciency virus genome. Proc Natl Acad Sci U S A 91:8705-8709

[5] Chen C, Zhang C, Guo P（1999）Sequence requirement for hand-in-hand interaction in formation of RNA dimers and hexamers to gear phi29 DNA translocation motor. RNA 5:805-818

[6] Ferrandon D, Koch I, Westhof E, Nusslein-Volhard C（1997）RNA-RNA interaction is required for the formation of specific bicoid mRNA 3' UTR-STAUFEN ribonucleoprotein particles. EMBO J 16:1751-1758

[7] Wagner C, Ehresmann C, Ehresmann B, Brunel C（2004）Mechanism of dimerization of bicoid mRNA: initiation and stabilization. J Biol Chem 79:4560-4569

[8] Cayrol B, Geinguenaud F, Lacoste J, Busi F, Le Derout J, Pietrement O, Le Cam E, Regnier P, Lavelle C, Arluison V（2009）Auto-assembly of E. coli DsrA small noncoding RNA: Molecular characteristics and functional consequences. RNA Biol 6:434-445

[9] Guo P（2010）The emerging field of RNA nanotechnology. Nat Nanotechnol 5（12）:833-842

[10] Lease RA, Arluison V, Lavelle C（2012）Twins, quadruplexes, and more:functional aspects of native and engineered RNA self-assembly.Front Life Sci 6:19-32

[11] Jaeger L, Chworos A（2006）The architectonics of programmable RNA and DNA nanostructures. Curr Opin Struct Biol 16:531-543

[12] Nasalean L, Baudrey S, Leontis NB, Jaeger L（2006）Controlling RNA self-assembly to form filaments. Nucleic Acids Res 34:1381-1392

[13] Afonin KA, Grabow WW, Walker FM,Bindewald E, Dobrovolskaia MA, Shapiro BA,Jaeger L（2011）Design and self-assembly of siRNA-functionalized RNA nanoparticles for use in automated nanomedicine. Nat Protoc 6:2022-2034

[14] Patil VS, Zhou R, Rana TM（2013）Gene regulation by non-coding RNAs. Crit Rev Biochem Mol Biol 49（1）:16-32

[15] Storz G, Vogel J, Wassarman KM（2011）Regulation by small RNAs in bacteria: expanding frontiers. Mol Cell 43:880-891

[16] Vanderpool CK（2007）Physiological consequences of small RNA-mediated regulation of glucose-phosphate stress. Curr Opin Microbiol 10:146-151

[17] Lenz DH, Mok KC, Lilley BN, Kulkarni RV, Wingreen NS, Bassler BL（2004）The small RNA chaperone Hfq and multiple small RNAs control quorum sensing in Vibrio harveyi and Vibrio cholerae . Cell 118:69-82

[18] Gripenland J, Netterling S, Loh E, Tiensuu T, Toledo-Arana A, Johansson J（2010）RNAs:regulators of bacterial virulence. Nat Rev Microbiol 8:857-866

[19] Storz G, Opdyke JA, Zhang A（2004）Controlling mRNA stability and translation with small, noncoding RNAs. Curr Opin Microbiol 7:140-144

[20] Gottesman S, Storz G（2011）Bacterial small RNA regulators: versatile roles and rapidly evolving variations. Cold Spring Harb Perspect Biol 3:a003798

[21] Wassarman KM（2007）6S RNA: a small RNA regulator of transcription. Curr Opin Microbiol 10:164-168

[22] Busi F, Cayrol B, Lavelle C, LeDerout J, Pietrement O, Le Cam E, Geinguenaud F, Lacoste J, Regnier P, Arluison V（2009）Autoassembly as a new regulatory mechanism of noncoding RNA. Cell Cycle 8:952-954

[23] Lease RA, Woodson SA（2004）Cycling of the Sm-like protein Hfq on the DsrA small regulatory RNA. J Mol Biol 344:1211-1223

[24] Guantes R, Cayrol B, Busi F, Arluison V（2012）Positive regulatory dynamics by a small noncoding RNA: speeding up responses under temperature stress. Mol Biosyst 8:1707-1715

[25] Church GM, Gilbert W（1984）Genomic sequencing. Proc Natl Acad Sci U S A 81: 1991-1995

[26] Sclavi B, Zaychikov E, Rogozina A, Walther F, Buckle M, Heumann H（2005）Real-time characterization of intermediates in the pathway to open complex formation by *Escherichia coli* RNA polymerase at the T7A1 promoter. Proc Natl Acad Sci U S A 102:4706-4711

[27] Majdalani N, Cunning C, Sledjeski D, Elliott T, Gottesman S（1998）DsrA RNA regulates translation of RpoS message by an antiantisense mechanism, independent of its action as an antisilencer of transcription. Proc Natl Acad Sci U S A 95:12462-12467

[28] Lease RA, Cusick ME, Belfort M（1998）Riboregulation in *Escherichia coli*: DsrA RNA acts by RNA:RNA interactions at multiple loci. Proc Natl Acad Sci U S A 95:12456-12461

[29] Gruber AR, Lorenz R, Bernhart SH, Neubock R, Hofacker IL（2008）The Vienna RNA Websuite. Nucleic Acids Res 36:W70-W74

[30] Zuker M（2003）Mfold web server for nucleic acid folding and hybridization prediction. Nucleic Acids Res 31:3406-3415

[31] Clarke PA（1999）RNA footprinting and modification interference analysis. Methods Mol Biol 118:73-91

[32] Lease RA, Belfort M（2000）A trans-acting RNA as a control switch in *Escherichia coli*: DsrA modulates function by forming alternative structures. Proc Natl Acad Sci U S A 97:9919-9924

[33] Rolle K, Zywicki M, Wyszko E, Barciszewska MZ, Barciszewski J（2006）Evaluation of the dynamic structure of DsrA RNA from *E. coli* and its functional consequences. J Biochem 139:431-438

[34] Nakano S, Kirihata T, Fujii S, Sakai H, Kuwahara M, Sawai H, Sugimoto N（2007）Influence of cationic molecules on the hairpin to duplex equilibria of self-complementary DNA and RNA oligonucleotides. Nucleic Acids Res 35:486-494

[35] Sun X, Li JM, Wartell RM（2007）Conversion of stable RNA hairpin to a metastable dimer in frozen solution. RNA 13:2277-2286

[36] Tsuboi M（1969）Application of infrared spectroscopy to structure studies of nucleic acids. In: Brame EGJ（ed）Applied spectroscopy reviews. Dekker, New York, pp 45-90

[37] Liquier J, Taillandier E（1996）Infrared spectroscopy of nucleic acids. In: Mantsch HH, Chapman D（eds）Infrared spectroscopy of Biomolecules. Wiley, New York, pp 131-158

[38] Taillandier E, Liquier J（2002）Vibrationnal spectroscopy of nucleic acids. In: Chalmers JM, Griffi ths PR（eds）Handbook of vibrational spectroscopy. Wiley, New York,pp 3465-3480

[39] Varani G, McClain WH（2000）The G×U wobble base pair. A fundamental building block of RNA structure crucial to RNA func-Bacterial Small RNAs Self-Assemblytion in diverse biological systems. EMBO Rep 1:18-23

[40] Ebel S, Brown T, Lane AN（1994）Thermodynamic stability and solution conformation of tandem G.A. mismatches in RNA and RNA.DNA hybrid duplexes. Eur J Biochem 220:703-715

[41] Veaute X, Jeusset J, Soustelle C, Kowalczykowski SC, Le Cam E, Fabre F（2003）The Srs2 helicase prevents recombination by disrupting Rad51 nucleoprotein filaments. Nature 423:309-312

[42] Hamon L, Pastre D, Dupaigne P, Le Breton C,Le Cam E, Pietrement O（2007）Highresolution AFM imaging of single-stranded DNA-binding（SSB）protein-DNA complexes.Nucleic Acids Res 35:e58

[43] Beloin C, Jeusset J, Revet B, Mirambeau G, Le Hegarat F, Le Cam E（2003）Contribution of DNA conformation and topology in righthanded DNA wrapping by the Bacillus subtilis LrpC protein. J Biol Chem 278:5333-5342

[44] Revet B, Fourcade A（1998）Short unligated sticky ends enable the observation of circularised DNA by atomic force and electron microscopies. Nucleic Acids Res 26:2092-2097

[45] Zarzosa-Alvarez AL, Sandoval-Cabrera A,Torres-Huerta AL, Bermudez-Cruz RM（2010）Electroeluting DNA fragments. J Vis Exp 43:2136

[46] Banyay M, Sarkar M, Graslund A（2003）A library of IR bands of nucleic acids in solution. Biophys Chem 104（2）:477-488

[47] Geinguenaud F, Gesson M, Arluison V（2014）Thermodynamic aspects of the self-assembly of DsrA, a small noncoding RNA from *Escherichia coli* . Acta Biochim Pol 61:179-184

[48] Eilebrecht S, Brysbaert G, Wegert T, Urlaub H, Benecke BJ, Benecke A（2011）7SK small nuclear RNA directly affects HMGA1 function in transcription regulation. Nucleic Acids Res 39:2057-2072

第 3 章 使用 AFM 测量包含核糖核苷酸的 DNA 分子的弹性

Kyung Duk Koh, Hsiang-Chih Chiu, Elisa Riedo 和 Francesca Storici

摘　要　核糖核苷酸、核糖核苷一磷酸（rNMP）可能是基因组 DNA 中最不典型的核苷酸。核糖核苷一磷酸，要么在复制过程中不从冈崎片段中删除，要么整合和分散在整个基因组中，构成扰乱的结构并威胁 DNA 的稳定性。DNA 的不稳定性主要是由于核苷一磷酸额外的 2′ 羟基（–OH）引起的局部结构影响，这可能会干扰细胞内各种分子的相互作用。由于核苷一磷酸扰乱这些结构，DNA 的弹性性能也受到了影响。本章展示了使用原子力显微镜（AFM）测量含短核苷一磷酸的寡核苷酸（oligos）的单分子力的方法，以测试在 DNA 双链中出现核糖核苷一磷酸是否改变 DNA 的弹性。

关键词　核糖核苷一磷酸（rNMP），RNA 弹性，原子力显微镜（AFM），单分子力光谱，伸展模量

1　引　言

在细胞中经常发生 RNA-DNA 杂交。它们出现在 R-环[1, 2]、端粒[3]、DNA 复制的引物合成[4]，以及 RNA 模板的断裂修复过程中[5]。更为频繁的是，核糖核苷一磷酸通过大量的 DNA 聚合酶整合入基因组中[6~11]，包括已在体外[6, 7]和体内[8]显示的酵母复制聚合酶，每个复制周期将核糖核苷一磷酸以 10 000 个核糖核苷一磷酸的比例整合。在小鼠基因组中，整合的核糖核苷一磷酸估计超过 1 000 000 个[12]。不仅聚合酶整合核糖核苷一磷酸到基因组中，而且在 DNA 中也有其他来源的核糖核苷一磷酸[13~15]。最近，我们开发了一种测序技术——ribose-seq，来处置这些在酵母基因组 DNA 中的核糖核苷一磷酸[16]。这些未整合的核糖核苷一磷酸可能由于 DNA-蛋白质和 DNA-DNA 的相互作用显著影响基因组的不稳定性，这对许多细胞进程是至关重要的。额外的 2′-OH 与相应的脱氧核糖核苷一磷酸（dNMP）相比，核糖核苷一磷酸能改变 DNA 的结构和力学特性。通过核磁共振（NMR）、X 射线晶体和分子动力学（MD）模拟，已对 DNA 核糖核苷一磷酸的结

构效应进行过研究[17~25]。 这些研究大多是通过分析带有伸展的核糖核苷一磷酸的 DNA 双链来调查在 DNA 复制过程中作为一个冈崎片段短暂出现在 DNA 中的 RNA 的结构效应。其中一些是对 DNA 中的独立核糖核苷一磷酸结构效应的研究[21~25]。迄今为止，结晶学的研究表明，嵌入核糖核苷一磷酸的 DNA 分子采用可在 RNA 中观察到的一个整体是 A-DNA 的构象。在溶液中含有核糖核苷一磷酸的 DNA 的核磁共振和分子动力学模拟研究表明，在单独的核糖核苷一磷酸附近有可观察到的、局部扭曲的、整体是 B-DNA 的构象[24, 25]。最近，通过核磁共振和分子动力学模拟，我们已经揭示了 DNA 在核苷酸 3′ 端到核糖核苷一磷酸位点的特殊序列内容[25]。

DNA 的力学性质在许多自然过程中是必不可少的生化过程，如 DNA 的复制、修复、重组、特异性核酸结合蛋白、染色体结构[26~32]，以及基于 DNA 的纳米技术应用，如 DNA 折叠、分子电子学和纳米医药[33~36]。因此，了解它的机械行为是非常重要并且是具有挑战性的科学任务。研究 DNA 分子的力学性质，即分子的弹性，可同时应用弹力来伸展 DNA 分子并测量其相应的张力的方法是必需的。在过去的二十年里广泛采用的研究 DNA 弹性的技术是基于力谱的原子力显微镜、磁性和光钳。例如，已使用原子力显微镜[37, 38]、磁性[39, 40]和光钳[41, 42]研究了几千个碱基对微米长的双链（ds）DNA。研究发现几千个碱基对的长双链拉伸模量约为 1000 pN[38, 41, 42]。此外，使用磁性和光钳还研究了类似长度的双链 RNA[43]，发现双链 RNA 因为沿着 RNA 链存在的缺口，比相似轮廓长度的双链 DNA 更柔软。尤其是原子力显微镜是研究纳米系统弹性的一种有效的技术[44~48]，使用原子力显微镜已经研究了短于 100 nm 的双链 DNA[49~53]。值得注意的是，最近通过原子力显微镜[50, 52]、X 射线衍射[54, 55]和荧光共振能量转移（FRET）[55]技术研究发现，这些短双链 DNA 比几千个碱基对的 DNA 更柔软。这些研究一致表明，双链 DNA 的拉伸模量小于 150 bp，约 100 pN，一个量级与几千个碱基对长的双链 DNA 相比较小。这种在弹性上的显著差异是不能被经典的 Worm-Like-Chain 模型（此模型被成功地应用于描述微米长双链 DNA 承受张力的机械性能）[39,42]解释的[50, 54, 55]。虽然在纳米尺度上双链 DNA 软化的起源是不明确的，推测 DNA 链的碱基对的呼吸（breathing）可能是一个原因[55, 56]。

最近才研究了含有核糖核苷一磷酸的 DNA 分子的弹性性质，发现在短的 DNA 双链中的核糖核苷一磷酸可以依赖特定序列环境在核糖核苷一磷酸附近改变 DNA 拉伸模量[25]。通过基于原子力显微镜的单力光谱，任何短的含有核糖核苷一磷酸的 DNA 分子，单链（ss）或双链（ds）的弹性均可被测量。开发这种方法和从 ribose-seq 获得数据，能够研究特定序列环境中核糖核苷一磷酸的弹力性质。

2 材 料

2.1 寡核苷酸

含有核糖核苷一磷酸的 DNA 寡核苷酸、它们的对照 DNA 寡核苷酸，以及它们的互补 DNA 寡核苷酸均通过 Thermo Scientific Dharmacon（Lafayette, CO）合成。它们的合成均在 50 nmol 范围内，聚丙烯酰胺凝胶电泳纯化，去保护并脱盐。每个寡核苷酸的末端要么生物素（酰）化，要么巯基修饰[图 3-1（a）]。

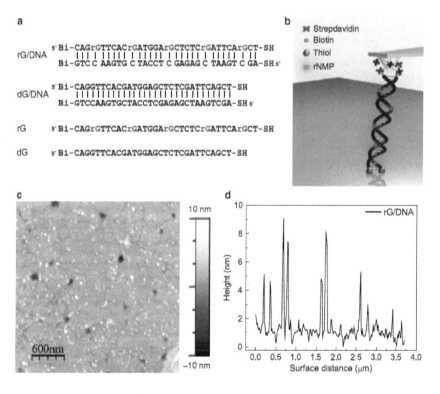

图 3-1 典型的序列和含核糖核苷一磷酸的寡聚基质的原子力显微镜图像。（a）列出带末端修饰的含核糖核苷一磷酸的寡聚核苷酸序列。脱氧核糖核苷一磷酸 dNMP 和核糖核苷一磷酸 rNMP 分别以黑色和红色，在前面以字母 "r"、"d" 表示。生物素（酰）化和巯基修饰分别以 "Bi" 和 "SH" 表示。（b）被一个通过链霉亲和素-生物素的相互作用的羧基修饰的、镀金的悬臂牵拉的，固定在金表面的单个嵌入核糖核苷一磷酸的双链 DNA 分子。（c）一个固定于金表面的 rG/DNA 分子的原子力显微镜图像。（d）图（c）中横截面的高度剖面图[在图（c）中为蓝色线]。经皇家化学会许可复制面板（c），（d），还包括一个超链接到 RSC 网站上的文章

2.2　寡核苷酸上硫醇基的去保护

（1）无 DNA 酶/RNA 酶的微量离心管。
（2）一台微型离心机。
（3）真空离心蒸发浓缩器。
（4）旋涡仪。
（5）NanoDrop 分光光度计。
（6）3% TCEP 裂键剂溶液（Thermo Scientific）。
（7）摇杆。
（8）9.5 mol/L 乙酸铵。
（9）200 proof，100%乙醇。
（10）−80℃冰箱。
（11）DEPC 处理的无 DNA 酶/RNA 酶水。

2.3　原子力显微镜底衬的制备

（1）无 DNA 酶/RNA 酶的微量离心管。
（2）100 mmol/L Na$^+$ 缓冲液：100 mmol/L 氯化钠，10 mmol/L 磷酸盐，0.1 mmol/L EDTA（pH 7.4）。
（3）水浴。

2.4　制备镀金的羧基修饰的氮化硅悬臂

（1）无 DNA 酶/RNA 酶管。
（2）镀金的羧基修饰的氮化硅悬臂，0.06 N/m（Novascan Technologies, Ames, IA）。
（3）针尖功能化缓冲液：5 mmol/L EDC[1-乙基-3-（3-二甲氨基丙基）碳二亚胺盐酸盐]，10 mmol/L NHS（N-羟基琥珀酰亚胺）在 PBS（磷酸盐缓冲生理盐水，pH 为 7.4）中。
（4）链霉亲和素（100 μg/mL，在 PBS 中）。
（5）PBS。
（6）DEPC 处理的无 DNA 酶/RNA 酶水。

2.5　在金表面固定 DNA 底衬

（1）无 DNA 酶/RNA 酶的管子。
（2）镊子。

（3）100 mmol/L Na$^+$缓冲液。

（4）镀金芯片，1 cm×1 cm（Platypus Technologies, LLC,Madison, WI）。

（5）1 mmol/L MCH（6-巯基-1-己醇）。

（6）DEPC 处理的无 DNA 酶/RNA 酶水。

2.6　原子力显微镜液体电池

（1）原子力显微镜液体电池（MTFML）（Brukcr, Santa Barbara, 加拿大）。

（2）紫外光。

2.7　原子力显微镜和配件

（1）Bruker Multimode Nanoscope IV 原子力显微镜（Bruker, Santa Barbara, 加拿大）。

（2）用于空气成像的 PPP-NCHR 和 SSS-NCHR（NanoAndMore GmbH, Wetzlar, 德国）。

（3）用于液相成像的 SNL（Bruker, Camarillo, 加拿大）。

（4）PPP-CONTR 为参考悬臂（NanoAndMore GmbH, Wetzlar, 德国）。

3　方　　法

3.1　制备含核糖核苷一磷酸的 DNA 寡核苷酸

（1）将用于实验的所有材料用 RNA 酶去污溶液擦洗以去除潜在的 RNA 酶污染，包括微量离心机管、移液器、旋涡仪、机架、手套、镊子、实验区等。

（2）寡核苷酸的一端生物素（酰）化，一端巯基修饰，图 3-1（a）显示使用的典型寡核苷酸序列，以及它们所使用的合适的末端修饰。

（3）巯基修饰的寡核苷酸有受到氧化形式保护的巯基以防聚合。在使用前，用 Thermo Scientific Dharmacon 提供的方案将它们去保护以形成简化形式。

（4）将寡核苷酸重悬于 400 μL 的 3% TCEP 溶液（见注释 1）。

（5）将样本放于摇杆上 1 h。

（6）添加 150 μL 9.5 mol/L 乙酸铵。

（7）添加 1.5 mL 200 proof，100%乙醇。

（8）放于－80℃的冰箱中至少 20 min。

（9）去上清液。

（10）在真空离心蒸发浓缩器中完全干燥样品。

（11）加适量的无 RNA 酶的水重悬至 250 μmol/L。

（12）使用 NanoDrop 分光光度计测定样品量。

3.2　制备双链嵌入式-核糖核苷一磷酸 DNA 基质

（1）将等摩尔量含核糖核苷一磷酸的 DNA 寡核苷酸与其互补的 DNA 寡核苷酸在 100 mmol/L Na$^+$缓冲液中混合（见注释 2）。

（2）将样品放在沸水浴中 5 min。

（3）慢慢冷却水浴到室温。

（4）在−80℃存储双链基质。

3.3　制备镀金羧基修饰氮化硅悬臂及含核糖核苷一磷酸的 DNA 基质的固定化

3.3.1　制备原子力显微镜悬臂

（1）将悬臂浸入尖端功能化缓冲液 1 h，以活化尖端上的羧基（—COOH）基团。

（2）将悬臂浸入 100 μg/mL 的链霉亲和素溶液中 2 h。

（3）用 PBS 漂洗链霉亲和素包被的悬臂 10 次，用无 RNA 酶的水漂洗一次。

（4）悬臂备用（见注释 3）。

3.3.2　在金表面固定 DNA

（1）以 100 mmol/L Na$^+$缓冲液稀释双链嵌入式-核糖核苷一磷酸 DNA 基质至 0.1 μmol/L（见注释 4）。

（2）在镀金芯片上放置 40 μL 0.1 μmol/L 样品。

（3）固定 3 h。

（4）将芯片浸入 1mmol/L MCH 溶液 1 min（见注释 5）。

（5）用无 RNA 酶的水漂洗几次芯片。

（6）固定化的基质芯片备用（见注释 6）。

3.3.3　AFM 成像金表面固定化的脱氧核糖核酸 DNA 的原子力显微镜成像

（1）完成沉积在金表面上的 DNA 分子在周围环境及液相的原子力显微镜成像。单个双链核糖核苷一磷酸嵌入的 DNA 卡通图像显现在图 3-1（b）中。图 3-1（c）显示一个典型的、锚定在金表面的双链核糖核苷一磷酸嵌入的 DNA 分子的原子力显微镜图像。在图 3-1（d）所示的高度剖面表明，在表面的 DNA 分子有几纳米高，相当于这些分子的长度值，证明它们是站起来的而不是躺在表面上的。

（2）通常在一个 3μm×3μm 成像范围内检查 DNA 分布的密度以确保没有 DNA 聚合。扫描速度保持在 1μm/s 以下。在图 3-1（d）中检查高度剖面使用的软件是 WSxM（Nanotech Electronica S.L.，马德里，西班牙）。

3.4 用于测量力的原子力显微镜的校准

（1）选择参考光束法校准三角形的原子力显微镜的悬臂[57]。

（2）选择一个已知弹簧常数 k_{ref} 的原子力显微镜悬臂作为参考悬臂。参考悬臂可购买，或可以使用已用标准方法校准的悬臂（见注释 7）。我们在这儿选择一个矩形参考悬臂[例如，NanoAndMore GmbH 的 PPP-CONTR（Wetzlar，德国）]，它的弹簧常数已使用 Sadar's 法和热噪声法校准。使用这些方法获得 k_{ref} 的一致值等于 0.08 N/m（见注释 8 和注释 9）。

（3）使用参考光束法，参考悬臂与未知的弹簧常数的悬臂需要如图 3-2（a）所示那样对齐。两悬臂必须尽可能平行对齐。然后，在参考悬臂的顶部可获得 F-z 曲线。光杆灵敏度 m_{ref} 可以从 F-z 曲线的接触部分确定，其将被用来与后来在坚硬表面上的测量比较，以确定未知的弹簧常数 k（见注释 10）。

（4）接着，我们按压未知弹簧常数的悬臂到如图 3-2 中所示的参考悬臂上，并得到 F-z 曲线。

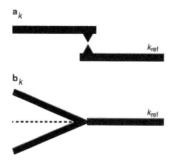

图 3-2 用于校准的 V 型原子力显微镜悬臂梁的参考光束法方案。（a）未知弹簧常数（k）的悬臂必须被定位在尽可能接近已知弹簧常数（k_{ref}）的参考悬臂梁的末端。（b）对于 V 型悬臂梁，需要特别小心，将原子力显微镜的针尖沿参考悬臂中线对齐，以避免由于 V 型悬臂梁扭转弯曲造成的错误

（5）光杆的灵敏度 m，可以通过从坚硬的表面获得的在 F-z 曲线接触部分的斜率的倒数来计算。在此实验中，悬臂的弹簧常数小于 0.1 N/m。因此，可以认为金基板是相对坚硬的表面。然后我们得到了在液相测量力过程中金基板上的 F-z 曲线。

（6）如果在参考悬臂顶部和坚硬表面测量的光杆灵敏度分别 m_{ref} 和 m_{hard}，接着，未知弹簧常数可以由

$$k = k_{ref} \left(\frac{m_{hard}}{m_{ref}} - 1 \right) \left(\frac{L_{ref}}{L_{ref} - \Delta L} \right)^3$$ 确定。

其中，L_{ref} 是参考悬臂的长度；ΔL 是两悬臂原子力显微镜针尖之间在校准时由于可能的误差所产生的偏移值[58]。L 和 ΔL 值可以用原子力显微镜系统的装备 CCD 相机的高分辨率光学显微镜进行估计。该公式精确修正矩形悬臂小于 4% 的误差。它也适用于满足在 $\Delta L \leqslant 0.10 L_{ref}$ 条件下高精度的三角形悬臂[58]（见注释 11）。

（7）可以使用 $F = k \times m \times D_{lever}$ 获得测量的力，其中，D_{lever} 指由原子力显微镜系统的光电二极管测量的偏转信号。

3.5　原子力显微镜液体电池的清洁

原子力显微镜液体电池用来在 DNA 拉力测量过程中保持原子力显微镜悬臂梁在液体中，需要在实验前去除 DNA 酶、RNA 酶以及有机分子。

（1）用 RNA 酶去污溶液清洁并用富含无 RNA 酶的水冲洗核。

（2）在测量之前，将液体电池在在波长为 245 nm 的紫外线下照射 10 min，以除去任何残留的有机分子。

（3）在照射过程中，如原子力显微镜制造商建议的那样，保持液体电池和紫外线光源之间的距离小于 10 mm，以达到最佳的清洗效果。

（4）将原子力显微镜悬臂插入 100 mmol/L Na$^+$缓冲液溶液液体电池中，用于立即测量。

3.6　利用原子力显微镜力光谱测量双链含核糖核苷一磷酸的 DNA 的弹性

如在 3.3 节中提到的，DNA 分子通过巯基化学键固定在金的表面。然后，官能化的原子力显微镜尖端可用于每个 DNA 分子的拾取和拉伸。如图 3-1（b）显示，DNA 链通过巯基-金共价化学键锚定在金的表面一端，通过链霉亲和素-生物素结合微弱地粘接在原子力显微镜针尖[52]另一端。然后，DNA 分子通过压电扫描仪的运动在针尖和样品表面之间连接。在原子力显微镜尖端从表面回缩过程中，拾取的 DNA 分子伸展到它原初的伸直长度 L_0，接着进一步伸展到 $L_0 + \delta$，直到链霉亲和素-生物素结合打断为止（见注释 12）。

（1）用 Bruker Multimode Nanoscope IV 原子力显微镜测量在核糖核苷一磷酸嵌入的 DNA 分子上的单分子力光谱。在整个测量过程中，压电扫描仪的频率和斜坡大小分别保持在 0.242 Hz 和 60 nm，对应于每个接近和回缩 29.1 nm/s 的尖

端速度运动（见注释 13）。对于每一个拾取事件，记录一个力对尖-基板的距离（$F\text{-}d$）曲线。尖端接近和收缩的典型 $F\text{-}d$ 曲线如图 3-3（a）所示。

（2）有时多个 DNA 拾取确实发生了。当这种情形发生时，这些事件将被丢弃，只有显示单个 DNA 拾取的 $F\text{-}d$ 曲线可用于数据分析。显示多个 DNA 拾取的典型力曲线，如图 3-3（b）所示（见注释 14）。

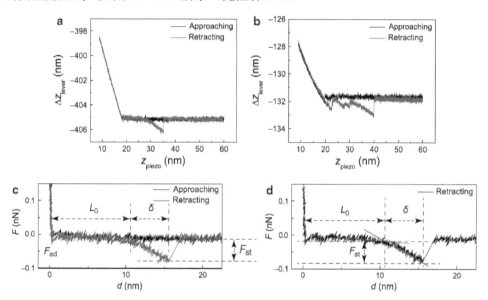

图 3-3　原子力显微镜力测量过程中所获得的典型力-距离曲线。（a）在校准前拾取单个 DNA 分子的 $F\text{-}d$ 曲线。（b）拾取多个 DNA 分子的 $F\text{-}d$ 曲线。（c）在图（a）中 $F\text{-}d$ 曲线的校准 $F\text{-}d$ 曲线。在尖端克服黏附力 F_{adh} 从基板分离，进而发生尖端回缩，延长 DNA 至其自然轮廓长度 L_0，其间没有检测到力。然而，当尖端继续向上移动，DNA 拉伸到 $L_0+\delta$ 时，导致突然增加拉动尖端向下向基板方向的力。在链霉亲和素-生物素结合突然打断之后，悬臂跳回到它的零力位置，对应于零-悬臂-弯曲。这个 DNA 拉伸强度最大的点和 DNA 从原子力显微镜尖端回缩点之间力的大小差异被定义为施加在 DNA 上的拉伸力 F_{st}。最后，计算弹性模量 S，$S = F_{st} \times L_0 / \delta$。
（d）从 $F\text{-}d$ 曲线程序确定 L_0、δ 和 F_{st}

3.7　数据分析

由于数据采集过程中的力曲线被记录为压电扫描仪对悬臂偏转与距离的移动，如 z_{lever} 与 z_{piezo}，如图 3-3（a）所示，横坐标不代表真正的分离距离 d，在原子力显微镜针尖先端和金表面之间，而表示压电扫描仪的运动。因此，有必要进一步校准 $F\text{-}z$ 曲线。此外，当针尖远离表面的时候，悬臂偏转被假定为零，用于抵消整个力曲线。要准确地确定尖端-表面距离 d，悬臂偏转 z_{lever} 必须从 z_{piezo} 减去，即 $d = z_{piezo} - z_{lever}$[59]。

（1）从使用原子力显微镜获得的 $F - z$ 曲线，首先我们在针尖尖端和样品表面之间从 z_{piezo} 减去 z_{lever} 以获得实际分离距离 d。校准力距离 $F - d$ 曲线如图 3-3（c）所示。

（2）在尖端收回过程中校准的、在图 3-3（c）中的 $F - d$ 曲线，现在在图 3-3（d）中，说明如何确定 F_{st}、d、和 L_0。

（3）如图 3-3（d）中的两条红色实心线所示，对两条收缩曲线的直线段进行线性拟合以确定当 DNA 被拉伸开始时的位置。拟合线的相交点被确定为 DNA 开始拉伸的位置。在这一点和 $d = 0$ 点之间的距离是 DNA 分子初始伸直长度 L_0。

（4）在 $F - d$ 曲线上的突然跳跃，表明在针尖端上的链霉亲和素和附着在 DNA 的生物素之间的结合被打断。当 DNA 拉伸到末端也是如此。如图 3-3（d）所示，我们可以由此得到 DNA 分子的延伸长度 δ。

（5）在 DNA 拉伸开始与结束之间力的差异，由虚的蓝线表示，然后是拉伸力 F_{st}。

（6）DNA 分子的拉伸模量可以通过 $S = F_{st} \times L_0 / \delta$ 计算。

（7）单个的拉伸模量应符合高斯（Gaussian）分布。图 3-4 示含核糖核苷一磷酸的 DNA 的典型弹性模量直方图。这里，在出现核糖核苷一磷酸的双链 DNA 的拉伸模量中有 32% 的减少。

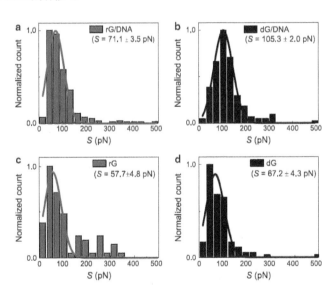

图 3-4　含核糖核苷一磷酸的寡核苷酸。rG/DNA（a）、dG/DNA（b）、rG（c）和（d）的拉伸模量分布直方图。实心线示最好的高斯拟合的数据。数值是从一个高斯拟合获得的，代表峰的位置±高斯拟合的标准误差

4　注　　释

（1）制备对照 DNA 和互补 DNA 寡核苷酸与制备含核糖核苷一磷酸的寡核苷酸采用相同的步骤。

（2）制备对照双链 DNA 基板与制备双链嵌入核糖核苷一磷酸的 DNA 基板采用相同的步骤。单链含核糖核苷一磷酸的寡核苷酸和它们的对照 DNA 寡核苷酸以 100 mmol/L Na$^+$ 相同浓度制备。

（3）一旦悬臂梁功能化后，应在 24 h 内使用。

（4）以同样步骤双链将对照 DNA 和单链基板固定在金的表面。对不同浓度的基板要进行测试以获得防止在表面上形成聚集的最佳条件。

（5）MCH 能降低 DNA 的非特异性结合，避免分子在表面聚集。

（6）一旦 DNA 基板被固定化后，应在 24 h 内使用该芯片。

（7）对于常规的矩形原子力显微镜悬臂可以用 Sadar's 法[58, 60]、热噪声法[61]、Cleveland's 法[62]和参考光束法[57]几个校准方法。

（8）准确的校准结果，k_{ref} 的选择应满足下列条件：

$$0.3 \times k_{ref} < k < 3 \times k_{ref}$$

其中，k 是悬臂的未知弹簧常数。根据制造商的数据，用于本实验的悬臂的弹簧常数约 0.06 N/m，满足以上方程的要求。

（9）所有使用的原子力显微镜的悬臂要采用具有相同参考悬臂来校准。这是为了尽量减少从校准程序传播至最终结果的可能实验误差。

（10）由于用于 DNA 牵引试验的悬臂是三角形状的，放置原子力显微镜针尖接近参考悬臂的中线要特别小心，以避免由悬臂的扭转引起的误差，如图 3-2（b）[63]所示。

（11）对于我们的参考悬臂，目的是选择 L_{ref} 为 450 μm。因此，从尖端未对准导致的小于 10 μm 的校准误差，可忽略不计。

（12）典型的链霉亲和素－生物素键结合力是 100 pN[64]。在本实验中所用的尖端速度，比巯基-金共价键结合力弱一个数量级，约 1.4 nN。这种显著差异的结合力量级大小确保了 DNA 分子可以通过原子力显微镜尖端反复拉伸而不会在实验过程中从表面拔出。

（13）100 mmol/L 的 Na$^+$ 缓冲溶液可以从表面产生 1 nm 的 Debye 长度，偶尔导致在尖端和金基板之间短接近距离的排斥力。

（14）为了避免在实验过程中多个 DNA 的拾取，在样品制备过程中应有意减少金表面上 DNA 分布的密度。因此，对每一个实验，从大约 6000F - d 曲线得出的原子力显微镜尖端的成功拾取率是小于 10%的。有时，确实发生了多个 DNA

的拾取，我们只分析清楚地显示仅有一个 DNA 拉伸的 F - d 曲线。双链对照 DNA 和单链分子作为实验对照进行类似的测量。

致　　谢

　　此工作得到 Integrative Biosystems Institute　提供给 F.S 和 E.R 的基金 IBSI-4，以及 NSF 提供给 F.S 的基金 MCB-1021763 的支持。

（汪琛颖　译）

参 考 文 献

[1] Camps M, Loeb LA（2005）Critical role of R-loops in processing replication blocks. Front Biosci 10:689-698

[2] Huertas P, Aguilera A（2003）Cotranscriptionally formed DNA:RNA hybrids mediate transcription elongation impairment and transcription-associated recombination. Mol Cell 12:711-721

[3] Forstemann K, Lingner J（2005）Telomerase limits the extent of base pairing between template RNA and telomeric DNA. EMBO Rep 6:361-366

[4] Kao HI, Bambara RA（2003）The protein components and mechanism of eukaryotic Okazaki fragment maturation. Crit Rev Biochem Mol Biol 38:433-452

[5] Storici F, Bebenek K, Kunkel TA, Gordenin DA, Resnick MA（2007）RNA-templated DNA repair. Nature 447:338-341

[6] Nick McElhinny SA, Watts BE, Kumar D, Watt DL, Lundstrom EB, Burgers PM, Johansson E, Chabes A, Kunkel TA（2010）Abundant ribonucleotide incorporation into DNA by yeast replicative polymerases. Proc Natl Acad Sci U S A 107:4949-4954

[7] Sparks JL, Chon H, Cerritelli SM, Kunkel TA, Johansson E, Crouch RJ, Burgers PM（2012）RNase H2-Initiated ribonucleotide excision repair. Mol Cell 47:980-986

[8] Nick McElhinny SA, Kumar D, Clark AB, Watt DL, Watts BE, Lundstrom EB, Johansson E, Chabes A, Kunkel TA（2010）Genome instability due to ribonucleotide incorporation into DNA. Nat Chem Biol 6:774-781

[9] Clausen AR, Zhang S, Burgers PM, Lee MY, Kunkel TA（2013）Ribonucleotide incorporation, proofreading and bypass by human DNA polymerase delta. DNA Repair 12:121-127

[10] Cavanaugh NA, Beard WA, Wilson SH（2010）DNA polymerase beta ribonucleotide discrimination: insertion, misinsertion, extension, and coding. J Biol Chem 285:24457-24465

[11] Gosavi RA, Moon AF, Kunkel TA, Pedersen LC, Bebenek K（2012）The catalytic cycle for ribonucleotide incorporation by human DNA Pol lambda. Nucleic Acids Res 40:7518-7527

[12] Reijns MA, Rabe B, Rigby RE, Mill P, Astell KR, Lettice LA, Boyle S, Leitch A, Keighren M, Kilanowski F, Devenney PS, Sexton D, Grimes G, Holt IJ, Hill RE, Taylor MS, Lawson KA, Dorin JR, Jackson AP（2012）Enzymatic removal of ribonucleotides from DNA is essential for mammalian genome integrity and development. Cell 149:1008-1022

[13] Rowen L, Kornberg A（1978）A ribo-deoxyribonucleotide primer synthesized by primase. J Biol Chem 253:770-774

[14] Zhu H, Shuman S（2008）Bacterial nonhomologous end joining ligases preferentially seal breaks with a 3′-OH monoribonucleotide.J Biol Chem 283:8331-8339

[15] Randerath K, Reddy R, Danna TF, Watson WP, Crane AE, Randerath E（1992）Formation of ribonucleotides in DNA modified by oxidative damage in vitro and in vivo. Characterization by ^{32}P-postlabeling. Mutat Res 275:355-366

[16] Koh KD, Balachander S, Hesselberth JR, Storici F（2015）Ribose-seq: global mapping of ribonucleotides embedded in genomic DNA.Nat Methods. 12:251-257

[17] Mellema JR, Haasnoot CA, van der Marel GA, Wille G, van Boeckel CA, van Boom JH, Altona C（1983）Proton NMR studies on the covalently linked RNA-DNA hybrid r（GCG）d（TATACGC）. Assignment of proton resonances by application of the nuclear Overhauser effect. Nucleic Acids Res 11:5717-5738

[18] Egli M, Usman N, Zhang SG, Rich A（1992）Crystal structure of an Okazaki fragment at 2-A resolution. Proc Natl Acad Sci U S A 89:534-538

[19] Haasnoot CA, Westerink HP, van der Marel GA, van Boom JH（1983）Conformational analysis of a hybrid DNA-RNA double helical oligonucleotide in aqueous solution: d（CG）r（CG）d（CG）studied by 1D-and 2D-1H NMR spectroscopy. J Biomol Struct Dyn 1:131-149

[20] Chou SH, Flynn P, Wang A, Reid B（1991）High-resolution NMR studies of chimeric DNA-RNA-DNA duplexes, heteronomous base pairing, and continuous base stacking at junctions. Biochemistry 30:5248-5257

[21] Jaishree TN, van der Marel GA, van Boom JH,Wang AH（1993）Structural influence of RNA incorporation in DNA: quantitative nuclear magnetic resonance refinement of d（CG）r（CG）d（CG）and d（CG）r（C）d（TAGCG）. Biochemistry 32:4903-4911

[22] Egli M, Usman N, Rich A（1993）Conformational influence of the ribose 2′-hydroxyl group: crystal structures of DNA-RNA chimeric duplexes. Biochemistry 32:3221-3237

[23] Ban C, Ramakrishnan B, Sundaralingam M（1994）A single 2′-hydroxyl group converts B-DNA to A-DNA. Crystal structure of the DNA-RNA chimeric decamer duplex d（CCGGC）r（G）d（CCGG）with a novel intermolecular G-Cbase-paired quadruplet. J Mol Biol 236:275-285

[24] DeRose EF, Perera L, Murray MS, Kunkel TA, London RE（2012）Solution structure of the Dickerson DNA dodecamer containing a single ribonucleotide. Biochemistry 51:2407-2416

[25] Chiu HC, Koh KD, Evich M, Lesiak AL,Germann MW, Bongiorno A, Riedo E, Storici F（2014）RNA intrusions change DNA elastic properties and structure. Nanoscale 6（17）:10009-10017

[26] Duderstadt KE, Chuang K, Berger JM（2011）DNA stretching by bacterial initiators promotes replication origin opening. Nature 478:209-213

[27] Bloom KS（2008）Beyond the code: the mechanical properties of DNA as they relate to mitosis. Chromosoma 117:103-110

[28] Bustamante C, Smith SB, Liphardt J, Smith D（2000）Single-molecule studies of DNA mechanics. Curr Opin Struct Biol 10:279-285

[29] Nishinaka T, Ito Y, Yokoyama S, Shibata T（1997）An extended DNA structure through deoxyribose-base stacking induced by RecA protein. Proc Natl Acad Sci U S A 94:6623-6628

[30] Mazurek A, Johnson CN, Germann MW,Fishel R（2009）Sequence context effect for hMSH2-hMSH6 mismatch-dependent activation.Proc Natl Acad Sci U S A 106:4177-4182

[31] Gross P, Laurens N, Oddershede LB,Bockelmann U, Peterman EJG, Wuite GJL（2011）Quantifying how DNA stretches, melts and changes twist under tension. Nat Phys7:731-736

[32] Weber G, Essex JW, Neylon C（2009）Probing the microscopic flexibility of DNA from melting temperatures. Nat Phys 5:769-773

[33] Rothemund PW（2006）Folding DNA to create nanoscale shapes and patterns. Nature 440:297-302

[34] Schiffels D, Liedl T, Fygenson DK（2013）Nanoscale structure and microscale stiffness of DNA nanotubes. ACS Nano 7:6700-6710

[35] Maune HT, Han SP, Barish RD, Bockrath M,Iii WA, Rothemund PW, Winfree E（2010）Self-assembly of carbon nanotubes into two-dimensional geometries using DNA origami templates. Nat Nanotechnol 5:61-66

[36] Chang M, Yang CS, Huang DM（2011）Aptamer-conjugated DNA icosahedral nanoparticles as a carrier of doxorubicin for cancer therapy. ACS Nano 5:6156-6163

[37] Rief M, Clausen-Schaumann H, Gaub HE（1999）Sequence-dependent mechanics of single DNA molecules. Nat Struct Biol 6:346-349

[38] Morii T, Mizuno R, Haruta H, Okada T（2004）An AFM study of the elasticity of DNA molecules. Thin Solid Films 464:456-458

[39] Smith S, Finzi L, Bustamante C（1992）Direct mechanical measurements of the elasticity of single DNA molecules by using magnetic beads. Science 258:1122-1126

[40] Chiou CH, Huang YY, Chiang MH, Lee HH,Lee GB（2006）New magnetic tweezers for investigation of the mechanical properties of single DNA molecules. Nanotechnology 17:1217

[41] Smith SB, Cui Y, Bustamante C（1996）Overstretching B-DNA: the elastic response of individual double-stranded and single-stranded DNA molecules. Science 271:795-799

[42] Baumann CG, Smith SB, Bloomfield VA,Bustamante C（1997）Ionic effects on the elasticity of single DNA molecules. Proc Natl Acad Sci U S A 94:6185-6190

[43] Herrero-Galan E, Fuentes-Perez ME, Carrasco C, Valpuesta JM, Carrascosa JL, Moreno-Herrero F, Arias-Gonzalez JR（2013）Mechanical identities of RNA and DNA double helices unveiled at the single-molecule level. J Am Chem Soc 135:122-131

[44] Chiu H-C, Kim S, Klinke C, Riedo E（2012）Morphology dependence of radial elasticity in multiwalled boron nitride nanotubes. Appl Phys Lett 101:103109

[45] Chiu H-C, Ritz B, Kim S, Tosatti E, Klinke C,Riedo E（2012）Nanotubes: sliding on a nanotube: interplay of friction, deformations and structure. Adv Mater 24:2797

[46] Li T-D, Riedo E（2008）Nonlinear viscoelastic dynamics of nanoconfined wetting liquids.Phys Rev Lett 100:106102

[47] Lucas M, Zhang X, Palaci I, Klinke C, Tosatti E, Riedo E（2009）Hindered rolling and friction anisotropy in supported carbon nanotubes.Nat Mater 8:876-881

[48] Palaci I, Fedrigo S, Brune H, Klinke C, Chen M, Riedo E（2005）Radial elasticity of multiwalled carbon nanotubes. Phys Rev Lett 94:175502

[49] Noy A, Vezenov DV, Kayyem JF, Meade TJ,Lieber CM（1997）Stretching and breaking duplex DNA by chemical force microscopy.Chem Biol 4:519-527

[50] Wiggins PA, van der Heijden T, Moreno-Herrero F, Spakowitz A, Phillips R, Widom J,Dekker C, Nelson PC （2006）High flexibility of DNA on short length scales probed by atomic force microscopy. Nat Nanotechnol 1:137-141

[51] Morfill J, Kuhner F, Blank K, Lugmaier RA,Sedlmair J, Gaub HE（2007）B-S transition in short oligonucleotides. Biophys J 93:2400-2409

[52] Nguyen T-H et al（2010）An improved measurement of dsDNA elasticity using AFM.Nanotechnology 21:75101

[53] Strunz T, Oroszlan K, Schafer R, Guntherodt HJ（1999）Dynamic force spectroscopy of single DNA molecules. Proc Natl Acad Sci U S A 96:11277-11282

[54] Mathew-Fenn RS, Das R, Harbury PA（2008）Remeasuring the double helix. Science 322:446-449

[55] Yuan C, Chen H, Lou XW, Archer LA（2008）DNA bending stiffness on small length scales.Phys Rev Lett 100:18102

[56] Oc L, Jeon J-H, Sung W（2010）How double-stranded DNA breathing enhances its flexibility and instability on short length scales. Phys Rev E Stat Nonlin Soft Matter Phys 81:21906

[57] Gibson CT, Watson GS, Myhra S（1996）Determination of the spring constants of probes for force

microscopy/spectroscopy.Nanotechnology 7:259

[58] Sader JE, Larson I, Mulvaney P, White LR（1995）Method for the calibration of atomic force microscope cantilevers. Rev Sci Instrum 66:3789

[59] Butt H-J, Cappella B, Kappl M（2005）Force measurements with the atomic force microscope: Technique, interpretation and applications. Surf Sci Rep 59:1-152

[60] Sader JE, Chon JWM, Mulvaney P（1999）Calibration of rectangular atomic force microscope cantilevers. Rev Sci Instrum 70:3967

[61] Hutter JL, Bechhoefer J（1993）Calibration of atomic-force microscope tips. Rev Sci Instrum 64:1868

[62] Cleveland JP, Manne S, Bocek D, Hansma PK（1993）A nondestructive method for determining the spring constant of cantilevers for scanning force microscopy. Rev Sci Instrum 64:43705

[63] Cumpson PJ, Clifford CA, Hedley J（2004）Quantitative analytical atomic force microscopy: a cantilever reference device for easy and accurate AFM spring-constant calibration. Meas Sci Technol 15:1337

[64] Wong J, Chilkoti A, Moy VT（1999）Direct force measurements of the streptavidin-biotin interaction. Biomol Eng 16:45-255

第4章　RNA 纳米技术之银纳米簇：RNA 纳米颗粒组装的观察以及跟踪的步骤

Kirill A. Afonin , Danielle Schultz , Luc Jaeger , Elisabeth Gwinn 和 Bruce A. Shapiro

摘　要　由于人们对癌症治疗方面设计功能化的、基于 RNA 的纳米颗粒（NP）的兴趣日益增长，所以需要简单、高效的组装试验。通常用于跟踪 RNA 组装的方法，如天然聚丙烯酰胺凝胶和原子力显微镜，往往是时间密集型的，因此是不可取的。本章我们描述了一种使用荧光银纳米簇（Ag NC）的形成来快速分析 RNA 纳米颗粒组装阶段的技术。该方法利用单链特异性和银纳米簇形成的序列依赖性，容易得到合成后的 RNA 纳米颗粒组装的各个阶段所产生的独特的光学读数。

关键词　银纳米簇，荧光，RNA 纳米技术，RNA 纳米颗粒，RNA 自组装，RNA 立方体

1　引　　言

化疗是目前用于治疗癌症的主要技术。大多数现有的化疗药物表现出匮乏的靶向肿瘤组织特异性，以及频繁受到药剂剂量毒性限制。作为替代，已经开发了许多抗癌治疗纳米颗粒（NP）[1, 2]。到目前为止，纳米颗粒治疗仍处于起步阶段，在临床应用方面仍需要取得更大的进展。

RNA 干扰（RNAi）[3]显示了作为一种治疗剂下调癌症[4, 5]或病毒感染细胞[6, 7]特异基因表达的显著潜能。此外，改良的 RNA 适配子偶联物显示了有前途的治疗或诊断性能[8, 9]。因此，核糖核酸未来也可以作为一个具有工程功能的纳米颗粒支架材料[10~14]。在先前的工作中，我们构建了三维（3D）立方体几何结构的、基于 RNA 的纳米颗粒[15]。这些纳米颗粒可以很容易地通过带着我们感兴趣的基于 RNA 的货物依靠 RNA 链的延伸进入支架组分而功能化[15~18]。这就允许如 siRNA 或适配体一样的各种功能性治疗药剂能够精确定位在一个三维空间中。

通常会使用不同的常规技术，如天然聚丙烯酰胺凝胶电泳（native-PAGE）[19]、

低温电子显微镜（cryo-EM）[15, 20]、原子力显微镜（AFM）[21~24]、晶体学[25]及核磁共振（NMR）[26]来完成基于 RNA 的纳米颗粒体外组装的追踪，也研究了通过实时荧光追踪组装的可能性[15, 27, 28]。然而，这些无标记的荧光技术并没有被广泛使用，发展其他基于荧光的报告技术来确认 RNA 纳米颗粒的组装是非常可取的。稳定的寡核苷酸、荧光银纳米簇（Ag:RNA [29]和 Ag:DNA[30]）是在 RNA 和 DNA 纳米技术领域迅速发展的一类新兴的荧光基团。Ag:DNA 显示了高度序列依赖的光学特性[31]，颜色范围从蓝色到近红外光谱，使其成为在检测溶液中的 miRNA[32]、目标链杂交[33]和单碱基突变[34, 35]的完美传感器。而对于 Ag:RNA 的研究较少，最近的工作表明，尽管在某些情况下波长有实质性的变化，但它们有类似于 Ag:DNA 形成的同聚物链的标准碱基[29]。Ag:DNA 与最好的有机染料相比显示出特别的光稳定性[36]，且量子产率达到 90%[37]，这使得它们可用于生物成像[38]和单分子研究[39]领域。尽管对 Ag:RNA 没有进行相应的研究，但是可以预期应有的类似特性。在这里，我们利用在含有胞嘧啶和鸟嘌呤碱基的寡核苷酸单链上会形成荧光簇的事实[29, 31]来表明 Ag:RNA 的合成，或许可以作为 RNA 纳米颗粒完整和部分组装的一种高效的检测证明。

2 材　料

所有溶液应采用双去离子纯水（18MΩ，25℃）或超纯水（Quality Biological 公司）和生物级试剂制备。所有试剂应为新鲜配制并过滤，室温下保存（除非另有说明）。在处理废物时请小心遵循所有的废物处置条例。

2.1 转录和 RNA 纳米颗粒组装成分

（1）转录缓冲液，终浓度（1×）：15 mmol/L $MgCl_2$，2 mmol/L spermidine（亚精胺），50 mmol/L Tris 缓冲液（pH 7.5），2.5 mmol/L NTP，10 mmol/L DTT，0.1 μg/μL IPP，0.8 U/μL RNasin（RNA 酶抑制剂）。

（2）洗脱 RNA 缓冲液，终浓度（1×）：300 mmol/L NaCl，10 mmol/L Tris（pH 7.5），0.5 mmol/L EDTA。

（3）酶：T7 RNA 聚合酶，脱氧核糖核酸酶。

（4）Tris–硼酸盐缓冲液，终浓度（1×）：89 mmol/L Tris，80 mmol/L 硼酸，pH 8.3。

（5）乙酸铵缓冲液（组装缓冲液），终浓度（1×）：10 mmol/L NH_4OAc，1 mmol/L $Mg(OAc)_2$（见注释 1）。

2.2　Ag:RNA 成分

（1）RNA 组装全部应在乙酸铵缓冲液中进行。

（2）100×AgNO$_3$（5.5 mmol/L）：在 14 mL 离心管，称量 AgNO$_3$ 9.34 mg。加 10 mg 水，多次反转溶液混匀。4℃避光保存。

（3）10×RNA 溶液（50 μmol/L）：如果 RNA 是订购的，扩大指定浓度数量达 20 nmol。脱水 RNA 加这么多的水已形成水合链。−20℃，避光保存。

（4）1000×硼氢化钠（NaBH$_4$）溶液（2.75 mmol/L）：用 Eppendorf 管，称约 0.104 mg 的硼氢化钠。加 1 mL 水并涡旋振荡混匀（见注释 2）。

3　方　　法

3.1　RNA 合成

（1）100μL 转录混合物：加 25 μL DNA 模板（编码 RNA 链），75 μL 1×转录缓冲液，0.8 U/μL T7 RNA 聚合酶。

（2）37℃孵育 4 h。

（3）加入 DNA 酶（1 U/μL）终止转录，37℃孵育 30 min。

（4）变性尿素胶纯化转录混合物（8%丙烯酰胺，8 mol/L 尿素，1× Tris-硼酸缓冲液），胶条通过洗脱（过夜）恢复 RNA 链并进一步沉淀 RNA[16]。

（5）使用紫外分光光度计测定 RNA 的浓度。使用最近邻接法计算所有 RNA 的消光系数[16]。

3.2　RNA 纳米立方体的组装

（1）将 RNA 链以相同的摩尔浓度混合。

（2）95℃热激 2 min 孵育混合物以熔解所有氢键。

（3）通过快速转换热激装置于 45℃突然冷却混合物，孵育 20 min。

（4）使用天然聚丙烯酰胺凝胶电泳技术（见注释 3）进行质量控制实验。可以使用溴化乙锭（ethidium bromide）或 SYBR Gold 核酸胶染料以便于观察[15]。作为一种选择，组装也可以包含一条通体标记的 RNA 链[17]和没有标记的 RNA 链以便于观察。

3.3　RNA 组装的天然聚丙烯酰胺凝胶电泳实验

（1）制备一块高分辨率聚丙烯酰胺凝胶垂直电泳的测序胶，即 10%（37.5:1）的丙烯酰胺、1×Tris-硼酸盐缓冲液（pH 8.3）、1 mmol/L 乙酸镁。

（2）垂直胶的尺寸为 31 cm×38.5 cm，间隔厚度为 0.75 mm，在每个胶孔中上样（每孔 5μL），4℃、20 W 电泳 3 h。

（3）对于通体标记的 RNA，将胶转移到 Whatman 层析滤纸上并且在凝胶干燥器中干燥凝胶，干燥的凝胶在放射自显影屏上过夜，然后使用放射自显影仪器（Storm、Typhoon 或类似的）扫描。预期组装的 RNA 立方体在天然聚丙烯酰胺凝胶电泳上将作为一条带迁移。对于 SYBR Gold 染色的凝胶，使用 Hitachi（日立）FMBIO II Multi-View Imager 多视图成像仪观察。染色请按照制造商提供的方案进行。

3.4　合成 Ag:RNA

以下步骤的终体积为 100 μL。

（1）将 100×AgNO$_3$ 储存液稀释为 10×溶液。

（2）在 Eppendorf 离心管中，将 10 μL 10×RNA、10 μL10×AgNO$_3$ 和 10 μL 10×缓冲液（RNA 和 AgNO$_3$ 的最佳浓度取决于链的组成）彻底混合。

（3）将含有 RNA、AgNO$_3$ 和缓冲液的离心管放置于 4℃、20 min。

（4）配制 1000×硼氢化钠溶液，接着稀释至 10×。

（5）加 60 μL 水到 RNA、AgNO$_3$、缓冲液混合物中。

（6）最后，加入 10 μL 10×NaBH$_4$ 溶液，彻底混合。

（7）将溶液放置于 4℃（溶液中 Ag:RNA 的产量会随时间而变化。对于快速分析来讲，荧光产物可在还原的 1 h 内检测到；然而对于更多的可再生光谱，建议等待 24 h 再测量荧光）。

3.5　Ag:RNA 光学测量

无论是在紫外线或者物种-依赖的可见光下，所有的 Ag:RNA 溶液都可能被激发。因此，对于快速分析来讲，可以直接在紫外线盒的顶部观察到荧光。然而对于定量分析来讲，测量荧光建议使用荧光仪（见注释 3）。

RNA 纳米结构的组装监控：

（1）在所有的单股链上进行 Ag:RNA 的合成。

（2）使用 280 nm 激发光，收集各条链的发射光谱。

（3）沿着不同组装阶段重复步骤 1 和 2（见注释 3 和图 4-1）。

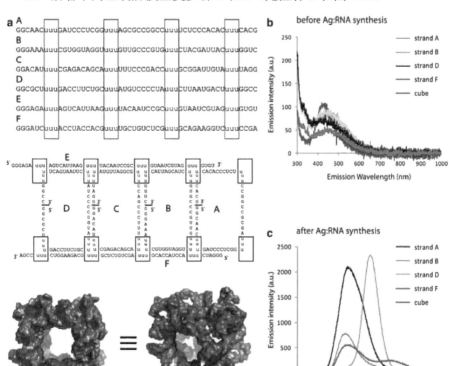

图 4-1　在不同的 RNA 序列和组装的纳米结构之间 Ag:RNA 合成通常可能是不同的。（a）RNA 序列设计成一个立方体，它们的二维连通性和由此产生的三维装配模型（框表示立方体角），先从（b），然后后是（c）获取的、在许多条独立的链和完全的立方体上进行 Ag:RNA 合成所发射的荧光光谱。对于（b）、（c），所有的溶液使用 280 nm 的光源激发

4　注　　释

（1）对于 Ag:RNA 合成，应避免 Tris 缓冲液和缓冲液中含有高浓度（2 mmol/L 以上）的 Mg^{2+}。

（2）硼氢化钠吸湿性很强。盛粉末的容器应保存在干燥器中。此溶液一定要在还原前新鲜配制。产生氢气是硼氢化钠溶液不能被保存的原因。因为同样的原因，要确保不要盖紧盛硼氢化钠废物容器的盖子。

（3）质量控制试验。荧光银簇仅形成在单链含有胞嘧啶和/或鸟嘌呤碱基的小

部分区域。因此，Ag:RNA 簇可用于识别基于特异性序列的不同鲜明特征的不同的 RNA（图 4-1），以及区分局部和完整的 RNA 纳米结构（图 4-2）。例如，图 4-2 显示的是从一个 RNA 立方体组件产生荧光产物直到立方体完成组装的 Ag:RNA 合成的不同阶段。重要的是，Ag:RNA 合成不打乱立方体的形成[图 4-2（a）]。没有任何单链含胞嘧啶和/或鸟嘌呤区域需要稳定簇，组装的立方体产生同样低强度的发射光谱而不管银还原[图 4-2（b）]。

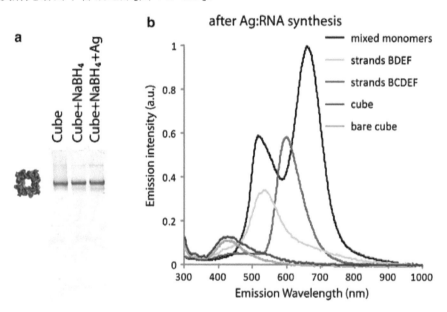

图 4-2　在 Ag:RNA 合成之前与之后，天然聚丙烯酰胺凝胶电泳实验观察到的 RNA 立方体组件（a）采自于在进行 Ag:RNA 合成立方体组装不同阶段的一些荧光发射光谱的例子（b）。所有溶液使用 280 nm 的光源激发

致　　谢

此研究部分由美国国立卫生研究院内部研究计划、美国国家癌症研究所、癌症研究中心（BAS）支持。本出版内容既不反映卫生和人类服务部门的观点或政策，也不提及贸易名称、商业产品或暗示美国政府支持的组织。本研究也得到美国国立卫生研究院编号 R01GM-079604（to LJ）的资助，以及美国国家科学基金会 CHE-1213895 和 CHE-0848375（to EG）的资助。

（汪琛颖　译）

参 考 文 献

[1] Mukerjee A, Ranjan AP, Vishwanatha JK（2012）Combinatorial nanoparticles for cancer diagnosis and therapy. Curr Med Chem 19:3714-3721

[2] Zhang L, Gu FX, Chan JM et al（2008）Nanoparticles in medicine: therapeutic applications and developments. Clin Pharmacol Ther 83:761-769

[3] Fire A, Xu S, Montgomery MK et al（1998）Potent and specific genetic interference by double-stranded RNA in Caenorhabditis elegans.Nature 391:806-811

[4] Davis ME, Zuckerman JE, Choi CH et al（2010）Evidence of RNAi in humans from systemically administered siRNA via targeted nanoparticles. Nature 464:1067-1070

[5] Devi GR（2006）siRNA-based approaches in cancer therapy. Cancer Gene Ther 13:819-829

[6] Berkhout B, Sanders RW（2011）Molecular strategies to design an escape-proof antiviral therapy. Antiviral Res 92:7-14

[7] Wu J, Nandamuri KM（2004）Inhibition of hepatitis viral replication by siRNA. Expert Opin Biol Ther 4:1649-1659

[8] Farokhzad OC, Jon S, Khademhosseini A et al（2004）Nanoparticle-aptamer bioconjugates: a new approach for targeting prostate cancer cells. Cancer Res 64:7668-7672

[9] McNamara JO 2nd, Andrechek ER, Wang Y et al（2006）Cell type-specific delivery of siRNAs with aptamer-siRNA chimeras. Nat Biotechnol 24:1005-1015

[10] Yingling YG, Shapiro BA（2007）Computational design of an RNA hexagonal nanoring and an RNA nanotube. Nano Lett 7:2328-2334

[11] Afonin KA, Viard M, Koyfman AY et al（2014）Multifunctional RNA nanoparticles. Nano Lett 14:5662-5671

[12] Afonin KA, Lindsay B, Shapiro BA（2013）Engineered RNA nanodesigns for applications in RNA nanotechnology. RNA Nanotechnol 1:1-15

[13] Guo P（2010）The emerging fi eld of RNA nanotechnology.Nat Nanotechnol 5:833-842

[14] Shukla GC, Haque F, Tor Y et al（2011）A boost for the emerging field of RNA nanotechnology.ACS Nano 5:3405-3418

[15] Afonin KA, Bindewald E, Yaghoubian AJ et al（2010）In vitro assembly of cubic RNA-based scaffolds designed in silico. Nat Nanotechnol 5:676-682

[16] Afonin KA, Grabow WW, Walker FM et al（2011）Design and self-assembly of siRNA functionalized RNA nanoparticles for use in automated nanomedicine. Nat Protoc 6:2022-2034

[17] Afonin KA, Kireeva M, Grabow WW et al（2012）Co-transcriptional assembly of chemically modified RNA nanoparticles functionalized with siRNAs. Nano Lett 12:5192-5195

[18] Afonin KA, Viard M, Kagiampakis I et al（2015）Triggering of RNA interference with RNA-RNA, RNA-DNA, and DNA-RNA nanoparticles. ACS Nano 9:251-259

[19] Afonin KA, Lin YP, Calkins ER et al（2012）Attenuation of loop-receptor interactions with pseudoknot formation. Nucleic Acids Res40:2168-2180

[20] Severcan I, Geary C, Chworos A et al（2010）A polyhedron made of tRNAs. Nat Chem 2:772-779

[21] Chworos A, Severcan I, Koyfman AY et al（2004）Building programmable jigsaw puzzles with RNA. Science 306:2068-2072

[22] Grabow WW, Zakrevsky P, Afonin KA et al（2011）Self-assembling RNA nanorings based on RNAI/II inverse kissing complexes. Nano Lett 11:878-887

[23] Shu D, Shu Y, Haque F et al（2011）Thermodynamically stable RNA three-way junction for constructing multifunctional nanoparticles for delivery of therapeutics. Nat Nanotechnol 6:658-667

[24] Shu Y, Haque F, Shu D et al（2013）Fabrication of 14 different RNA nanoparticles for specific tumor targeting

without accumulation in normal organs. RNA 19（6）:767-777

[25] Dibrov SM, McLean J, Parsons J et al（2011）Self-assembling RNA square. Proc Natl Acad Sci U S A 108:6405-6408

[26] Davis JH, Tonelli M, Scott LG et al（2005）RNA helical packing in solution: NMR structure of a 30 kDa GAAA tetraloop-receptor complex. J Mol Biol 351:371-382

[27] Afonin KA, Danilov EO, Novikova IV et al（2008）TokenRNA: a new type of sequence specific, label-free fl uorescent biosensor for folded RNA molecules. Chembiochem 9:1902-1905

[28] Afonin KA, Viard M, Martins AN et al（2013）Activation of different split functionalities on re-association of RNA-DNA hybrids. Nat Nanotechnol 8:296-304

[29] Schultz D, Gwinn E（2011）Stabilization of fluorescent silver clusters by RNA homopolymers and their DNA analogs: C, G versus A,T（U）dichotomy. Chem Commun（Camb）47:4715-4717

[30] Petty JT, Zheng J, Hud NV et al（2004）DNA templated Ag nanocluster formation. J Am Chem Soc 126:5207-5212

[31] Gwinn EG, O'Neill PR, Guerrero AJ et al（2008）Sequence-dependent fluorescence of DNA-hosted silver nanoclusters. Adv Mater 20:279-283

[32] Yang SW, Vosch T（2011）Rapid detection of microRNA by a silver nanocluster DNA probe.Anal Chem 83:6935-6939

[33] Yeh HC, Sharma J, Han JJ et al（2010）A DNA-silver nanocluster probe that fluoresces upon hybridization. Nano Lett 10:3106-3110

[34] Guo W, Yuan J, Dong Q et al（2010）Highly sequence-dependent formation of fluorescent silver nanoclusters in hybridized DNA duplexes for single nucleotide mutation identifi cation.J Am Chem Soc 132:932-934

[35] Ma K, Cui Q, Liu G et al（2011）DNA abasic site-directed formation of fluorescent silver nanoclusters for selective nucleobase recognition.Nanotechnology 22:305502

[36] Richards CI, Choi S, Hsiang JC et al（2008）Oligonucleotide-stabilized Ag nanocluster fluorophores.J Am Chem Soc 130:5038–5039

[37] Schultz D, Gardner K, Oemrawsingh SS et al（2013）Evidence for rod-shaped DNA stabilized silver nanocluster emitters. Adv Mater 25（20）:2797-2803

[38] Yu J, Choi S, Richards CI et al（2008）Live cell surface labeling with fluorescent Ag nanocluster conjugates. Photochem Photobiol 84:1435-1439

[39] Oemrawsingh SSR, Markešević N, Gwinn EG et al（2012）Spectral properties of individual DNA-hosted silver nanoclusters at low temperatures.Phys Chem C 116:25568-25575

第5章　利用制备性超速离心大规模纯化RNA纳米颗粒

Daniel L. Jasinski，Chad T. Schwartz，Farzin Haque 和 Peixuan Guo

摘　要　由于体外和体内实验对 RNA 的需要量及纯度都有要求，因而纯化大量的超分子 RNA 复合物变得非常重要。纯化一般采用高效液相色谱（HPLC）、聚丙烯酰胺凝胶电泳（PAGE）或琼脂糖凝胶电泳（AGE）等方式来实现。这里，我们介绍一种用氯化铯（CsCl）平衡密度梯度超速离心法大规模纯化 T7 RNA 聚合酶体外转录制备 RNA 的方法，以及用蔗糖梯度速率区带（rate-zonal）超速离心或带有衬垫的蔗糖梯度速率区带超速离心进行大规模纯化 RNA 纳米颗粒的有效方法。

关键词　RNA，纳米颗粒，超速离心，纳米技术，纳米生物技术，RNA 纳米技术，RNA 治疗，大规模纯化

1　引　言

自从 1998 年 RNA 纳米技术首次报道以来[1]，它已经成为一种很有应用前景的靶向癌症、病毒感染和遗传疾病的治疗运输系统[2, 3]。RNA 纳米技术的最新进展已经产生具有各种各样规格和结构特性的不同纳米颗粒的构造[4~11]。很多纳米颗粒具有在成像、疾病诊断和 RNA 传递药物治疗上的潜能[2, 3, 12~15]。RNA 是由 4 种不同的核苷酸——腺嘌呤（A）、胞嘧啶（C）、鸟嘌呤（G）和尿嘧啶（U）组成的多聚物。与 DNA 相似，RNA 容易操控形成精准的结构，同时，可在结构上保留弹性使其具有与蛋白质相似的功能多样性[16]。

RNA 纳米颗粒能够高效率聚合。然而，在大部分的体外和体内应用中要求纳米复合体完全组装并且无污染。在很多情况下，除了 HPLC 以外，通过正确折叠结构移动形成锐利的明显条带，可以与移动较快的单链 RNA 和移动较慢的错误折叠 RNA、多聚物结构相区分，纯化是通过聚丙烯酰胺凝胶电泳（PAGE）或琼脂糖凝胶电泳（AGE）来实现的[8, 17]。在证明这些方法有效的同时，使用 PAGE 和 AGE 还有缺点：在电泳后，RNA 必须从凝胶中提取出来，这是劳动密集型工作，并且需要额外的纯化步骤去除凝胶残留污染。还有一些纳米颗粒复合体，由于具有大的分支结构而不能有效地进入 PAGE 和 AGE 凝胶中。最后，PAGE 和

AGE 缺乏纯化大量纳米结构所需要的可扩展性。HPLC 通常应用于纯化化学合成和化学修饰的寡核苷酸（oligonucleotides），无益于大的 RNA 纳米颗粒的纯化[18]。超速离心是一种有用的、可扩展的、有效纯化大量 RNA 超分子复合物的方法[19~21]。这里我们介绍一种无污染、可扩展的纯化体外转录合成 RNA 和超分子 RNA 纳米颗粒的方法——制备性超速离心（preparative ultracentrifugation）[22~24]。

　　分析性超速离心（analytical ultracentrifugation）用于研究分子间相互作用，以及确定分析物的特性如分子质量、沉降系数、形状和构象；而制备性超速离心主要用于分离和纯化特殊的颗粒。制备性超速离心主要有三种类型：差速（differential）[也被称为压片（pelleting）]、速率区带（rate-zonal）和密度平衡（density-equilibrium）[也被称为等密度（isopycnic）]。差速离心分离基于分离过程中的物质大小或分子质量，在这些分离层中，可以让研究人员重新获得感兴趣的颗粒。同样，速率区带离心也是通过运行时间的增加，根据颗粒的大小和形状进行分离，但是我们需要的颗粒仍然以梯度形式分开，并且可以经典分离和重新获得。密度平衡离心分离物质完全依赖于密度，不依赖于运行时间。本章节介绍的方法中，使用了速率区带和密度平衡梯度法。平衡密度梯度超速离心用 CsCl 梯度纯化 ssRNA 寡聚物，速率区带法用于蔗糖梯度纯化超分子 RNA 纳米颗粒。

　　体外转录后，利用 CsCl 平衡密度梯度超速离心将 RNA 从未成形的核苷酸和蛋白质杂质中分离出来（图 5-1）。利用蛋白质、RNA 和合成的 RNA 寡聚物密度的不同可以大规模纯化 ssRNA，之后可用于合成超分子 RNA 纳米颗粒。

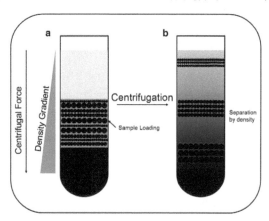

图 5-1　CsCl 平衡密度梯度的机制。（a）混有样品的不同密度 CsCl 盐溶液装入离心管中。（b）离心后，达到平衡，按照密度不同（独特的重量），颗粒迁移分离成梯度

　　纯化的 ssRNA 寡核苷酸构筑成 RNA 纳米颗粒。利用蔗糖梯度速率区带超速离心将 RNA 纳米颗粒从错误折叠和多聚复合物及未成形的 ssRNA 中纯化出来（图 5-2）。离心后，逐层收集分离物并用非变性 AGE 和溴化乙锭（EtBr）染色检测（图 5-3）。

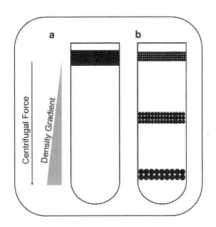

图 5-2　蔗糖梯度速率区带超速离心的机制。（a）离心前，样品薄层撞到梯度的上层。（b）离心后，颗粒基于形状和块头分离。较大块的颗粒移动较快，到达梯度中较高密度的部分；较小块颗粒留在梯度顶层较低密度的部分

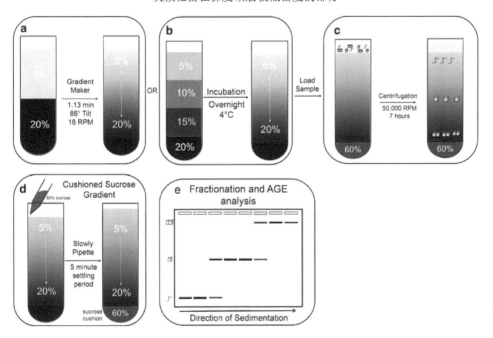

图 5-3　蔗糖梯度速率区带超速离心及预期结果的梯度形成、上样和分析。（a）自动化梯度标记物梯度的形成。（b）手工铺层梯度的形成。（c）在梯度的顶层上一薄层样品。（d）在预制的蔗糖梯度底部加入 60% 蔗糖溶液的衬垫的蔗糖速率区带密度梯度形成的替代方法。（e）预期的 AGE 分析结果。AGE 分析揭示了每部分的密度。在 AGE 分析后收集并浓缩目的颗粒部分

　　为了验证这些方法的有效性，我们利用 phi29 噬菌体 DNA 包装马达制备的包

装 RNA（packaging RNA，pRNA）合成并纯化 RNA 纳米颗粒[25]。天然的 pRNA 结构利用手拉手和脚对脚相互作用的方式，经过预先设计装配成许多纳米结构，其中包括二聚体、三聚体、四聚体、六聚体和大的超分子复合物[1, 7, 8, 26, 27]。例如，我们这里展示由两个不同的 pRNA 单体 Ab′ 和 Ba′ 及其形成的二聚体结构进行纯化[28]。单体用 CsCl 平衡密度梯度超速离心来纯化，单体和二聚体结构用 5%～20%蔗糖梯度速率区带超速离心纯化。Ab′ 和 Ba′ 的 pRNA 单体装配形成二聚体结构，其大小不同可以利用经典的非变性 PAGE 分析加以确定。尽管单体和二聚体之间的大小区别仅有 120 个核苷酸，但是两者还是可以用蔗糖梯度超速离心分离开。此外，这种方法回收的产物在二聚体装配成 RNA 纳米颗粒方面的效果可以比得上 PAGE 方法纯化的产物（图 5-4）。

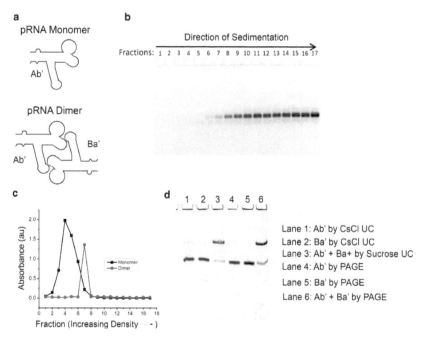

图 5-4　pRNA 单体和二聚体纯化。（a）pRNA 单体（Ab′和 Ba′）和二聚体复合物（Ab′-Ba′）的概要代表。通过两个不同的 pRNA 单体 Ab′及 Ba′形成的 pRNA 二聚体。（b）两种 pRNA 单体用 CsCl 密度梯度超速离心纯化后进行琼脂糖凝胶电泳分析。作为一个差速离心的实例，单体沉淀到管子底部。（c）5%～20%蔗糖梯度用于纯化 pRNA 二聚体复合物（红色）。作为参考，pRNA 单体（黑色）在同等条件下进行测试。（d）离心后，第 7 部分回收并用非变性 PAGE 检测，超速离心（UC，第 3 泳道），为了比较，我们也用装配的 pRNA 二聚体进行了 PAGE（第 6 泳道）纯化以做对照。第 1 和 2 泳道是用 CsCl 超速离心纯化的 pRNA 单体，用作凝胶中的大小对照。第 4 和 5 泳道是用 PAGE 纯化的，用于与超速离心纯化获得的结果进行比较

2　材　　料

所有溶液都用焦碳酸二乙酯（DEPC）37℃孵育过夜处理的 Millipore 水（纯化的去离子水，25℃时为 18.2 MΩ/cm）配制并高压蒸汽灭菌。所有试剂均为分析纯，由于 RNA 对 RNA 酶降解的敏感性，需要无 RNA 酶、无 DNA 酶污染。所有用于配制试剂和溶液的玻璃器皿、管子和移液器吸头都要经过高压蒸汽灭菌保证无菌，手套和实验服应全程穿戴。所有废品处置条例都应该严格遵守。制备和储存试剂都在室温条件（RT），除非有特别注释。所有试剂购置于 Fisher Scientific，除非有详细说明。

2.1　梯度准备

（1）DEPC 水溶液：0.05%溶解于 Millipore 水中（V/V），即 5 mL DEPC 加入到 995 mL Millipore 水中用力摇晃溶液。溶液在 37℃孵育过夜之后高压蒸汽灭菌去除 DEPC。

（2）CsCl 超速离心缓冲液：1×Tris-EDTA（TE）溶液[10 mmol/L Tris-HCl，1 mmol/L 乙二胺四乙酸二钠（EDTA）]。向一个加了磁力搅拌棒的 1 L 的玻璃烧杯中加入约 100 mL 水（见注释 1）。称量 1.21 g Tris-HCl 和 0.000 292 g EDTA（见注释 2）加入玻璃烧杯中。加水至 900 mL，用 HCl 调 pH 至 8.0（见注释 4）。定容至 1 L 并高压蒸汽灭菌。

（3）蔗糖超速离心缓冲液：1× Tris-镁盐（TMS）缓冲液（50 mmol/L Tris-HCl、100 mmol/L NaCl 和 10 mmol/L MgCl$_2$）。向一个加了磁力搅拌棒的 1 L 的玻璃烧杯中加入约 100 mL 水。称量 6.05 g Tris base、5.844 g NaCl 和 2.03 g MgCl$_2$·6H$_2$O 加入玻璃烧杯中。加水至 900 mL，用 HCl 调 pH 至 8.0。定容至 1 L 并高压蒸汽灭菌。

（4）CsCl 溶液：$d = 1.65$（0.790 g/mL）。在玻璃烧杯中溶解 79.0 g 分子生物学级 CsCl 到 50 mL 1× TE 缓冲液中并用磁力搅拌器混匀。一旦溶解，在量筒中用 1×TE 缓冲液稀释到 100 mL。$D = 1.95$（1.230 mg/mL）。用同样的方法溶解 116.73 g 的 CsCl。额外的 1.745 g CsCl 用于样品制备（见注释 5）。

（5）蔗糖溶液：5%、10%、15%、20%（m/V）。制备蔗糖溶液需要用 1× TMS 缓冲液溶解相应数量的蔗糖[例如，5 g 用于 5%（m/V）至 100 mL 最终体积。用磁力搅拌器在玻璃烧杯中混匀（见注释 5）。

（6）超速离心管：Beckman #326819，5-mL。

（7）自动化梯度仪：BioComp Gradient Master Model 106（BioComp Instruments）

梯度仪。

（8）长颈移液器吸头：Bio-Rad 223-9916，1～200 μL 移液器吸头用于凝胶上样。

（9）注射器和针头：5-mL BD 注射器购自 Fisher Scientific。可以重复使用的 3.5 in 皮下注射针头购自 Fisher Scientific。

（10）温和型去垢剂：Alconox Detergent 购自 Fisher Scientific #NC9003111。

（11）移液器：1000 μL 和 200 μL 移液器购自 Denville Scientific Inc.。

（12）旋涡混合器：VWR Analog 涡旋混合器。

2.2　超速离心

（1）分析天平：Mettler Toledo AB204-S 分析天平。

（2）超速离心机：Beckman Coulter L-80 超速离心机（Beckman #392051）（见注释 6）。

（3）超速离心机转子：Beckman Coulter SW 55 Ti 转子（Beckman #342194）（见注释 7）。

（4）超速离心吊篮：用于 SW 55 Ti 转子的摇摆吊篮（Beckman #342194）（见注释 8）。

（5）超速离心吊篮适配器：用于 SW 55 Ti 转子摇摆吊篮的吊篮适配器（Beckman #331313）。

（6）超速离心的润滑剂（Ultracentrifugation Spinkote Lubricant）：用于超速离心机的润滑剂（Beckman #306812）（见注释 9）。

（7）超速离心真空脂：真空密封油脂（Beckman #335148）（见注释 10）。

2.3　分馏和样品分析

（1）离心管：1.5 mL Fisherbrand Premium 微量离心管。货号：05-408-120。高压蒸汽灭菌。

（2）移液器：200 μL 移液器和无菌 200 μL 移液器吸头购自 Denville Scientific Inc.。

（3）分馏收集器（选配）：Beckman Coulter Fraction Recovery System。货号：343890（见注释 11）。

（4）琼脂糖：低熔点分子生物学级。购自 Fisher BioReagents。货号：BP165-25。

（5）琼脂糖凝胶缓冲液/电泳缓冲液：添加了 10 mmol/L $MgCl_2$ 的 1× TAE（40 mmol/L Tris-acetate，1 mmol/L EDTA）。向一个加了磁力搅拌棒的 1 L 玻璃烧杯中加入约 100 mL 水。边搅拌边加入 0.007 25 g Tris-acetate、0.000 292 g EDTA 和 2.03

g MgCl$_2$·6H$_2$O。定容到 1 L。

（6）微波炉。

（7）成像系统：Typhoon FLA 7000 imaging system，购自 GE Healthcare。

（8）琼脂糖凝胶电泳系统：Mini-sub cell GT system，购自 Bio-Rad。

（9）溴化乙锭：1% 溶液，分子级。Fisher BioReagents。货号：BP1302-10。

（10）样品浓缩：Amicon Ultra 0.5 mL Centrifugal Filters，购自 Millipore。

3　方　　法

3.1　CsCl 平衡密度法纯化 RNA

除非有特殊说明，所有步骤均在 RT 条件下完成。

本方法介绍了按照先前详细介绍过的、利用 T7 RNA 聚合酶体外转录制备的 RNA 纯化方法[8]。CsCl 离心法可以基于密度不同去除转录反应混合物中未参与聚合的核苷酸和蛋白质及其他杂质。体外转录后的样品可以不经修饰直接用于以下的离心步骤（图 5-1）。

3.1.1　制备 d=1.65 – 1.95 CsCl 梯度

（1）按照先前的详细步骤制备密度为 1.65（0.790 g/mL）和 1.95（1.23 g/mL）的两种 CsCl 溶液（见注释 5）。

（2）制备密度等于 1.75（1.164 g/mL）的 CsCl 样品溶液。用 1× TE 缓冲液溶解 RNA 转录物样品至 1.0 mL（5 mL 离心管的最大样品体积是 1.0 mL）。向溶解的样品中加入 1.7452 g CsCl 并用涡旋混合器充分混匀（见注释 5）。调节终体积至 1.5 mL。

（3）将 d=1.75 的 1.5 mL CsCl 样品溶液转移到一个 5.0 mL 的超速离心管（Beckman #326819）中。

（4）用一个装有长针头的注射器将 d=1.95 的 CsCl 溶液转移到 CsCl 样品溶液下层的超速离心管底部。

（5）在样品溶液的上层加入 1.5 mL 的 d=1.65 的 CsCl 溶液。

（6）盖上离心管盖（见注释 12）。

3.1.2　超速离心步骤

整个实验过程中，装有制备好的 CsCl 梯度的管子需要轻拿轻放。剧烈的移动会破坏梯度并影响样品纯化。

（1）将超速离心管放入离心机吊篮中。

（2）用分析天平称量并分别记录每个吊篮的重量和加装了管子在内的吊篮重量。在安装到转子上时保证相对的两个吊篮重量的平衡是相当重要的（见注释13）。为了使重量相等，可以用水来调节每对吊篮的重量。每相差 0.01 g 重量时，向较轻的吊篮中加入 10 μL 水（见注释 14）。

（3）一旦吊篮平衡，小心拧紧吊篮的盖子以防泄漏。最后，小心地将吊篮安装到吊篮转子（Beckman SW Ti 55）上（见注释 15）。

（4）抓住转子的基部和顶部，小心地将转子安装到超速离心机上（Beckman L-80 超速离心机）（见注释 16）。

（5）降温到 4.0℃并开启真空平衡转子和样品。开始旋转前，要等到达到最终温度和最低压力（<20 μm）（见注释 17）。

（6）旋转转子（Beckman SW 55 Ti）转速为 45 000 r/min（246 078 g），运行 16 h（见注释 18）。

（7）离心后，等到转子完全停止，超速离心机的 RPM 读数为"0"。一旦转子停止，释放真空打开盖子。小心抓住转子的基部和顶部，从超速离心机中取出转子放回到转子台上。

（8）取下转子吊篮放置到吊篮适配器架上。取出离心管放到样品架上。这时必须彻底清洁并干燥吊篮以防过度潮湿造成吊篮损坏。

（9）继续按照 3.3 节的描述进行分馏和样品分析。

3.2　速率区带蔗糖梯度法分离纳米颗粒

本方法描述了错误装配（如错误多聚物和未参与装配的单链）与正确装配的纳米颗粒的细分离。超速离心纯化前，RNA 装配物要先在 1×TMS 缓冲液中退火。用于超速离心的最大样品体积是 500 μL。

3.2.1　用梯度标记物制备 5%～20%（V/V）蔗糖密度梯度

（1）制备 5% 和 20%（m/V）两种蔗糖溶液：分别用 1×TMS 缓冲液溶解在量筒中溶解 5 g 和 20 g 蔗糖至终体积 100 mL。转移到玻璃烧杯中并用磁力搅拌棒混匀溶液。

（2）用温和清洁剂洗净并完全干燥一个 5.0 mL 聚丙烯超速离心管（Beckman# 326819），向管内加入 2.4 mL 的 5%蔗糖溶液。用一支带有长针头的 5-mL 注射器向超速离心管底部小心注射 2.4 mL 的 20%（m/V）蔗糖溶液。在管子顶部盖上超速离心管盖（见注释 12）。

（3）本方法中是采用 BioComp Gradient Master Model 106（BioComp Instruments）梯度仪制备梯度（见注释 19）。为了制备 5%～20%蔗糖（m/V）这种特殊梯度，设置梯度仪以 86°角 16 r/min 旋转 1 min13 s。在梯度仪运行完成后，将超速离心管取出放置在一个样品架上（见注释 20）。

手工梯度制备（在没有梯度仪时）：本方法介绍了在没有自动化梯度仪可用时制备 5%～20%（m/V）蔗糖梯度的步骤。

（1）按照之前叙述相同的步骤配制 5%、10%、15% 和 20%（m/V）蔗糖溶液。

（2）用配制好的溶液，从最大浓度（20%）到最低浓度（5%），每种 1.2 mL 铺制。用一个皮下注射针头小心将溶液铺制到一个 5 mL（Beckman#326819）超速离心管中（见注释 21）。

（3）将管子静置在 4℃冷室中，孵育过夜形成连续的梯度（见注释 22）。

3.2.2　上样和超速离心步骤

对装有配制好的蔗糖梯度的管子进行操作的过程中，要全程保持轻缓。剧烈的操作会破坏梯度并影响样品的纯化。

（1）上样前，确保样本在其自身的退火缓冲液中（见注释 23）。上样时，缓慢吸取 100 μL 体积的混合物加到已经制备好的蔗糖梯度的顶层（见注释 24）。

（2）用一个分析天平测量并记录每个装有管子的吊篮和各自盖子的重量，在装入转子之前用水来平衡相对的吊篮重量（见注释 13）。每相差 0.01 g 重量时，向较轻的吊篮中加入 10 μL 水（见注释 14）。

（3）一旦吊篮达到平衡，小心拧紧吊篮的盖子以防泄漏。最后，小心地将吊篮安装到吊篮转子上（Beckman SW Ti 55）（见注释 15）。

（4）抓住转子的基部和顶部，小心地将转子安放到超速离心机中（Beckman L-80 超速离心机）（见注释 16）。

（5）降温到 4.0℃并开启真空平衡转子和样品。开始旋转前要达到最终温度和最低压力（<20 μm）（见注释 17）。

（6）离心，转子（Beckman SW 55 Ti）转速为 50 000 r/min（303 800 g），运行 7 h（见注释 18）。

（7）离心后，等到转子完全停止，超速离心机的 RPM 读数为"0"。一旦转子停止，释放真空打开盖子。小心抓住转子的基部和顶部，从超速离心机中取出转子放回到转子台上。

（8）取下转子吊篮放置到吊篮适配器架上。取出离心管放到样品架上。这时必须彻底清洁并干燥吊篮，以防过度潮湿造成吊篮损坏。

3.2.3　为了进行速率区带纯化 RNA 纳米颗粒而制备蔗糖梯度

本方法描述了在速率区带纯化 RNA 纳米颗粒过程中使用一个高密度蔗糖"衬垫"在梯度底层[图 5-3 (d)]。使用衬垫有很多优点。对于少量样品,样品可以跑到梯度的底部并停留在衬垫处。这样可以收集高浓度的样品(较少的片层)从而避免形成压片。在悬浮过程中,压片有时会导致敏感样品的破坏。另外,使用一个衬垫可以促进分散在多个片层的多种构象的纳米颗粒的收集。重要的是,在纯化融合有小分子治疗药物或报告分子的纳米颗粒时,一个衬垫可以在两者之间形成大距离而有助于将纳米颗粒复合物从游离小分子中纯化出来。由于小分子的扩散会阻止小分子共定位在梯度的密集(下游)部分,因此,纳米颗粒可以轻易地从游离的药物中分离出来。

(1)首先按照先前 3.2.1 节叙述的方法配制 5%~20%蔗糖梯度。在使用 BioComp 梯度制备仪时每种溶液体积减小到 2.3 mL,在手工铺制的时候每种溶液的体积减小到 1.15 mL。这将可以让高浓度蔗糖衬垫获得更大的体积。

(2)配制好减少了体积的 5%~20%蔗糖梯度后,用枪头将 2 mL 的 60%蔗糖溶液上样到梯度的底层。缓慢地将 60%蔗糖溶液从梯度的顶层上样到超速离心管的底部。由于 60%蔗糖溶液具有高密度,它会快速移动到管底形成一层蔗糖衬垫。

(3)让蔗糖衬垫沉淀 5 min,小心不要搅动管中的溶液。

(4)样品上样和分馏方法与不使用衬垫的蔗糖梯度区带超速离心法相同。

3.3　分馏和样品分析/回收(CsCl 和蔗糖的相同)

此步需要注意取出管时记录管中每一个部分。预先标记高压蒸汽处理的管子以保证各个部分的精确。

(1)转移各层的溶液时,从 CsCl 或蔗糖梯度溶液的顶层用一个枪头吸取 200 μL 加入到一个预标记的管中以保证序号的精确性(见注释 25)。

(2)连续每次从管顶转移 200 μL 溶液,直到管子完全吸空(见注释 26)。

(3)配制一块含有 1×EtBr 凝胶染料的 2.0%非变性琼脂糖凝胶(2.0 g 琼脂糖,用含有 10 mmol/L Mg 的 1×TAE 缓冲液稀释到 100 mL)(见注释 27)。

(4)琼脂糖凝胶的每个孔中上样 10 μL。在含有 10 mmol/L $MgCl_2$ 的 1×TAE 缓冲液中,120 V 室温跑胶 30 min。

(5)跑胶结束后,用 Typhoon FLA 7000 laser scanner 仪器扫描 EtBr 信号。也可以使用同类凝胶扫描设备(见注释 28)。

(6)比较各部分含有的预期产物,并用 Amicon Ultra 0.5 mL 的超滤管回收到 1×TMS 天然折叠缓冲液中(见注释 29)。

3.4　预期结果

利用 phi29 噬菌体来源的 pRNA 合成并纯化 RNA 纳米颗粒。自然状态下，pRNA 形成一个六聚体环用于咬合 phi29 DNA 包装马达[1, 25]。先前，我们把天然的 pRNA 结构设计为能聚合成各种各样的 RNA 纳米颗粒，包括二聚体、三聚体、四聚体、六聚体，以及比较大的利用手拉手和脚对脚相互作用形成的超分子复合体[1, 7, 8, 26, 27]。作为预期结果的示范，我们这里展示了从两种不同的 pRNA 单体 Ab′和 Ba′中纯化 pRNA 单体和二聚体结构[28]：利用 CsCl 密度梯度超速离心纯化单体；利用 5%～20%蔗糖梯度区带超速离心纯化二聚体结构，这个二聚体结构是由 Ab′和 Ba′ pRNA 单体通过手拉手吻环聚合形成的[图 5-4（a）]。按照这种方法，CsCl 密度梯度超速离心用于从蛋白质和 DNA 模板中直接纯化体外转录形成的 RNA。体外 RNA 转录后，反应混合物中含有蛋白质和 DNA 模板，这些都是不希望有的产物。DNA 模板利用 DNase 进行酶促降解，由于 RNA 与蛋白质密度的不同，很容易分离去除。RNA 的高密度使得产物移动到梯度的最密集部分。尽管单体和二聚体之间仅有很小的差异，单体约为 120 个核苷酸，二聚体约为 240 个核苷酸，但是，单体和二聚体还是可以利用文中所述的蔗糖密度梯度超速离心法进行分离[图 5-4（c）]。回收的产物可媲美通过 PAGE 纯化的二聚体聚合成的 RNA 纳米颗粒[图 5-4（d）]。

4　注　　释

（1）将试剂加入到循环水中以便溶解。如果试剂不易溶解，可以将玻璃烧杯缓慢加热到 37℃。不管怎样，要在室温调 pH。

（2）小心使用 EDTA。EDTA 对皮肤、眼睛和呼吸道有刺激。

（3）$MgCl_2$ 会在空气中吸潮。一定要快速取用并迅速关盖以防吸潮[29]。

（4）小心使用浓 HCl。HCl 是一种强酸，具有强腐蚀性。HCl 对眼睛、皮肤和呼吸道具有强烈刺激性。HCl 会引起重度烧伤，使用时确保佩戴手套和防飞溅眼罩。

（5）确保 CsCl 或蔗糖与 1×TE 缓冲液的混合物充分混匀。

（6）确保定期维护超速离心机以保证机器正常、安全运行。

（7）使用前，检查转子确保没有裂痕或缺损；使用损坏的转子可能引发危险并损害超速离心机。

（8）使用前，检查吊篮确保没有裂痕或缺损；使用损坏的吊篮可能引发危险并损害超速离心机。

（9）使用超速离心机前，确保转子轴承的润滑。

（10）在超速离心前的适当加油保证真空密封。真空密封缺油会无法实现低压环境并不能启动超速离心。

（11）离心重回收系统（fraction recovery system）是通过在超速离心管底部打孔并收集管底流出物进行工作。这个系统可以替代本文叙述的方法，可以选配。

（12）在给超速离心管关盖子时，要以一定角度盖下去以防梯度中产生气泡。制备梯度时注意排出气泡。在注入高密度的 CsCl 或者蔗糖时要缓慢进行并极其小心，以免高低密度溶液的混合。对于所有的复合物来说，梯度的使用是不同的。在某些情况下，理想梯度的使用是要经过实验摸索的。

（13）吊篮上都标记了 1～6 中的一个数字，1 要对着 4，2 要对着 5，3 要对着 6。每对的重量相同并相对放置在转子上这点很重要。同样重要的是，即使不是有 6 个样品需要处理，所有的吊篮都需要放置上去以保证离心运行时相同的重量。

（14）不要加入到超速离心管中，加入到离心管与吊篮间的空隙中。

（15）超速离心开始前，确保每个吊篮都牢固地放置到转子上。在吊篮接触到转子后轻轻的但是稳固地放下。不管怎样，这一步不要扰动管中的样品梯度。

（16）转子必须可以自由旋转以保证超速离心功能。确保接触的地方充分润滑（Beckman#306812）并手动顺时针旋转转子进行检测。如果可以自由转动，说明润滑充分了。

（17）真空常数的维持要求适当的真空密封。确保密封充足，否则应用油脂确保适当的密封（Beckman#335148）。

（18）最理想的离心时间取决于 RNA 复合体准确的质量和形状。这要经过实验摸索。避免过度离心，因为这会使得样品压片到管子底部，这可能会负面影响 RNA 组装。压片时间，或称 k-因子，可以利用公式 $t=k/s$ 快速计算出来，其中 t 代表在已知沉降系数 s（沉降单位 S）时压片颗粒需要的运行时间单位，为 h。k-因子是转子的最大和最小半径与转速的一个函数。SW-55 Ti 转子在 45 000 r/min 的 k-因子是 72.4。在确定了感兴趣的颗粒的沉降系数后，可以计算出压片时间并且应该使用更短的时间。细节请参考 *Beckman Coulter Application note: Using k-Factor to Compare Rotor Efficiency*（CENT-66APP）。

（19）不要求梯度仪的精确型号。参照梯度仪的说明校对角度、速度和持续时间。

（20）记住通常制备梯度的位置。尽可能少的移动成型的梯度，因为移动梯度可能会扰乱最终的密度梯度。

（21）在堆叠不同密度的 CsCl 或者蔗糖时，尽可能小心地移液。不要混合不同的梯度以便得到更高质量的梯度溶液。

（22）冷室要比冰箱好。冰箱门的反复开关会扰乱平衡中的梯度。

（23）样品应该在其天然退火缓冲液 1×TMS 中。

（24）在向梯度顶层转移样品时，要注意小心、缓慢地移液，使得样品带尽可能的窄，这样在超速离心时会有更高的分辨率。

（25）200 μL 可能并不是每一种纯化情况下的理想体积。在 RNA 复合体分离得不太好的情况下，更小的分馏体积可能会是理想的，在需要高分辨率的情况下更大的分馏体积可能是理想的。这需要实验摸索。

（26）确保每一次分馏使用新的枪头以避免污染。

（27）小心使用 EtBr，它被认为是一种通过插入 dsDNA 和 dsRNA 而引起突变的诱变剂。

（28）确保在琼脂糖凝胶中有一个分子质量标记物，以确定哪些分馏物是正确形式的复合体。

（29）按照实验操作手册操作。要纯化的 RNA 复合体的大小决定了要使用哪种滤器。为了对样品的损害最小，损失离心力应小于 4500 g。通常情况下这样可以得到 50～100 μL 纯化的 RNA 复合体。

致　　谢

本研究受到 NIH 基金（R01-EB003730 和 U01-CA151648）给郭培宣的资助。本内容仅由作者承担责任，不代表 NIH 的官方观点。William Fairish Endowment Fund 为郭培宣的纳米生物技术首席教授提供资助。郭培宣是 Kylin Therapeutics, Inc.、RNA Nano, LLC.和 Biomotor and Nucleic Acid Nanotechnology Development Corp., Ltd 的共同创办人之一。

（李闰婷 译，陈龙欣 校）

参 考 文 献

[1] Guo P, Zhang C, Chen C et al（1998）Inter-RNA interaction of phage phi29 pRNA to form a hexameric complex for viral DNA transportation. Mol Cell 2:149-155

[2] Mitra S, Shcherbakova IV, Altman RB et al（2008）High-throughput single-nucleotide structural mapping by capillary automated footprinting analysis. Nucleic Acids Res 36:e63

[3] Guo P, Haque F, Hallahan B et al（2012）Uniqueness, advantages, challenges, solutions, and perspectives in therapeutics applying RNA nanotechnology. Nucleic Acid Ther 22: 226-245

[4] Khisamutdinov EF, Jasinski DL, Guo P（2014）RNA as a boiling-resistant anionic polymer material to build robust structures with defined shape and stoichiometry. ACS Nano 8:4771-4781

[5] Khisamutdinov E, Li H, Jasinski D et al（2014）Enhancing immunomodulation on innate immunity by shape transition among RNA triangle, square, and pentagon nanovehicles. Nucleic Acids Res 42:9996-10004

[6] Jasinski D, Khisamutdinov EF, Lyubchenko YL et al（2014）Physicochemically tunable poly-functionalized RNA square architecture with fluorogenic and ribozymatic properties. ACS Nano 8:7620-7629

[7] Shu Y, Haque F, Shu D et al（2013）Fabrication of 14 different rna nanoparticles for specific tumor targeting without accumulation in normal organs. RNA 19:766-777

[8] Shu Y, Shu D, Haque F et al（2013）Fabrication of pRNA nanoparticles to deliver therapeutic RNAs and bioactive compounds into tumor cells. Nat Protoc 8:1635-1659

[9] Shu Y, Cinier M, Shu D et al（2011）Assembly of multifunctional phi29 pRNA nanoparticles for specific delivery of siRNA and other therapeutics to targeted cells. Methods 54:204-214

[10] Liu J, Guo S, Cinier M et al（2010）Fabrication of stable and RNase-resistant RNA nanoparticles active in gearing the nanomotors for viral DNA packaging. ACS Nano 5:237-246

[11] Haque F, Shu D, Shu Y et al（2012）Ultrastable synergistic tetravalent RNA nanoparticles for targeting to cancers. Nano Today 7:245-257

[12] Shukla GC, Haque F, Tor Y et al（2011）A boost for the emerging field of RNA nanotechnology. ACS Nano 5:3405-3418

[13] Shu Y, Pi F, Sharma A et al（2014）Stable RNA nanoparticles as potential new generation drugs for cancer therapy. Adv Drug Deliv Rev 66C:74-89

[14] Leontis N, Sweeney B, Haque F et al（2013）Conference scene: advances in RNA nanotechnology promise to transform medicine. Nanomedicine 8:1051-1054

[15] Trautmann L, Janbazian L, Chomont N et al（2006）Upregulation of PD-1 expression on HIV-specific CD8+ T cells leads to reversible immune dysfunction. Nat Med 12:1198-1202

[16] Guo P（2010）The emerging fi eld of RNA nanotechnology. Nat Nanotechnol 5:833-842

[17] Zassenhaus HP, Butow RA, Hannon YP（1982）Rapid electroelution of nucleic-acids from agarose and acrylamide gels. Anal Biochem 125:125-130

[18] Anderson AC, Scaringe SA, Earp BE et al（1996）HPLC purification of RNA for crystallography and NMR. RNA 2:110-117

[19] Glisin V, Crkvenjar R, Byus C（1974）Ribonucleic-acid isolated by cesium-chloride centrifugation. Biochemistry 13:2633-2637

[20] Ali A, Roossinck MJ（2007）Rapid and efficient purification of Cowpea chlorotic mottle virus by source cushion ultracentrifugation. J Virol Methods 141:84-86

[21] Higashi K, Narayana KS, Adams HR et al（1966）Utilization of citric acid procedure and zonal ultracentrifugation for mass isolation of nuclear RNA from Walker 256 carcinosarcoma. Cancer Res 26:1582-1590

[22] Lin CX, Perrault SD, Kwak M et al（2013）Purifi cation of DNA-origami nanostructures by rate-zonal centrifugation. Nucleic Acids Res 41:e40

[23] Eikenber EF, Bickle TA, Traut RR et al（1970）Separation of large quantities of ribosomal subunits by zonal ultracentrifugation. Eur J Biochem 12:113-116

[24] Patsch JR, Sailer S, Kostner G et al（1974）Separation of main lipoprotein density classes from human plasma by rate-zonal ultracentrifugation. J Lipid Res 15:356-366

[25] Guo P, Erickson S, Anderson D（1987）A small viral RNA is required for in vitro packaging of bacteriophage phi29 DNA. Science 236:690-694

[26] Guo P, Shu Y, Binzel D et al（2012）Synthesis, conjugation, and labeling of multifunctional pRNA nanoparticles for specific delivery of siRNA, drugs and other therapeutics to target cells. Methods Mol Biol 928:197-219

[27] Shu D, Moll WD, Deng Z et al（2004）Bottom-up assembly of RNA arrays and superstructures as potential parts in nanotechnology. Nano Lett 4:1717-1723

[28] Shu D, Huang L, Hoeprich S et al（2003）Construction of phi29 DNA-packaging RNA（pRNA）monomers, dimers and trimers with variable sizes and shapes as potential parts for nanodevices. J Nanosci Nanotechnol 3:295-302

[29] Ando H, Watanabe S, Ohwaki T, Miyake Y（1985）Crystallization of excipients in tablets. J Pharm Sci 74:128-131

第 6 章　HPLC 纯化长达 59 个核苷酸具有单核苷酸分辨率的 RNA 适配体

Zhen Huang, Chi-Yen Lin, William Jaremk 和 Li Niu

摘　要　RNA 通常都具有异构性。异构性是指长度或大小（如核苷酸数量 [nt]）、序列相同时，存在不同的构象。研究 RNA 结构和功能时一般需要进行分离和纯化，如通过核磁共振或晶体学测定 RNA 的催化和 RNA 的结构。RNA 用于功能性探针、治疗及 RNA 纳米颗粒构筑模块时也要求进行分离和纯化。以前建立的方法受限于单核苷酸 RNA 分辨率不能分离长度超过 25 nt 的核苷酸，因而当 RNA 变得越来越长时，单核苷酸的分离成为一项挑战。这里，我们介绍一种方法，通过利用离子对反相高效液相色谱法（reverse-phase high-performance liquid chromatography，HPLC），来扩展我们分离长达 59 nt 具有单核苷酸分辨率的普通 RNA 的能力。在核糖的 2′ 位置上化学修饰 RNA，我们可以解决仅有 26 Da 大小差异的 RNA，这远远小于一个平均分子质量为 320 Da 的单核苷酸。

关键词　RNA 纯化和分离，HPLC，单核苷酸分辨率

1　引　言

RNA 具有潜在的用于制备纳米颗粒和纳米元件的能力[1]。RNA 纳米颗粒的一个应用是装配治疗性的 RNA 纳米颗粒。治疗性的 RNA 纳米颗粒通过一个纳米支架合并了配体识别/结合能力和治疗功能[2]。为了制备治疗性的 RNA 纳米颗粒，我们需要完成两件事：找到一个期望的具有独特治疗功能的适配体并纯化它作为构筑模块用于纳米颗粒的装配。

RNA 适配体是通过指数富集配体演化法（systematic evolution of ligands by exponential enrichment，SELEX）[3, 4]淘选出来的，用于结合特异性靶标，如作为一个受体蛋白，抑制受体功能而调节靶标活性[5, 6]。已经有越来越多的研究发现适配体作为功能探针和药物候选物的新用途[7]。RNA 适配体通常是 20～100 nt 长的单链 RNA 分子[8]，这个大小范围通常比 siRNA（如 20～25 nt）和 miRNA（如 21～25 nt）长[9, 10]。制备 RNA 适配体可以通过固相合成或者体内酶促转录来实现，然而化学法或酶促法合成 RNA 都会在早期中止形成过短的 RNA[11, 12]。T7 RNA

聚合酶通常不需要 DNA 作为模板而直接催化非特异性核苷酸额外添加到所期望的 RNA 的末端[11, 13]。在某些情况下，同一 RNA 模块具有不同功能的多种构象能够共存[14]。这些构象可能不能发生热力学相互转换[14~16]。通过固相合成，例如，用作药物或在体探针时，RNA 的 2′-OH 用 2′-F 基团化学修饰以增强体内的稳定性[17]。因此，这些 RNA 适配体需要纯化以达到序列和结构的一致性。理想来说，RNA 样品中的所有分子应该是具有核苷酸数量、序列，以及 5′端、3′端相同化学特性的。

为了纯化 RNA，最具技术挑战性的工作之一就是以单核苷酸分辨率分离 RNA。两个仅相差一个单核苷酸的单链 RNA 分子平均分子质量相差 320 Da[18]。随着 RNA 分子越来越长，实现单核苷酸分辨率的分离变得越来越难，这是因为随着 RNA 分子越来越长，一个单核苷酸对整个 RNA 分子质量的平均分子质量贡献变得越来越小。较长的 RNA 趋向于具有更复杂的二级结构[19]，这些结构能非常稳定的存在，它们可以在较高温度下保持稳定[20, 21]。

两项最广泛用于 RNA 分离纯化的技术是聚丙烯酰胺凝胶电泳（PAGE）和高效液相色谱法（HPLC）[21~23]。尽管 PAGE 是纯化 RNA 的主要技术[22, 23]，HPLC 特别是离子对反向 HPLC 被认为比较好。后一种技术耗时更少，并且更适合于高通量和高分辨率分析[21]。迄今为止，离子对反向 HPLC 是用于大范围标记/未标记、规则的或修饰的 RNA 的分离和定量的一个标准平台[24]，如 siRNA[10, 25, 26]、mRNA[27]和大核糖体 RNA（rRNA）[28]。然而，单核苷酸分辨率仅在小 RNA（约 20 nt）上实现了[29~31]。对于较长的单链 RNA（长至 1000 nt），HPLC 分离的分辨率仅限于 100 nt 片段[21]。利用 HPLC 分离诸如 18S 和 28S rRNA（分别为 1869 nt 和 5035 nt）的 RNA 是不依赖于长度大小的[21]。RNA 构象的弹性和序列组成成为利用 HPLC 以单核苷酸分辨率分离长度超过 25 nt 的 RNA 的主要挑战之一[32, 33]。

这里我们介绍利用离子对反向 HPLC 分离具有单核苷酸分辨率的 57 nt、58 nt 和 59 nt 长的 RNA 的普通步骤[34]。用于图解的 RNA 是挑选的适配体，可以抑制 α-氨基-3-羟基-5-甲基-4-异唑丙酸（α-amino-3-hydroxy-5-methyl-4-isoxazolepropionic acid，AMPA）受体，它是一种离子移变的谷氨酸受体家族亚型[14]。单核苷酸分辨率指的是解析平均分子质量相差 320 Da 的、未经修饰的规则 RNA。我们还介绍了分离化学修饰的 RNA，确切来说是核糖的 2′-F 基团替代了典型的 2′-OH 的 RNA 的步骤[35]。在这个案例中，我们可以分离这些仅有 26 Da 分子质量差异的化学修饰的 RNA。RNA 的 2′-F 修饰是为药物发现而提高 RNA 适配体稳定性的最普遍方法之一[36, 37]。我们用于图解的 RNA 是通过酶促转录或者商业化途径制备的。因此，这些步骤适用于分离普遍渠道来源的 RNA。需要声明的是，我们的 RNA 样品的大小（如 57~59 nt）涵盖了具有医疗价值的 RNA 的范围。迄今为止报道的绝大多数 RNA 适配体在 5~15 kDa 分子质量范围，对应长度为 15~50 nt[8]。

因此，我们的步骤对于其他 RNA 适配体的鉴定、纯化和描述应该是可用的。

2 材 料

2.1 RNA 样品

为了演示这种在 HPLC 纯化中单核苷酸分辨率的分离方法，我们使用了 57 nt、58 nt 和 59 nt 的普通 RNA。为了进一步演示我们的方法可以应用于纯化化学修饰的 RNA，我们使用了具有相似序列但是序列中有一个和两个 2'-F 替换 57 nt 和 58 nt RNA。

（1）RNA 序列：我们使用的所有 RNA 序列如下所示。

57 nt RNA：GGGCGAAUUCACUGCCAUCUAGGCAGUAACCAGGAGUUAGUAGGACAAGUUUCGUCC。

F-U 57 nt RNA：除了所有的"U"替换为 2'-氟-尿嘧啶外序列外，其他序列与 57 nt RNA 一致。

58 nt RNA：GGGCGAAUUCAACUGCCAUCUAGGCAGUAACCAGGAGUUAGUAGGACAAGUUUCGUCC。

F-UC 58 nt RNA：除了所有的"U"替换为 2'-氟-尿嘧啶和所有的"C"替换为 2'-氟-胞嘧啶外，其他序列与 58 nt RNA 一致。

59 nt RNA：GGGCGAAUUCAACUGCCAUCUAGGCAGUAACCAGGAGUUAGUAGGACAAGUUUCGUCCA。

59 nt M1 和 M2 RNA：这两个结构的序列与 59 nt RNA 一致，但是，它们是通过体外转录制备的。

（2）分子质量：这些 RNA 的分子质量是（单位：Da）：57 nt，18 347；F-U 57 nt，18 373；58 nt，18 676；F-UC 58 nt，18 728；59 nt RNA，19 005；59 nt M1 和 M2，19 307。

（3）材料来源和储存：除了 59 nt M1 和 M2 RNA 外，其他所有样品都是通过 Trilink Biotechnologies 商业化合成的，并且脱盐纯化冻干。59 nt M1 和 M2 RNA 是同一种 59 nt RNA 序列的两种折叠结构利用 glmS 核酶酶促转录产生的[14]。所有 RNA 用 Barnstead Nanopure Water purification system（Thermo Scientific™）制备的 dH$_2$O 溶解。微量离心管（1～2 mL）用于 RNA 的收集和储存。RNA 样品正常可以在 4℃冰箱中储存 1～2 周。

2.2　HPLC 仪器

（1）反相 HPLC 柱：使用 Waters XBridge C18 column。柱子规格是 4.6 mm×150 mm，孔径 3.5 µm。

（2）HPLC：使用 Waters Breeze HPLC system。柱子安装在一个 Waters Temperature Control Module 膛内。注射环是 25 µL。一个 Waters 2487 UV/Vis 双波长检测器设置为 254 nm 用于监测洗脱液。Waters Breeze 软件用于运行所有 HPLC 洗脱步骤。

2.3　试剂和缓冲液

（1）试剂：三乙胺（triethylamine，TEA）（HPLC 级，Fluka）；1,1,1,3,3,3-全氟丁二烯-2-异丙醇（1,1,1,3,3,3-hexafluoro-2-propanol，HFIP）（≥99%，Sigma）；甲醇（HPLC 级，Fisher Scientific）；乙腈（HPLC 级，Pharmco）。

（2）缓冲液：流动相 A 缓冲液或 A 相：16.3 mmol/L 的 TEA，400 mmol/L 的 HFIP，pH7.9；B 相：A 相缓冲液与甲醇以 1:1 比例混合。缓冲液经 0.45 µm 瓶顶过滤器过滤（Nalgene™ Rapid-Flow™ PES membrane filters，Fischer Scientific）。

3　方　　法

3.1　配制缓冲液

（1）配制 1 L 的 A 相缓冲液，溶解 67.2 g 的 HFIP 到 900 mL 超纯 dH_2O 中（见注释 1）。充分混匀后加入 2.08 ml 的 TEA。调节 A 相的 pH 到 7.9。定容到 1 L。

（2）配制 1 L 的 B 相，500 mL 的 A 相混合 500 mL 的甲醇（B 相的 pH 为 8.5）。

（3）用 0.45 µm 瓶顶过滤器过滤 A 相和 B 相。

（4）两种缓冲液都可以在 4℃储存数月。使用前，将缓冲液预热至室温。

（5）HPLC 纯化前两种缓冲液需要脱气处理。

3.2　初始化和平衡柱子

（1）除非特殊情况，保持流速为 1 mL/min。

（2）设置温度模块为 50℃，并且在整个纯化步骤过程中保持这个温度。

（3）用 50 mL 的 dH_2O 初始化柱子。

（4）用 20 mL 乙腈洗涤柱子。

（5）用至少 50 mL 的 dH$_2$O 洗柱。

（6）用 60 mL 的 A 相平衡柱子。UV 吸收的基线应该是稳定的。

3.3　上样

（1）取大约 10 μg 的 RNA 样品溶解到 30 μL 的 A 相中（见注释 1）。

（2）样品在 95℃加热 5 min 后 70℃保持 10 min。

（3）设置等速 100% A 相运行（见注释 2）。

（4）通过打开注射阀 "INJECT" 至少 1 min 后恢复 "LOAD" 位置，25 μL 样品上样到 HPLC 中。

（5）100% 的 A 相洗柱 4 min。

（6）70% 的 A 相和 30% 的 B 相混合物以 1 mL/min 等速运行 15 ml。

（7）以线性梯度方式从 30% 的 B 相到 65% 的 B 相。起始和终止点可以根据应用进行调整（见注释 3）。流速可以从 0.5 mL/min 调整到 1 mL/min（图 6-1）。线性梯度步骤运行约 60 min。

（8）在线性梯度结束后，调整 35% 的 A 相和 65% 的 B 相等速运行 5 min（见注释 4）。

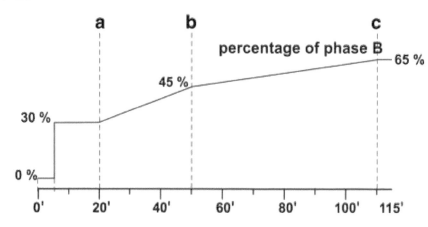

图 6-1　利用 HPLC 分离 RNA 的线性梯度的步骤代表。步骤中包括一个等速 100% A 相（0% 甲醇），接着是一个等速的 70% A 相和 30% B 相的混合液。在本例中，应用的线性梯度分别是 B 相从 30% 到 45% 的线性增加（第一条斜线），然后 B 相从 45% 到 65% 的线性增加（第二条斜线）。两部分线性梯度中甲醇增加率为 B 相 30%～45% 部分每分钟 0.5%，B 相 45%～65% 部分减少到每分钟 0.33%。程序中的两个线性梯度是用来增加分离的分辨率的，但是在某些情况下，单一的线性梯度也可以用（例子见注释和图 6-4）

3.4　再平衡柱子

（1）用 20 mL 的 100% B 相洗涤柱子去除所有残留材料。

（2）下一次使用前用至少 60 mL 的 A 相再次平衡柱子。

（3）为了长期保存，用 10 个柱体积的 dH$_2$O 洗柱后用 5 个柱体积的 30%乙醇替换。

3.5　样品处理

（1）RNA 样品的洗脱和收集依照 UV 吸收情况进行。样品的收集体积为 1 mL/管。

（2）采用离心式滤器（例如 Amicon® Ultra centrifugal filter, Millipore Ireland, Ltd.）等方法，用 dH$_2$O 或者缓冲液替换样品溶液。

（3）用一块 8 M 尿素变性 PAGE 检测纯化的样品[见图 6-5（b）]。

4　注　　释

（1）Mg^{2+}结合到 RNA 上通常有两种途径：自由扩散到阴离子带电骨架中；进入位点特异性带负电的区域[38]。在这种情况下，Mg^{2+}中和一个 RNA 分子的负电荷，产生一个更强的疏水性表面。因此，这些 RNA 对 XBridge C18 柱的疏水性固相吸附性更强或对固相的去吸附性更弱，从而表现更长的保留时间。正如图 6-2 中所示，样品中 Mg^{2+}的存在使得 59 nt M2 在约 85 min 时的峰高显著降低并在靠近 100%的 B 相处出现一个新峰（图 6-2）。所以，在制备 RNA 样品时要求无 Mg^{2+}溶液。

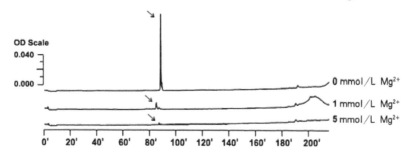

图 6-2　洗脱时 Mg^{2+}浓度的影响，这里以 59 nt M2 标记的 0、1 mmol/L 和 5 mmol/L 为例。洗脱时，线性梯度包含两个部分。第一个部分 B 相在 115 min 时间内从 30%增加到 60%。第二个部分 B 相在 65 min 时间内从 60%增加到 100%。流速保持在 0.5 mL/min

（2）温度严重影响 HPLC 分离的分辨率。为了实现单核苷酸分辨率，纯化步骤全程 HPLC 柱温度保持在 50℃。如前所述，利用一个温度控制模块保持运行过程中的温度。较短时间运行的柱温可以调得较高一些（见图 6-3，洗脱色谱柱最高温度为 50℃，但温度高于 50℃时的趋势仍与 50℃一致——数据未显示）（具有缩短柱子使用寿命的潜在可能性）。如图 6-3 中所示，HPLC 在 50℃运行时产生了令人满意的分离效果并伴随相对低的柱压，按我们的方法运行产生的压力一般在 1300～2200 psi。

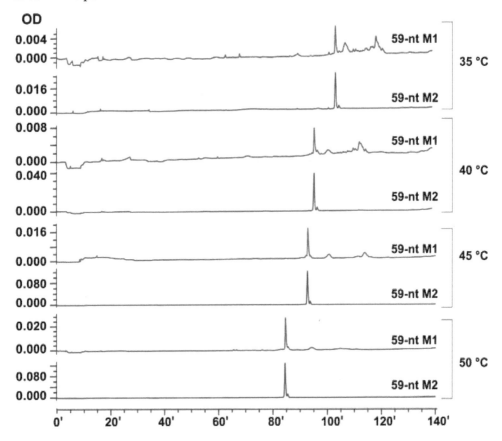

图 6-3　洗脱时温度的影响（见注释 2）。这里以 59-nt M1 和 M2 为例。梯度起始于 30% 的 B 相，结束于 58% 的 B 相，共 115 min。所有实验中的 Mg^{2+} 浓度都是 0（见注释 1）

（3）线性梯度系统的步骤可以依照甲醇浓度增加快慢进行调整。分离 50～60 nt 长的 RNA 对很小的甲醇浓度变化都是敏感的。为了实现单核苷酸分辨率，甲醇梯度从每分钟 0.13% 减小到每分钟 0.04%（图 6-4）。

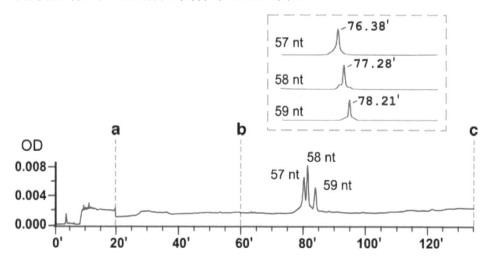

图 6-4　单核苷酸分辨率分离 RNA。一个由 57 nt、58 nt 和 59 nt 规则的 RNA 适配体混合物单独用 HPLC 色谱检测，与插图中单独用 HPLC 色谱检测的 57 nt、58 nt 和 59 nt RNA 适配体分别比较。第一个线性梯度起始于 30% 的 B 相[例子见图中标记的（a）]，结束于 40% 的 B 相（b）；第二个线性梯度起始于 40% 的 B 相（b），结束于 46% 的 B 相（c），共 75 min。流速保持在 0.5 mL/min。插图中三个单独的 RNA 的洗脱，使用了单独的线性梯度在共 110 min 内 B 相从 30% 增加到 58%

（4）相似大小的 2′-F 修饰的 RNA 适配体（如 57 nt 和 58 nt）可以用相似的步骤进行纯化，但是需要更短的运行时间[见图 6-5（a）HPLC 色谱图和图 6-5（b）HPLC 纯化前后样品的 PAGE 胶图]。正如我们看到的，即使一个位置上的核苷酸的 2′-OH 被 2′-F 取代，如 "U" 位置（以同样 RNA 序列的 57 nt 适配体的所有 13 "U" 位置为例），导致了其与规则的 57 nt RNA 显著不同的保留时间的变化。这很可能是由于化学修饰的 RNA 折叠的改变。在同一个 RNA 的两个核苷酸位置如 "U" 和 "C" 上，通过同样的化学修饰的双取代在保留时间上会产生更大的差异（见图 6-5 中 58 nt 适配体的所有 "C" 和 "U" 位置的 2′-F 修饰的曲线④～⑥）。

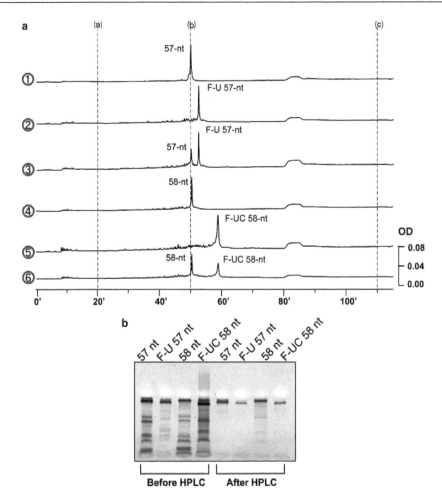

图 6-5　(a) 化学修饰的适配体的 HPLC 分离。这里以 2′-F-U 57 nt 和 2′-F-UC 58 nt RNA 适配体为例。相同对应序列的规则的 57 nt 和规则的 58 nt RNA 适配体在 HPLC 中用作标准参照物。如曲线①～③所示，尽管两个样品的分子量相差只有 26 Da，57 nt 序列的一个单个核苷酸位置（如 U）的 2′-OH 被 2′-F 基团取代后保留时间延长了 2.4 min。相比之下，57 nt 和 58 nt 未经修饰的 RNA 分子量相差 320 Da，但是分离时间相差不到 1 min（见图 6-5）。同样的化学取代（如 58 nt RNA 的 2′-F→2′-OH）但是在两个位置上（如 58 nt 的 U 和 C 或 2′-F-UC）可以提供更多的保留时间差异（如 58 nt RNA 有 8.4 min 或 50.4 min，F-UC 58 nt RNA 有 58.8 min）。洗脱步骤包括两个线性梯度。第一个梯度起始于 30% 的 B 相（a）并结束于 50% 的 B 相（b），共 30 min；第二个梯度起始于 50% 的 B 相（b）并结束于 65% 的 B 相（c），共 60 min。流速为 0.75 ml/min（见注释 4）。(b) HPLC 前后的这些化学修饰的 RNA 的 PAGE 检测图。

（李闰婷　译，陈龙欣　校）

参 考 文 献

[1] Guo P（2010）The emerging field of RNA nanotechnology. Nat Nanotechnol 5:833-842

[2] Shu D, Khisamutdinov EF, Zhang L et al（2014）Programmable folding of fusion RNA in vivo and in vitro driven by pRNA 3WJ motif of phi29 DNA packaging motor. Nucleic Acids Res 42:e10

[3] Tuerk C, Gold L（1990）Systematic evolution of ligands by exponential enrichment: RNA ligands to bacteriophage T4 DNA polymerase. Science 249:505-510

[4] Ellington AD, Szostak JW（1990）In vitro selection of RNA molecules that bind specific ligands. Nature 346:818-822

[5] Huang Z, Han Y, Wang C et al（2010）Potent and selective inhibition of the open-channel conformation of AMPA receptors by an RNA aptamer. Biochemistry 49:5790-5798

[6] Huang Z, Pei W, Jayaseelan S et al（2007）RNA aptamers selected against the GluR2 glutamate receptor channel. Biochemistry 46: 12648-12655

[7] Dua P, Kim S, Lee DK（2011）Nucleic acid aptamers targeting cell-surface proteins. Methods 54:215-225

[8] Keefe AD, Pai S, Ellington A（2010）Aptamers as therapeutics. Nat Rev Drug Discov 9: 537-550

[9] Bartel DP（2004）MicroRNAs: genomics, biogenesis, mechanism, and function. Cell 116:281-297

[10] Noll B, Seiffert S, Vornlocher HP et al（2011）Characterization of small interfering RNA by non-denaturing ion-pair reversed-phase liquid chromatography. J Chromatogr A 1218: 5609-5617

[11] Milligan JF, Groebe DR, Witherell GW et al（1987）Oligoribonucleotide synthesis using T7 RNA polymerase and synthetic DNA templates. Nucleic Acids Res 15:8783-8798

[12] Scaringe SA, Wincott FE, Caruthers MH（1998）Novel RNA synthesis method using 5′-O-silyl-2′-O-orthoester protecting groups. J Am Chem Soc 120:11820-11821

[13] Sastry SS, Ross BM（1997）Nuclease activity of T7 RNA polymerase and the heterogeneity of transcription elongation complexes. J Biol Chem 272:8644-8652

[14] Huang Z, Pei W, Han Y et al（2009）One RNA aptamer sequence, two structures: a collaborating pair that inhibits AMPA receptors. Nucleic Acids Res 37:4022-4032

[15] Solomatin SV, Greenfeld M, Chu S et al（2010）Multiple native states reveal persistent ruggedness of an RNA folding landscape. Nature 463:681-684

[16] Zhuang X, Kim H, Pereira MJ et al（2002）Correlating structural dynamics and function in single ribozyme molecules. Science 296:1473-1476

[17] Padilla R, Sousa R（2002）A Y639F/H784A T7 RNA polymerase double mutant displays superior properties for synthesizing RNAs with non-canonical NTPs. Nucleic Acids Res 30:e138

[18] Kibbe WA（2007）OligoCalc: an online oligonucleotide properties calculator. Nucleic Acids Res 35:W43–W46

[19] Schuster P, Fontana W, Stadler PF et al（1994）From sequences to shapes and back: a case study in RNA secondary structures. Proc Biol Sci 255:279-284

[20] Li PT, Vieregg J, Tinoco I Jr（2008）How RNA unfolds and refolds. Annu Rev Biochem 77:77-100

[21] Waghmare SP, Pousinis P, Hornby DP et al（2009）Studying the mechanism of RNA separations using RNA chromatography and its application in the analysis of ribosomal RNA and RNA:RNA interactions. J Chromatogr A 1216:1377-1382

[22] Rio DC, Ares M Jr, Hannon GJ et al（2010）Polyacrylamide gel electrophoresis of RNA. Cold Spring Harb Protoc pdb prot5444

[23] Sambrook J, Russell DW（2006）Isolation of DNA fragments from polyacrylamide gels by the Crush and Soak method. Cold Spring Harb Protoc pdb.prot2936-pdb.prot2936

[24] Azarani A, Hecker KH（2001）RNA analysis by ion-pair reversed-phase high performance liquid

chromatography. Nucleic Acids Res 29:E7

[25] Levin DS, Shepperd BT, Gruenloh CJ（2011）Combining ion pairing agents for enhanced analysis of oligonucleotide therapeutics by reversed phase-ion pairing ultra performance liquid chromatography（UPLC）. J Chromatogr B Analyt Technol Biomed Life Sci 879:1587-1595

[26] Murugaiah V, Zedalis W, Lavine G et al（2010）Reversed-phase high-performance liquid chromatography method for simultaneous analysis of two liposome-formulated short interfering RNA duplexes. Anal Biochem 401:61-67

[27] Kariko K, Muramatsu H, Ludwig J et al（2011）Generating the optimal mRNA for therapy: HPLC purification eliminates immune activation and improves translation of nucleoside modified, protein-encoding mRNA. Nucleic Acids Res 39:e142

[28] Dickman MJ, Hornby DP（2006）Enrichment and analysis of RNA centered on ion pair reverse phase methodology. RNA 12:691-696

[29] Wincott F, DiRenzo A, Shaffer C et al（1995）Synthesis, deprotection, analysis and purification of RNA and ribozymes. Nucleic Acids Res 23:2677-2684

[30] Anderson AC, Scaringe SA, Earp BE et al（1996）HPLC purification of RNA for crystallography and NMR. RNA 2:110-117

[31] Dickman MJ, Conroy MJ, Grasby JA et al（2002）RNA footprinting analysis using ion pair reverse phase liquid chromatography. RNA 8:247-251

[32] Garcia S, Liautard JP（1983）Behaviour of macromolecular RNA in reversed-phase HPLC. J Chromatogr Sci 21:398-404

[33] Gilar M, Fountain KJ, Budman Y et al（2002）Ion-pair reversed-phase high-performance liquid chromatography analysis of oligonucleotides: retention prediction. J Chromatogr A 958:167-182

[34] Huang Z, Jayaseelan S, Hebert J et al（2013）Single-nucleotide resolution of RNAs up to 59 nucleotides by high-performance liquid chromatography. Anal Biochem 435:35-43

[35] Lin CY, Huang Z, Jaremko W et al（2014）High-performance liquid chromatography purification of chemically modified RNA aptamers. Anal Biochem 449:106-108

[36] Bennett CF, Swayze EE（2010）RNA targeting therapeutics: molecular mechanisms of antisense oligonucleotides as a therapeutic platform. Annu Rev Pharmacol Toxicol 50: 259-293

[37] Layzer JM, McCaffrey AP, Tanner AK et al（2004）In vivo activity of nuclease-resistant siRNAs. RNA 10:766-771

[38] Misra VK, Draper DE（2002）The linkage between magnesium binding and RNA folding. J Mol Biol 317:507-521

第 7 章　在原核和真核细胞中利用具有热力学稳定基序和荧光模块的 RNA 纳米颗粒实时检测 RNA 的折叠和翻转

Hui Zhang, Fengmei Pi, Dan Shu, Mario Vieweger 和 Peixuan Guo

摘　要　RNA 纳米技术是一种新兴的生物化学和纳米材料的交叉学科，其显示了在纳米医药、治疗及纳米技术方面的巨大潜力。siRNA、miRNA、核酶和核糖开关等非编码 RNA，在调节细胞进程方面扮演着重要角色。它们在简洁和高效封装方面展示了其高度的特异性。特异性和小尺寸的特性使得它们成为构建靶向运输和治疗的多层 RNA 纳米颗粒极好的模块。然而，RNA 模块的生物学活性依赖于其自身的折叠，这样，它们在细胞环境中的热力学和生物化学稳定性就非常重要，因此，为了优化疗效，评估多层 RNA 纳米颗粒的球状折叠和细胞内寿命是很有必要的。在这里，我们介绍一种细胞内表达和装配稳定的 RNA 纳米颗粒，利用来源于 pRNA 的噬菌体 phi29 DNA 包装马达的热力学稳定核心基序体，以及荧光 RNA 模块实时体外、体内评估 RNA 纳米颗粒折叠和翻转的方法。

关键词　pRNA-3WJ，RNA 纳米技术，体内成像，适配体，荧光 RNA

1　引　言

近些年来，RNA 纳米技术由于其多功能性，以及在纳米材料和治疗中的应用而受到的关注逐年升高[1~6]。它使非编码 RNA 元件固有的生物化学活性在构建带有特异性可编程的多层纳米颗粒中得以应用。新颖的非编码 RNA 元件的不断发现，阐明了结构 RNA 在调节细胞功能中的多样性和重要性[7~10]。这些功能，如受体结合和酶促反应，在纳米颗粒治疗方面有着令人满意的特异性靶标和直接活性特征。通过 RNA 纳米技术，各种特殊结构的 RNA 基序作为模块组合成 RNA 纳米颗粒，使得这些固有功能得以应用[3, 11, 12]。为了解除可变性，这些模块通常融合到一个搭建了用于模块连接的纳米颗粒构造特征特异性位点的支架结构核心上。因此，这个核心结构在整个纳米颗粒的球形折叠、热力学稳定性和细胞内降解中起到重要作用，同时，模块化的 RNA 基序决定了其应用的特异性。

为了使 RNA 纳米颗粒在纳米医药和治疗中成功应用，要求功能性模块在融合到核心支架上之前的活性必须得以保留。RNA 模块的活性依赖于其三级结构特有的球形折叠、功能模块间分子内相互作用的隔离，以及实现其功能的可及性（如核心支架与受体模块结合所需的可及性）。在很大程度上，这些参数由所选择的纳米颗粒支架所决定。一个具有提供明确的固有模块间空间隔离的核心结构，像在 3WJ 基序中的 phi29 pRNA 一样，显著地增强了 RNA 活性。尽管全部的 RNA 纳米颗粒的二级结构可以通过一些可用的 RNA 折叠程序进行预测，但是，想要预测球状 RNA 三级结构仍然还是很困难的，因此，对独特的 3D RNA 纳米颗粒结构进行评价是必不可少的。

在 RNA 纳米技术的治疗中，另一个需要考虑的是 RNA 在身体内和细胞中的在体稳定性。由于 RNA 被包括先天免疫系统如 Toll 样受体和核酸酶降解在内的细胞防御机制检测并清除，它的寿命通常相当有限。RNA 的化学修饰如 2′F-RNA 可以有效地提高体内条件下抗核酸酶降解的稳定性。尽管如此，RNA 纳米颗粒在细胞内还可能错误折叠或被降解，导致 RNA 活性丧失，因此，测定模块化纳米颗粒的细胞内半衰期、整体结构和 RNA 活性在优化其治疗效果方面至关重要。这里我们介绍一种简单有效的途径，即利用荧光 RNA 适配体模块融合到热力学稳定的 3WJ 核心基序，从而在细胞内表达和装配，构造稳定且有功能性的 RNA 纳米颗粒，以及检测它们在细胞内的翻转、折叠和活性。

最近的研究已经证明 phi29 马达 RNA 的三叉接口（3WJ）核心是热力学稳定的[11]并驱动整个 RNA 分子的折叠[13]。它是一种用于模块化的 RNA 纳米颗粒设计的理想平台。RNA 3WJ 核心纳米颗粒具有三个特异性位点，用于多功能 RNA 模块的融合并提供相互间空间隔离。荧光 RNA 模块，如孔雀绿（MG）[14]或菠菜[15]RNA 适配体，在融合到 RNA 纳米颗粒上时用作检测模块来评估 RNA 纳米颗粒的球状折叠并监控其细胞内降解[11, 13, 15~24]。这些 RNA 适配体没有固有荧光，而是通过稳定它们在结合时的发射结构增强了微弱的荧光染料的发射光。由于适配体-报告染料相互作用的高度特异性和亲和力，RNA 纳米颗粒的错误折叠导致结合能力丧失并因此减少荧光强度。这个特性可用于实时监测 RNA 折叠和降解。

以下是设计和表达荧光 RNA 纳米颗粒的详细方法，以及体外、体内检测它们活性和寿命的步骤。首先概述了 RNA 纳米颗粒模块化设计（3.1 节），它们在体外（3.2 节）和在细菌体内（3.3 节）制备的流程；之后是讨论利用非变性聚丙烯酰胺凝胶电泳（3.4 节）、MG 结合分析（3.5 节）和 DHBFI 结合分析（3.6 节）进行体外评估 RNA 折叠和活性。另外，单独给出了监测体外 RNA 纳米颗粒错误折叠和降解的程序（3.7 节）。以细菌（3.8 节）和真核细胞（3.9 节）阐述了体内 RNA 活性测定步骤。最后，通过测定活细胞降解半衰期阐述了体内测定 RNA 纳米颗粒的翻转（3.10 节）。

2 材 料

所有溶液采用 Milli-Q 水配制（18 mΩ/cm，25℃）。除非特殊声明，所有的溶液于室温保存。

2.1 体外转录和纯化 RNA

（1）DEPC 处理水：0.05%（V/V）DEPC，Milli-Q 水。0.05 mL 焦碳酸二乙酯（DEPC）加入到 99.95 mL 的 Milli-Q 水中，剧烈振荡混匀，37℃孵育过夜。高压蒸汽灭菌去除 DEPC。

（2）GoTaq flexi DNA polymerase（Promega，Madison，WI）。

（3）转录缓冲液（5×）：400 mmol/L HEPES（pH 7.5），120 mmol/L 氯化镁，10 mmol/L 亚精胺，200 mmol/L 二硫苏糖醇（DTT）。用 0.22 μm 注射式过滤器过滤并分装于−20℃保存。

（4）rNTP 溶液（25 mmol/L）：25 mmol/L ATP，25 mmol/L UTP，25 mmol/L GTP，25 mmol/L CTP（Life Technologies，Grand Island，NY）溶于 DEPC 处理的水中。

（5）T7 RNA 聚合酶：内部表达或通过商业化途径获得。

（6）无 RNase 的 DNase I：1 U/μL（Thermo Scientific，Waltham，MA）。

（7）TBE 缓冲液（1×）：89 mmol/L Tris 碱，89 mmol/L 硼酸，2 mmol/L EDTA（乙二胺四乙酸）。

（8）聚丙烯酰胺凝胶电泳设备（Thermo Scientific，Waltham，MA）。

（9）变性上样缓冲液（2×）：95%（V/V）甲酰胺，18 mmol/L EDTA，0.025%（m/V）SDS，0.025%（m/V）溴酚蓝，0.025%（m/V）二甲苯蓝。

（10）变性 PAGE 胶（8%）：8%（m/V）聚丙烯酰胺，8 mol/L 尿素，1×TBE 缓冲液。溶解 7.6%（m/V）丙烯酰胺、0.4%（m/V）N，N-甲叉双丙烯酰胺、8 mol/L 尿素于 1×TBE 缓冲液中配制成 8%丙烯酰胺-尿素储存液。为了获得 5 mL 聚丙烯酰胺凝胶，加入 50 μL 10%（m/V）过硫酸铵（APS）到 Milli-Q 水中，5 μL N，N，N，N'-四甲基乙二胺（TEMED）到 5 mL 的丙烯酰胺-尿素储存液中。

（11）TLC 板（Thermo Scientific，Waltham，MA）。

（12）UVGL-25 短波（254 nm）紫外灯（UVP，Upland，CA）。

（13）RNA 洗脱缓冲液：0.5 mol/L 乙酸铵、0.1 mmol/L EDTA 和 0.1%（m/V）SDS 溶于 DEPC 处理的水中。

（14）TB 缓冲液（1×）：89 mmol/L Tris 碱，200 mmol/L 硼酸，pH 7.8。

（15）TBM 缓冲液（1×）：89 mmol/L Tris 碱，200 mmol/L 硼酸，5 mmol/L 氯

化镁，pH 7.8。

（16）非变性上样缓冲液（6×）：0.025%（m/V）溴酚蓝，0.025%（m/V）二甲苯蓝，40%（m/V）蔗糖。

（17）非变性聚丙烯酰胺凝胶（8%）：8%（m/V）聚丙烯酰胺，1×TBM 缓冲液。配制 5 mL 聚丙烯酰胺凝胶，混合 8%（m/V）（29:1）丙烯酰胺-甲叉双丙烯酰胺溶液和 5 mmol/L 氯化镁到 1×Tris 硼酸缓冲液（pH 7.8）中，总体积 5 mL，加入 50 μL 10%（m/V）APS 和 6 μL TEMED。

（18）Savant DNA120 SpeedVac 浓缩仪（Thermo Scientific，Waltham，MA）或相应设备。

（19）NanoDrop 2000 分光光度计（Thermo Scientific，Waltham，MA）或相应设备。

2.2 在 *E. coli* 中表达 RNA

（1）Mini-sub cell GT 琼脂糖凝胶电泳系统（Bio-Rad，Hercules，CA）或相应设备。

（2）QIAEXII 凝胶抽提试剂盒（Qiagen，Valencia，CA）或相应设备。

（3）*Bgl*II 和 *Nde*I 限制性内切酶，10×快速酶切缓冲液（Thermo Scientific，Waltham，MA）。

（4）T4 DNA 连接酶和 10×T4 DNA 连接酶缓冲液（New England Biolabs，Ipswitch，MA）。

（5）AxyPrep™ DNA 凝胶抽提试剂盒（Axygen Biosciences，Union City，CA）或相应设备。

（6）LB 培养基：1%（m/V）胰蛋白胨，0.5%（m/V）酵母抽提物，1%（m/V）氯化钠。溶解 10 g 胰蛋白胨、5 g 酵母抽提物、10 g 氯化钠于 Milli-Q 水中并最终定容至 1 L。高压蒸汽灭菌后 4℃储存备用。

（7）含有氨苄青霉素的 LB 培养基：1×LB 培养基，100 μg/mL 氨苄青霉素。

（8）IPTG 溶液：1 mol/L 异丙基 β-d-1-硫代半乳糖苷（IPTG）。

（9）Tris-HCl-Mg 缓冲液：1 mmol/L Tris-HCl，10 mmol/L 氯化镁，pH 7.4。

（10）水饱和酚（pH 4.5）（Thermo Scientific，Waltham，MA）。

（11）TSS 缓冲液：10%（m/V）聚乙二醇 8000（PEG-8000）、5%（V/V）二甲基亚砜（DMSO）、20 mmol/L 氯化镁溶于 LB 培养基中。混合 0.5 g PEG-8000、0.25 mL DMSO 和 0.1 mL 的 1 mol/L 氯化镁，用高压蒸汽灭菌的 LB 培养基定容至 5 mL。彻底地涡旋混匀并用 0.22 μm 注射器式滤器过滤。储存于-20℃。

（12）*E. coli* BL21 星感受态细胞：将过夜培养物按 1:50 接种到 LB 培养基中，

生长至 OD_{600} 达 0.5～0.6。冰上预冷细胞，用 1.6 mL 的离心管在 4℃ 845 g 条件下离心 1 mL 细胞 2 min。弃上清后用 100 μL 冰浴冷的 TSS 缓冲液温和重悬细胞。感受态细胞可以直接使用，或立即用干冰冷冻后储存于-80℃。

（13）KCM 缓冲液（5×）：500 mmol/L 氯化钾、150 mmol/L 氯化钙、250 mmol/L 氯化镁溶于 Milli-Q 水中。剧烈涡旋混合后用 0.22 μm 注射器式滤器过滤。储存于-20℃。

2.3　体外和体内 MG/DFHBI 结合分析

（1）MG 储存液（用于 MG 适配体）：1 mmol/L 草酸孔雀石绿（MG）（Sigma-Aldrich，St. Louis，MO）。用 DEPC 水配制储存液并注意避光，储存于-20℃。

（2）DFHBI 储存液（用于菠菜适配体）：1 mmol/L 3,5-二氟-4-羟基本亚甲基咪唑啉酮（3,5-difluoro-4-hydroxybenzylidene imidazolinone，DFHBI）（Lucerna Inc.，New York，NY），用 DEPC 水配制储存液并注意避光。储存于-20℃。

（3）结合缓冲液（1×）：100 mmol/L 氯化钾、5 mmol/L 氯化镁和 10 mmol/L HEPES，pH 7.4。

（4）Typhoon FLA 7000 凝胶成像仪（GE Healthcare，Fairfield，CT），或相应设备。

（5）FluoroLog 分光光度计（Horiba Jobin Yvon，Edison，NJ），或相应设备。

（6）磷酸盐缓冲液（PBS）：137 mmol/L 氯化钠、2.7 mmol/L 氯化钾、10 mmol/L 磷酸氢二钠和 2 mmol/L 磷酸二氢钾，pH 7.4。

（7）加镁 PBS：1× PBS，10 mmol/L 氯化镁，pH 7.4。

（8）KB 细胞系：人类鼻咽癌 KB 细胞（American Type Culture Collection，Manassas，VA）。

（9）RPMI1640 细胞培养基（Life Technologies，Grand Island，NY）。

（10）KB 细胞培养基：GibcoR RPMI 1640 培养基，10%（V/V）胎牛血清（FBS，Sigma Chemical Company，St. Louis，MO）。

（11）KB 细胞裂解物：KB 细胞用放射-免疫沉淀分析（radio-immuno precipitation assay，RIPA）裂解缓冲液处理。

（12）Gene pulser 电转仪（Bio-Rad，Hercules，CA），或相应设备。

2.4　动物及人类细胞中 RNA 表达、折叠和降解的荧光成像

（1）倒置荧光显微镜：Olympus IX71，配置有明场卤素灯光源，荧光光源氙弧灯，成像系统（Olympus，Center Valley，PA），或相应仪器。

（2）MG 兼容滤波器：Cy5 滤光块带 ET620/60 激发光滤光片、ET700/75 发射光滤光片和 T660lpxr 二向色（Chroma Technology Corp. Bellows Falls，VT.），或

相应仪器。

（3）DFHBI 兼容滤波器：GFP 滤光块带 ET470/40 激发光滤光片、ET525/50 发射光滤光片和 T495lp 二向色（Chroma Technology Corp. Bellows Falls，VT.），或相应仪器。

（4）平显微镜载玻片（Thermo Scientific，Waltham，MA）和 No.1.5 盖玻片（Corning，Corning，NY）。

3　方　　法

除非特殊声明，所有步骤均在室温下进行。

3.1　融合 RNA 纳米颗粒的设计

（1）利用一个紫外稳定的 pRNA-3WJ 基序[图 7-1（a），（b）] 作为核心支架来构建融合 RNA 纳米颗粒。pRNA-3WJ 支架可以保护 RNA 免于体外降解（见注释 1）。

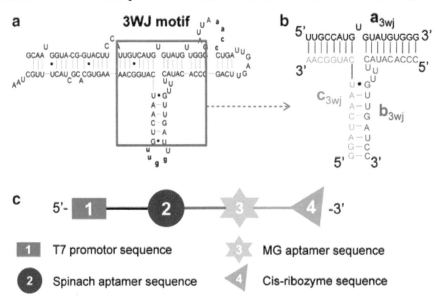

图 7-1　携带有荧光 RNA 模块的融合 RNA 纳米颗粒的设计。（a）噬菌体 phi29 马达 pRNA 的二级结构。（b）pRNA-3WJ 基序作为 RNA 纳米颗粒产生的一个稳定支架。（c）携带有一个 MG 和/或菠菜适配体序列用于体外转录生产或带有一个顺式核酶序列用于体外表达的融合 RNA 纳米颗粒的结构。本图转载获得了参考文献[13]©牛津大学出版社的授权

（2）在融合位点合并 RNA 功能性序列，如 MG 适配体或菠菜适配体，用于体外 RNA 折叠的实时监测[图 7-1（c），图 7-2（a），（b）]。

（3）为了体外转录，在 5′端加入 T7 启动子序列[图 7-1（c）]（见注释 2）。

（4）为了在 *E. coli* 体内表达 RNA 纳米颗粒，利用了乳糖操纵子-T7 启动子（见注释 3）。3′端加入了与顺式核糖体相同的 DNA 序列以便剪切掉体内表达过程中转录产生的、不希望有的、过长的、不受控末端序列[图 7-1（c）][25]。DNA 模板插入到 pET-3b 载体的 *Bgl*II/*Nde*I 位点中间构建成为重组质粒。

（5）通过 RNA 折叠程序合成二级结构，如 M 折叠[26]。

3.2　通过 T7 RNA 聚合酶体外转录制备 RNA 纳米颗粒并用非变性聚丙烯酰胺凝胶电泳纯化 RNA

（1）按照 GoTaq Flexi DNA polymerase 的使用说明，利用聚合酶链反应（PCR）基于 3.1 节的步骤 1～3 中的序列设计制备 DNA 模板。

（2）配置含有 10～20 ng DNA 模板、1×转录缓冲液、5 mmol/L rNTP 溶液、10 mmol/L DTT 和 10%～20%（*V/V*）单位 T7 RNA 聚合酶的混合物。充分混匀后孵育在 37℃　4 h 进行反应（见注释 4）。

（3）向反应体系中加入 1U 的无 RNase 的 DNase I 后，在 37℃继续孵育 15～30 min。

（4）加入 1 倍体积的 2×变性上样缓冲液到反应体系中，上样到一块 8%（*m/V*）尿素-聚丙烯酰胺凝胶中。在凝胶的一个泳道中加入 RNA 或者 DNA ladder 作为大小标准以便分辨产物条带的正确大小。在室温条件下 1×TBE 缓冲液中 10 V/cm 进行电泳（见注释 5）。

（5）从胶板上取下凝胶并在一个 TLC 板上用短波紫外灯（254 nm）显影核酸。切下 RNA 条带并切碎凝胶。加入洗脱缓冲液淹没凝胶碎片，在 37℃孵育 2 h。收集上清后重复 2 h 洗脱一次（见注释 6）。

（6）合并上清，加入 1/10 体积 pH 6.5 的 3 mol/L 乙酸钠和 2.5 倍体积的无水乙醇，-20℃过夜沉淀。混合物于 4℃　16 500 *g* 离心 30 min。弃上清，沉淀用冰预冷的 70%（*V/V*）乙醇洗涤。在真空离心蒸发浓缩器中干燥沉淀。

（7）用 50 μL DEPC 处理的水重悬沉淀。用 OD$_{260}$ 检测 RNA 浓度（1 OD$_{260}$=40 ng/μL）。

3.3　利用细菌表达、装配和纯化 RNA 纳米颗粒

（1）按照 GoTaq Flexi DNA polymerase 的使用说明，利用聚合酶链反应

（PCR），基于 3.1 节的步骤 1～4 设计的序列扩增 DNA 片段。

（2）用 2%琼脂糖凝胶电泳纯化 DNA 插入片段。用 QIAEXII 凝胶抽提试剂盒按照说明回收 DNA 条带。

（3）混合约 15 μg 的载体或者约 4 μg 的 DNA 片段、2U BglII、2U NdeI 和 10%（V/V）10×快速酶切缓冲液。37℃孵育反应过夜。DNA 插入片段和载体分别进行此步（见注释 7）。

（4）1%琼脂糖凝胶电泳经限制性内切核酸酶酶切的 DNA 片段，利用 QIAEXII 凝胶抽提试剂盒纯化。1%琼脂糖凝胶电泳经限制性内切核酸酶酶切的载体，用 AxyPrep™ DNA 凝胶抽提试剂盒按照说明回收。

（5）混合约 10 ng 的 DNA 插入片段、约 200 ng 载体、5U T4 DNA 连接酶、2 μL 10×T4 DNA 连接酶缓冲液，并用 DEPC 水补足到 20 μL 配制成一个 20 μL 连接体系。16℃孵育反应过夜（见注释 8）。

（6）通过 DNA 测序核实获得的重组质粒的序列。

（7）重组质粒热激法转化到 KCM 缓冲液中的 $E.\ coli$ BL21 型感受态细胞中（见注释 9）。转化反应体系配制方法为：加入 20 μL 连接的重组质粒、20 μL 5×KCM 缓冲液和 60 μL Milli-Q 水到 100 μL 的感受态细胞中。温和混匀，然后冰上孵育细胞 30 min，42℃热激 50 s，0℃ 2 min。加入 800 μL LB 培养基到细胞中 37℃复苏 1 h。将细胞涂布到含有 1%氨苄青霉素的 LB 平板上 37℃培养过夜。菌落接种到 5 mL 含有 100 μg/mL 氨苄青霉素的 LB 培养基中。37℃ 250 r/min 振荡培养至 OD_{600} 达 0.5。向培养物中加入 2.5 μL 的 1 mol/L IPTG 后继续培养 1.5 h。

（8）用 JA-20 转子在 4℃下 1960 g 离心 20 min 沉淀收集菌体，并用 250 μL Tris-HCl-Mg 缓冲液重悬菌体。

（9）加入 500 μL 水饱和酚（pH 4.5）到重悬的菌体中抽提总 RNA。室温温和摇动 1 h 后在 4℃下 15 800 g 离心 15 min 沉淀碎片（见注释 10）。

（10）转移水相到一个新管中并按照 3.2 节步骤 6 的方法沉淀 RNA。用 50 μL DEPC 水重悬 RNA。

（11）按照 3.2 节步骤 4～7 用 8%（m/V）尿素-聚丙烯酰胺凝胶电泳进一步从总 RNA 中纯化需要的 RNA。

3.4 通过非变性聚丙烯酰胺凝胶电泳体外评估 RNA 折叠

（1）体外转录或体内表达纯化的 RNA 纳米颗粒约 200 ng 在 1×非变性凝胶上样缓冲液中上样到 8%非变性聚丙烯酰胺凝胶中。

（2）4℃条件下，在 1×TBM 缓冲液中用 7 V/cm 进行电泳（见注释 11）。

（3）从胶板上取下凝胶，用 1×结合缓冲液溶解的 5～10 μmol/L MG 染料在室温染色约 15 min。用 Typhoon FLA 7000 凝胶成像仪的 Cy5 通道扫描凝胶图像（激发光为 635 nm/发射光为 670 nm）[图 7-2（c）]（见注释 12）。

（4）同一块凝胶浸泡到水中约 10 min 后用 1×结合缓冲液溶解的 2 μmol/L DFHBI 染料染色约 15 min。用 Cy2 通道照胶（激发光为 473 nm/发射光为 520 nm）[图 7-2（c）]（见注释 12）。

（5）同一块凝胶浸泡到 EtBr 中用于与 DNA 分子质量标记物比较大小。用 EtBr 通道照胶（激发光为 532 nm/发射光为 580 nm）[图 7-2（c）]（见注释 13）。

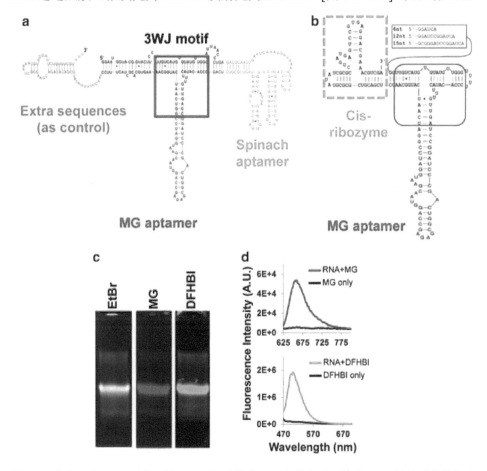

图 7-2　体外评估 RNA 纳米颗粒。（a）同时携带 MG 和菠菜适配体的 RNA 纳米颗粒的构造。（b）携带有 MG 适配体和用于细菌体内表达的顺式核酶的 RNA 纳米颗粒的另一种构造。（c）通过 8%非变性聚丙烯酰胺凝胶评估（a）中的 RNA 构造。凝胶图像是在分别用 MG、DFHBI 和 EtBr 染色后从不同的通道中拍摄的。（d）在 RNA 混合了不同染料后通过荧光光谱评估（a）中的 RNA 构造。本图转载获得了参考文献[13]©牛津大学出版社的授权

（6）重叠三张图像显示适配体和 RNA 纳米颗粒的共定位（见注释 14）。

3.5　通过 MG 分析，体外评估 RNA 的折叠

（1）用溶于 1×结合缓冲液的 2 μmol/L MG 配制一个 100 nmol/L 的 RNA 纳米颗粒样品，同时配制一个溶于 1×结合缓冲液的 2 μmol/L MG 对照样品。室温黑暗孵育 30 min（见注释 15）。

（2）利用分光光度计记录荧光光谱。用 615 nm 光激发 MG 并扫描 625～800 nm 的发射光（见注释 16）。

（3）比较发射光来检测适配体结合效率[图 7-2（d）]（见注释 17）。

3.6　通过 DHBFI 结合分析，体外评估 RNA 折叠

（1）用溶于 1×结合缓冲液的 2 μmol/L DFBHI 配制一个 200 nmol/L RNA 纳米颗粒样品。同时，配制一个溶于 1×结合缓冲液的 2 μmol/L DFBHI 的对照品。室温黑暗孵育 30 min（见注释 15）。

（2）利用分光光度计记录荧光光谱。用 450 nm 光激发 MG 并扫描 470～750 nm 的发射光（见注释 16）。

（3）比较发射光来检测适配体结合效率[图 7-2（d）]（见注释 17）。

3.7　体外监测 RNA 降解

（1）配制含有以下组分的 1×结合缓冲液：①KB 细胞裂解物；②RPMI1640 细胞培养基；③KB 细胞培养基。

（2）在 500 μL 按照步骤 1 配制的 1×结合缓冲液中 37℃孵育 100 nmol/L RNA 纳米颗粒。8～10 h 过程中，在不同的时间点从每种溶液中取出 50 μL。向溶液中加入 MG 染料至浓度为 4 μmol/L。室温孵育 10 min（见注释 12）。

（3）按照 3.5 节步骤 2 的方法记录荧光光谱。

（4）随着时间的后移，比较 650 nm（最强发射光）的发射光强度（见注释 18）。

3.8　细菌体内 RNA 折叠的评估

（1）从 3.3 节步骤 8 中取出 1 mL *E.coli* 细胞装在离心管中 15 g 室温离心 3 min，沉淀菌体。

（2）弃上清，用于 MG 适配体结合的细胞重悬于含有 10 μmol/L MG 的 1×结

合缓冲液中，用于菠菜适配体结合的细胞重悬于含有 10 μmol/L DFHBI 的 1×结合缓冲液中，室温黑暗孵育细胞约 30 min（见注释 12）。

（3）取约 10 μL 染色的细胞加样到一块载玻片上并盖上盖玻片。载玻片放置到一台有 20 倍物镜的 Olympus IX-71 倒置荧光显微镜上。

（4）定位一块只有单层的细胞分散好的区域并用显微镜上的卤素灯光源拍摄一张明场图像。调整到氙弧灯光源和适当的滤光片设置，拍摄一张同一区域的荧光图像（见注释 19）。

（5）对比明场和荧光图像观察 MG 或 DFHBI 结合（见注释 20）。

3.9　真核细胞中 RNA 折叠的评估

（1）从培养板上将 KB 细胞用胰酶消化下来重悬于 PBS-Mg 缓冲液中，调整细胞浓度为 $2.0 \times 10^6 \sim 5.0 \times 10^6$ 个细胞/mL。

（2）200 μL 重悬的细胞与 5 μmol/L RNA 纳米颗粒在一个 0.4 cm 的电转杯中混合。用 Bio-Rad 电转仪（Gene-pulser system）电压 1 kV、电容 25 μF 进行电转化。

（3）向细胞中加入终浓度为 1 mg/mL 的 RNase，室温孵育 10 min。用 PBS 缓冲液冲洗 3 次（见注释 21）。

（4）用含有 10% FBS 的 RPMI1640 培养基稀释细胞悬液至终浓度为 1.0×10^5 个细胞/mL，37℃孵育。

（5）8～10 h 过程中，在不同的时间点每次取出 50 μL 细胞，细胞离心后重悬于 50 μL 含有 10 μmol/L MG 的 1×结合缓冲液中，室温孵育 30 min（见注释 12）。

（6）取 20 μL 染色的细胞加样到一块载玻片上，盖上盖玻片，载玻片放置到一台有 20 倍物镜的 Olympus IX-71 倒置荧光显微镜上。

（7）定位一块只有单层的细胞分散好的区域并用显微镜上的卤素灯光源拍摄一张明场图像。调整到氙弧灯光源和适当的滤光片设置，拍摄一张同一区域的荧光图像（图 7-3）（见注释 19）。

（8）比较明场和荧光图像检测 MG 或 DFHBI 结合（见注释 20）。

（9）比较使用和未使用电泳制备的样品的图像来检测纳米颗粒的吸收 [图 7-3（a），（b）]（见注释 22）。

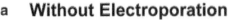

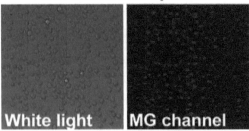

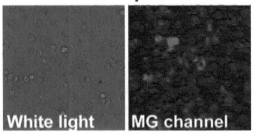

图 7-3　携带有 MG 适配体的 RNA 纳米颗粒的相差-荧光图像未经电泳（a）和电泳后（b）进
　　　　入 KB 细胞。图片转载获得参考文献[18]的 Mary Ann Liebert, Inc.授权

3.10　在动物和人类细胞中实时检测 RNA 纳米颗粒半衰期

（1）按照 3.9 节步骤 1～5 的方法制备细胞。

（2）在 3.5 节步骤 2 中概述的 8～10 h 过程中不同的时间点记录荧光发
射光谱。

（3）比较相对时间 650 nm（最强发射光）的发射光强度。

（4）每个时间段最少重复 3 次。确定每个时间点的平均强度和标准差并绘制
相对时间图表[图 7-4（a），（b）]。

（5）利用线性回归方程（$y = mx + t$）使平均荧光强度与时间图表相符。估算
$If_{(1/2)}$，在半数 RNA 降解后荧光强度，使用公式（1）（见注释 23）：

$$If_{(1/2)} = If_{(0)} - \left(\frac{If_{(0)} - If_{(bkg)}}{2} \right) \tag{1}$$

其中，$If_{(0)}$ 代表 $t_{(0)}$（线性回归方程的 y 截距）时的荧光强度；$If_{(bkg)}$ 代表阴性对
照样品的起始荧光强度。

（6）通过替代线性回归方程中的 $If_{(1/2)}$ 评估 KB 细胞培养物中 RNA 纳米颗粒
的半衰期（$t_{(1/2)}$），线性回归方程中 $y = If_{(1/2)}$，$x = t_{(1/2)}$[图 7-4（b）]（见注释 24）。

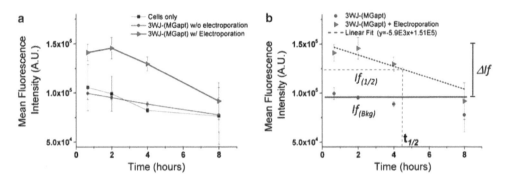

图 7-4　体内评估 KB 细胞中 RNA 纳米颗粒的半衰期。（a）RNA 在 650 nm 荧光强度随着时间的变化。（b）RNA 电穿孔转染到 KB 细胞后的半衰期的计算。图片转载获得参考文献[18]的授权。Mary Ann Liebert, Inc.

4　注　　释

（1）体内发现的大多数 RNase 攻击 RNA 的 5′端或 3′端，pRNA-3WJ 支架用于体内表达 RNA 纳米颗粒是因为它可以为 RNA 产物提供保护从而免于 RNase 的降解。pRNA-3WJ 支架为两个末端同时提供紧凑的双链，从而延长了 RNA 在体内的寿命。

（2）用于 T7 RNA 聚合酶体外转录的 RNA 纳米颗粒是经过设计的。因此，在其 5′端需要一个 T7 启动子序列。在 DNA 模板序列中，T7 启动子序列后紧接着加上两个鸟嘌呤可以普遍增加 RNA 转录效率。DNA 模板通常由以下的 5′→3′ 的序列组成：①T7 启动子；②模块 1；③a_{3WJ}；④模块 2；⑤b_{3WJ}；⑥模块 3；⑦c_{3WJ}。

（3）RNA 体内表达使用乳糖操纵子-T7 启动子，是因为其可调控和高转录效率。这对于在 RNA 产生时对宿主有毒性并且会阻止宿主生长来说是一个优势，它减小了外源 RNA 对宿主引发的毒性。编码 pRNA 纳米颗粒的 DNA 模板序列通常设计如下：①BglII；②T7 启动子；③体外 RNA 纳米颗粒序列；④顺式核酶；⑤NdeI。

（4）反应体系可以在线性增加每种组分的体积的同时保持反应浓度，从而按比例放大或缩小。

（5）为了完全变性 RNA 纳米颗粒，在变性上样染液中加热 RNA 溶液至 80℃、3 min 后冰上迅速冷却。跑胶时，染料的移动可以用于监控 RNA 的移动以防 RNA 跑出胶外。在一块 8%变性 PAGE 胶中，溴酚蓝在电泳中移动的位置相当于大约 20 nt，二甲苯蓝相当于大约 75 nt。

（6）为了提高胶回收 RNA 的产量，第一次洗脱可以延长到 5～6 h。通常 80%～

90%的 RNA 在前 3 h 内会被洗脱下来。

（7）如盐等杂质存在，在限制性酶切时会降低 DNA 的切割效率。因此，使用前纯化 DNA 片段和载体是很重要的。我们使用 QIAEXII 胶回收试剂盒从琼脂糖凝胶中进行纯化。

（8）使用 pET-3b 载体系统按照 1∶1 的摩尔比可以很好地将 DNA 插入载体。不管怎样，比例在 3∶1～1∶3 都可以提供好的初始参数。pET-3b 载体约有 4 kb；为了计算连接反应中 DNA 片段的适当量，使用以下方程式：

$$\frac{载体的量[ng] \times 插入大小[kb]}{载体大小[kb]} \times 插入片段与载体的摩尔比率 = 插入片段量[ng]$$

（9）*E. coli* BL21 star™（DE3）细胞用于 RNA 表达的宿主，是因为 DE3 中 RNaseE 基因（rne131）的突变增强了 RNA 的稳定性，具有完全 RNase 活性的细胞有可能减少 RNA 产率。由于感受态细胞很脆，要避免过多吹打，需要温和处理细胞以防细胞裂解。

（10）酚有毒性和腐蚀性，注意佩戴手套并在通风橱中处理样品。

（11）含有镁的非变性凝胶应该只在冷室中跑胶并减小电压以保护 RNA 免于受热和镁介导的降解。

（12）荧光染料如 MG 和 DFHBI 在暴露于光下时可能会光漂白。在使用 MG 和 DFHBI 染料染色时，样品要全程避光。

（13）EtBr 会插入双螺旋 DNA，因此是剧毒的。确保处理溴化乙锭（EtBr）时必须注意并遵循生物安全条例。

（14）不同通道拍摄的胶图，可能由于通过成像通道的光学校准不同而呈现轻微的移位。如果需要将不同通道的图像重叠到一张图像中例行处理（如 ImageJ）以观察 RNA 和荧光模块的共定位，所有通道的图像需要用公共特性相比较（例如，胶板边缘通常在所有不同通道中均可见），以避免误解与凝胶条带移位一样的通道间移位。

（15）一定小心操作，保证两个样品制备和处理相同以便公平比较有或没有 RNA 结合的荧光发射。

（16）基于选择的发射夹缝宽度（如检测的带宽）可能在光谱的低波长边缘显示出一个强峰的下降沿，可能有时比要观察的荧光峰大很多。这个峰是激发波长光谱的散射，并且就其本身而言可以不予理会。如果观察到检测器的浸透，将起始检测波长稍微调大些。

（17）为了显示染料与荧光适配体结合所产生的荧光强度增加，这里用到重叠光谱进行比较。特别注意的是，为了获得样品和对照品的真实比对，需要在同样的参数下记录所有的荧光光谱，光谱的记录也要在相同的染料（带有或不带有

RNA）浓度、缓冲液组成、激发波长和狭缝宽度、扫描速率和发射范围与狭缝宽度下进行。这些参数中的任何一个发生偏差都会导致荧光强度的变化。

（18）像注释 17 中讨论的一样，所有的光谱都要在相同的仪器参数下记录。有时，最大发射光（荧光峰的中央波长）可能伴随全部强度增强或减弱的位移。在这些情况下，可能需要整合发射光谱来替代比较全部的发射强度。

（19）由于未固定的细胞会快速死亡，制备好的玻片应该立即拍照。

（20）对照荧光和明场图像可以定位细胞内的荧光 RNA 纳米颗粒。额外的细胞器荧光标记通常用来突出特异性定位。

（21）RNase 会将未进入细胞的 RNA 纳米颗粒降解。此步骤用于降低成像中的荧光背景。如果在荧光成像中遇到强度问题，可以跳过此步骤来检测问题是出现在纳米颗粒浓度还是电穿孔上。

（22）比较经过或未经过电穿孔（3.9 节步骤 2）的荧光图像，可以检测 RNA 纳米颗粒是结合在细胞膜上还是进入到了细胞内部。

（23）这个程序没有遵循动力学模型。当然，If 相对时间的线性关系可以用实验方法观察到并因此用于评估 $If_{(0)}$。

（24）如上所述，半衰期的评价基于 3.10 节步骤 5 中通过代入 $If_{(1/2)}$ 回到线性回归方程中的荧光强度线性降低的实验观察。

致　谢

本研究受到 NIH 授予郭培宣（Guo P）的 R01EB003730、R01EB019036 和 U01CA151648 的资助。郭培宣是 Kylin Therapeutics, Inc.和 Biomotor and Nucleic Acid Nanotechnology Development Corp., Ltd 的共同创办人。他的纳米生物技术首席教授职位受到 William Farish Endowment Fund 的资助。

（李闰婷 译，陈龙欣 校）

参 考 文 献

[1] Guo P（2010）The emerging field of RNA nanotechnology. Nat Nanotechnol 5:833-842

[2] Shukla GC, Haque F, Tor Y et al（2011）A boost for the emerging field of RNA nanotechnology. ACS Nano 5:3405-3418

[3] Guo P, Haque F, Hallahan B et al（2012）Uniqueness, advantages, challenges, solutions, and perspectives in therapeutics applying RNA nanotechnology. Nucleic Acid Ther 22:226-245

[4] Guo P, Haque F（eds）（2014）RNA nanotechnology and therapeutics. CRC Press, Boca Raton, FL

[5] Shu Y, Pi F, Sharma A et al（2014）Stable RNA nanoparticles as potential new generation drugs for cancer therapy. Adv Drug Deliv Rev 66C:74-89

[6] Leontis N, Sweeney B, Haque F et al（2013）Conference scene: advances in RNA nanotechnology promise to transform medicine. Nanomedicine 8（7）:1051-1054

[7] Taft RJ, Pang KC, Mercer TR et al（2010）Noncoding RNAs: regulators of disease. J Pathol 220:126-139

[8] Duchaine TF, Slack FJ（2009）RNA interference and micro-RNA-oriented therapy in cancer: rationales, promises, and challenges. Curr Oncol 16:265-270

[9] Cayrol B, Nogues C, Dawid A et al（2009）A nanostructure made of a bacterial noncoding RNA. J Am Chem Soc 131: 17270-17276

[10] Mattick JS（2009）The genetic signatures of noncoding RNAs. PLoS Genet 5:e1000459

[11] Shu D, Shu Y, Haque F et al（2011）Thermodynamically stable RNA three-way junctions for constructing multifunctional nanoparticles for delivery of therapeutics. Nat Nanotechnol 6:658-667

[12] Shu Y, Haque F, Shu D et al（2013）Fabrication of 14 different RNA nanoparticles for specific tumor targeting without accumulation in normal organs. RNA 19:766-777

[13] Shu D, Khisamutdinov EF, Zhang L et al（2013）Programmable folding of fusion RNA complex driven by the 3WJ motif of phi29 motor pRNA. Nucleic Acids Res 42:e10

[14] Grate D, Wilson C（1999）Laser-mediated, site-specific inactivation of RNA transcripts. Proc Natl Acad Sci U S A 96:6131-6136

[15] Paige JS, Wu KY, Jaffrey SR（2011）RNA mimics of green fluorescent protein. Science 333:642-646

[16] Afonin KA, Bindewald E, Yaghoubian AJ et al（2010）In vitro assembly of cubic RNA-based scaffolds designed in silico. Nat Nanotechnol 5:676-682

[17] Haque F, Shu D, Shu Y et al（2012）Ultrastable synergistic tetravalent RNA nanoparticles for targeting to cancers. Nano Today 7:245-257

[18] Reif R, Haque F, Guo P（2013）Fluorogenic RNA nanoparticles for monitoring RNA folding and degradation in real time in living cells. Nucleic Acid Ther 22（6）:428-437

[19] Paige JS, Nguyen-Duc T, Song W et al（2012）Fluorescence imaging of cellular metabolites with RNA. Science 335:1194

[20] Strackharn M, Stahl SW, Puchner EM et al（2012）Functional assembly of aptamer binding sites by single-molecule cut-and-paste. Nano Lett 12:2425-2428

[21] Hofer K, Langejurgen LV, Jaschke A（2013）Universal aptamer-based real-time monitoring of enzymatic RNA synthesis. J Am Chem Soc 135:13692-13694

[22] Kellenberger CA, Wilson SC, Sales-Lee J et al（2013）RNA-based fluorescent biosensors for live cell imaging of second messengers cyclic di-GMP and cyclic AMP-GMP. J Am Chem Soc 135:4906-4909

[23] Kim J, Khetarpal I, Sen S et al（2014）Synthetic circuit for exact adaptation and fold-change detection. Nucleic Acids Res 42:6078-6089

[24] Chapman EG, Moon SL, Wilusz J et al（2014）RNA structures that resist degradation by Xrn1 produce a pathogenic Dengue virus RNA. Elife 3:e01892

[25] Hoeprich S, Zhou Q, Guo S et al（2003）Bacterial virus phi29 pRNA as a hammerhead ribozyme escort to destroy hepatitis B virus. Gene Ther 10:1258-1267

[26] Zuker M（2003）Mfold web server for nucleic acid folding and hybridization prediction. Nucleic Acids Res 31:3406-3415

第8章　小 RNA 3′端氧化的荧光标记

Chen Qiu，Wang-Yi Liu 和 Yong-Zhen Xu

摘　要　在 RNA 纳米技术中，构建纳米颗粒包含了结合功能性元件、交联模块、标记 RNA 亚基和化学修饰核苷酸。对于 RNA 标记来说，其有效性和敏感性是非常重要的，此技术还可用于如芯片、Northern blotting 和凝胶阻滞的分析。这里，我们介绍一种通过氧化反应在小 RNA 的 3′端加荧光标签的方法来实现 RNA 标记。体外转录的小 RNA 的 3′端利用高碘酸钠进行氧化，之后去除了过量的氧化剂，再加上荧光素-5-氨基硫脲。纯化的具有荧光的小 RNA 就可以用于检测 RNA-蛋白质相互作用的凝胶阻滞分析了。

关键词　RNA 3′端标记，氧化，荧光，小 RNA，RNA-蛋白质相互作用，凝胶阻滞分析

1　引　　言

最初来源于一个噬菌体的 RNA，构成一个六聚体环后，再将基因组 DNA 包装到原衣壳中[1]。目前，RNA 纳米结构可以监控体内 RNA 折叠和降解[2]，还可能用于运输 siRNA、miRNA、核糖酶和核糖开关[3]。为了标记纳米颗粒中合成的 RNA 亚基，在 5′端或 3′端单独结合荧光以避免物理障碍是可行的方法[4]。由于其异常的敏感性和安全性，RNA 荧光标记已经广泛应用于 RNA 检测和它的功能性分析，包括基因表达和定位[5~7]、RNA 双螺旋解旋[8]、荧光原位杂交[9, 10]、RNA 测序[11]和 microRNA 表达芯片[12]。这里，我们介绍一种在体外转录的小 RNA 的 3′端通过氧化进行荧光标记，及其在检测 RNA-蛋白质相互作用的凝胶阻滞分析中的应用。

第一步，小 RNA 通过 T7 启动子引导体外转录而获得。第二步，小 RNA 的 3′端毗邻的羟基（核糖的 2′和 3′位）被高碘酸钠氧化为二醛，通过加入亚硫酸钠去除过量的氧化剂后，荧光素-5-氨基硫脲通过二胺脲和醛之间的缩合反应加到 RNA 的 3′端[11, 13, 14]（图 8-1）。第三步，这个荧光标记的 RNA 用于检测 RNA 和蛋白质间特异性相互作用的凝胶阻滞分析（也称为电泳迁移率变动分析，EMSA）。结合了蛋白质的 RNA 在天然条件下缓慢迁移，可以利用图像扫描仪直观看到荧光标记的 RNA 信号（图 8-2）。

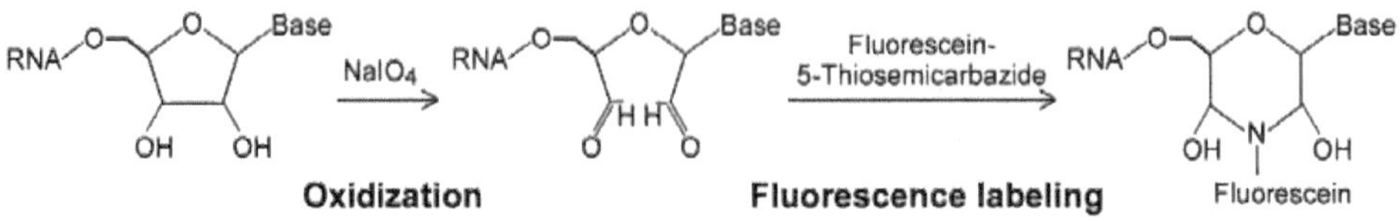

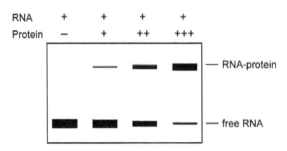

图 8-1　小 RNA 的 3′端通过氧化反应和荧光素-5-氨基硫脲标记的原理。在荧光标记前，通过亚硫酸钠去除过量的氧化剂

图 8-2　用于 RNA-蛋白质相互作用的凝胶阻滞分析的原理。荧光标记的 RNA 与蛋白质一起孵育并用天然 PAGE 胶分析。结合了逐渐增多的蛋白质的 RNA 显示比单独的 RNA 移动更缓慢，这个信号可以通过荧光直观看到

2　材　　料

为了防止 RNA 降解，所有溶解使用 Milli-Q 水配制。

2.1　体外转录组分

（1）10 mmol/L 的 NTP 混合物或者独立的 ATP、CTP、GTP、UTP（GE Healthcare）试剂。

（2）具有 T7 启动子的 DNA 模板（见注释 1）。

（3）带有 5×转录缓冲液的 T7 RNA 聚合酶（Promega）。

（4）100 mmol/L 二硫苏糖醇（DTT）。

（5）RQI DNase（Promega）。

（6）RNA 抽提和沉淀试剂：平衡酚（pH 8.0）、酚∶氯仿∶异戊醇（PCI，25∶24∶1，*V/V*）、3 mol/L 乙酸钠（pH 5.2）、100%乙醇、75%乙醇，以及 15 mg/mL 的 glycoblue（Ambion）（见注释 2）。

2.2　标记组分

（1）标记缓冲液：0.25 mol/L 乙酸钠，pH 5.6。

（2）1 mmol/L 高碘酸钠。

（3）2.5 mmol/L 亚硫酸钠。

（4）荧光素-5-氨基硫脲（分子探针）：溶解于二甲基甲酰胺（DMF）中配制成 2.5 mmol/L 的溶液（见注释 3）。溶液用 0.45 μm 滤膜过滤除菌。

（5）RNA 沉淀试剂：8 mol/L LiCl、100%和 75%乙醇。

2.3　凝胶阻滞成分

（1）电泳缓冲液（0.5×TBE）：为了配制 5×TBE 缓冲液，将 54.0 g Tris 碱、27.5 g 硼酸和 20 mL 的 0.5 mol/L EDTA（pH 8.0）加入 800 mL 水中，用水定容至 1 L。储存液经 Whatman 3 M 滤纸过滤并经 121℃高压蒸汽灭菌后室温储存。

（2）40%丙烯酰胺溶液：溶解 190 g 丙烯酰胺和 10 g N, N'-甲叉双丙烯酰胺（丙烯酰胺/Bis：19∶1）于 400 mL 水中。为了溶解丙烯酰胺，可能需要加热。加水定容至 500 mL 并调 pH 至 7.0 或更小些。两种丙烯酰胺都是毒害神经的。配制过程中应戴好保护手套和眼罩。溶液过滤（0.45 μm）除菌并在避光瓶中 4℃储存。

（3）50%甘油（V/V）：过滤除菌。

（4）10%（m/V）过硫酸铵溶液（见注释 4）。

（5）N, N, N, N'-四甲基乙二胺（TEMED）（Sigma）。

（6）RNA-蛋白质结合缓冲液（10×）：100 mmol/L HEPES（pH 7.3）、200 mmol/L KCl、10 mmol/L MgCl$_2$、10 mmol/L DTT。

（7）非特异性 RNA 竞争物：酵母 tRNA（1 mg/mL）（见注释 5）。

（8）凝胶上样染液（1×）：含有 0.17%二甲苯蓝和 0.17%溴酚蓝的 0.5×TBE。

3　方　　法

除非特殊情况，全部步骤都在冰上完成。全程提到的小 RNA 具有 60 个核苷酸。

3.1　体外转录

（1）配制一个 20 μL 的反应混合液，包括 4 μL 的 10 mmol/L NTP mixture（ATP、

CTP、GTP 和 UTP）、0.5 μL 的 100 mmol/L DTT、0.5 μL 的 RNasin、2 μL 的 DNA 模板（见注释 6）、4 μL 的 5×转录缓冲液和 1 μL 的 T7 RNA 聚合酶（见注释 7）。

（2）将转录混合物孵育在 37℃水浴中 1 h（见注释 8）。

（3）加入 1.5 μL 的 RQI DNase（1 U/μL）到反应混合物中，37℃酶切 30 min 去除 DNA 模板。

（4）向反应管中加入 280 μL 水和 300 μL 平衡酚（pH8.0）。短时涡旋混合后在室温下 14 549 g 离心 5 min。

（5）转移上层水相（约 290 μL）到一个新的离心管中，用 PCI 溶液重复抽提 RNA 两次。条件与上面酚抽提相同。

（6）将最终清澈的水相转移到一个新管中，加入 1/10 体积的 3 mol/L 乙酸钠（pH 5.2）（约 30 μL）、600 μL 的 100%乙醇和 0.5 μL 的 glycoblue（15 mg/mL）。将管子于-20℃冷冻至少 2 h 可以使小 RNA 获得更好的沉淀。

（7）4℃下 14 549 g 离心 20 min 弃上清。加入 500 μL 的 75%乙醇。温和洗涤 RNA 沉淀并再次离心。弃上清并将管子倒扣在铺有 Kimwipe 纸的干净工作台上 20 min 干燥沉淀（见注释 9）。

（8）用 40 μL 水溶解沉淀。冰上孵育管子 20 min 并定期温和涡旋。14 549 g 离心 3 min 去除未溶解的物质。小 RNA 浓度用 NANO DROP 2000c（Thermo）测量并且纯化产物用 3%琼脂糖凝胶电泳检测。

3.2 RNA 标记

（1）取 0.25 nmol 的小 RNA（60 nt 长、约 5 μg）与 10 μL 的标记缓冲液（0.25 mol/L 乙酸钠，pH 5.6）混合加水补足总体积至 37.5 μL。

（2）加入 2.5 μL 的 1 mmol/L 高碘酸钠（2.5 nmol，见注释 10）。于 25℃黑暗中放置 90 min 完成氧化反应。

（3）氧化反应后加入 2 μL 的 2.5 mmol/L 高碘酸钠（5.0 nmol）到混合物中，继续在 25℃孵育 15 min（见注释 11）。

（4）加入 3 μL 的 2.5 mmol/L 荧光素-5-氨基硫脲（7.5 nmol）标记小 RNA 的 3'端。混合物在 37℃孵育 3 h（见注释 12）。

（5）通过加入 1/10 体积（4.5 μL）的 8 mol/L LiCl 和 2.5 体积（125 μL）的无水乙醇沉淀小 RNA。混合物在-20℃储存至少 3 h。

（6）13 000 g 离心 20 min，弃上清，RNA 沉淀用 75%乙醇洗涤至少两次以去除任何可追踪的游离荧光。

（7）用 40 μL 水溶解沉淀并取小体积样品用于前面所述的方法进行 RNA 浓度检测。其余部分可以在-80℃冷冻储存并最好在 3～4 周内使用（见注释 13）。

3.3　凝胶阻滞分析

（1）配制 4%非变性胶：用 7.5 mL 水、1 mL 的 40%丙烯酰胺溶液、0.5 mL 的 50%甘油、1 mL 的 5×TBE 配置 10 mL 的凝胶混合物。加入 60 μL 的 10%过硫酸铵和 12 μL TEMED（见注释 14）。迅速将混合物注入一个 Bio-Rad mini-胶盒并立即不带入气泡地插入一把 10 孔的胶梳（见注释 15）。

（2）凝胶聚合后（0.5～1 h），用水冲洗胶孔并向一个边孔中加入 1×凝胶上样染液。预跑胶 30～60 min。一块 8 cm×8 cm×0.1 cm 的胶用 100 V 电压。

（3）同时，制备 RNA-蛋白质结合混合物。在一个总体积 20 μL 的体系中，加入 2 μL 的 10×结合缓冲液、2 μL 的 50%甘油、1 μL 的酵母 tRNA（1 mg/mL）（见注释 16）、0.04 pmol 的荧光标记 RNA（终浓度为 2 nmol/L）、各种纯化的蛋白质和水（见注释 17）。

（4）室温孵育 RNA-蛋白质混合物 30 min。

（5）直接上样到非变性胶中，之前用过的边孔中也加入 1×凝胶上样染液（见注释 18）。

（6）跑胶直到第一条染料（溴酚蓝）移动至凝胶的 3/4 处（见注释 19）。

（7）停止跑胶并迅速用水漂洗凝胶。在一台荧光成像仪（FAL-9000 Plus DAGE）用 473 nm 的蓝色激光扫描凝胶并用 Multi Gauge V3.0 软件（FujiFilm）分析每条带的荧光强度。

4　注　　释

（1）为了制备小 RNA，用于转录的 DNA 模板可以用质粒或带有 T7 启动子（5′-TAATACGACTCACTATAGGG）的 PCR 产物。用环状质粒制备的模板必须用限制性内切核酸酶在 3′端切割为线性阻止额外的转录，并在转录开始前用琼脂糖凝胶电泳纯化。PCR 产物在使用前必须经过凝胶纯化。

（2）100%和 75%乙醇必须冰上预冷。Glycoblue 是用于共沉淀的，它是由一种蓝色染料共价结合到糖原上以便有效沉淀并可直接观察到小 RNA。糖原可以替代其使用。

（3）荧光素-5-氨基硫脲用二甲基甲酰胺（DMF）溶解并储存于−20℃冻存。推荐 10 mmol/L 分装储存液并可以使用 6 个月。

（4）过硫酸铵溶液必须现用现配。

（5）可以加入过量的未荧光标记的小 RNA（野生型或突变体）作为竞争物来检测 RNA-蛋白质相互作用的特异性。

（6）如果用 PCR 制备 DNA 模板，加入 100 ng 到转录混合物中；如果用线性化的质粒，依照 DNA 的长度加入 400～600 ng 到混合物中。如果有需要，可以加入更多的模板到反应体系中。一般 20 μL 反应体系可以产生大约 6～8 μg 的小 RNA。

（7）为了避免 NTP 在高盐环境中的沉淀，在加入 5×转录缓冲液之前混合好 NTP、DNA 模板和水。

（8）为了获得更多的 RNA 产物，推荐额外加入 0.5 μL 的 T7 RNA 聚合酶延长 30 min 孵育时间。

（9）小心操作管子以避免在上下翻转时损失 RNA 沉淀。

（10）为了获得最高的氧化反应效率，标记缓冲液的终浓度应该为 62.5 mmol/L 乙酸钠（pH 5.6），并且在终体积为 40 μL 体系中，RNA 和高碘酸钠的摩尔比为 1∶10。

（11）加入 2 倍的亚硫酸钠去除过量的高碘酸钠。

（12）为了标记，最佳的 RNA 与荧光素-5-氨基硫脲的摩尔比应该为 1∶30。

（13）标记效率可以通过计算荧光素 492 nm 的吸光值与 RNA-荧光素 260 nm 的吸光值之比来检测。本方法的标记效率通常为 60%～80%。

（14）在 4%非变性 PAGE 胶中，甘油和 TBA 的终浓度分别为 2.5%和 0.5×。甘油在这里是为了更好地维持 RNA-蛋白质复合体。

（15）为了保证 4%非变性胶电泳后能够成功取出，我们推荐使用二氯二甲基硅烷（dichlordimethylsilan，Merck）到玻璃板上，然后通过乙醇漂洗清洁并擦干。

（16）酵母 tRNA 的最佳使用量为每个反应 0.1～10 μg 不等，取决于使用的 RNA 和蛋白质。

（17）RNA 应该在 70℃预热 5 min 后冰上放置直到结合反应。一般测试中蛋白质和 RNA 的摩尔比为 50∶1、200∶1 和 500∶1。轻轻用枪头混匀 RNA-蛋白质混合物几次，避免涡旋或剧烈混匀。

（18）为了避免打断复合体的稳定性，样品混合物中已经含有 5%甘油，因此，不再加入上样缓冲液或者染料。样品用长上样头小心加样到孔中。

（19）为了保持 RNA-蛋白质复合物的稳定性，一些情况下跑胶要在 4℃冷室中进行。

致　　谢

本工作受到中国国家自然科学基金（31270842）和中国国家基础研究项目（2012CB114101）对 Yong-Zhen Xu 的资助。

（李闰婷 译，陈龙欣 校）

参 考 文 献

[1] Guo P, Zhang C, Chen C, Garver K, Trottier M（1998） Inter-RNA interaction of phage phi29 pRNA to form a hexameric complex for viral DNA transportation. Mol Cell 2:149-155

[2] Reif R, Haque F, Guo P（2012） Fluorogenic RNA nanoparticles for monitoring RNA folding and degradation in real time in living cells. Nucleic Acid Ther 22:428-437

[3] Shu Y, Pi F, Sharma A, Rajabi M, Haque F, Shu D, Leggas M, Evers BM, Guo P（2014） Stable RNA nanoparticles as potential new generation drugs for cancer therapy. Adv Drug Deliv Rev 66:74-89

[4] Guo P（2010） The emerging fi eld of RNA nanotechnology. Nat Nanotechnol 5:833-842

[5] Goldsmith JG, Ntuen EC, Goldsmith EC（2007） Direct quantification of gene expression using capillary electrophoresis with laser-induced fluorescence. Anal Biochem 360:23-29

[6] Wansink DG, Schul W, van der Kraan I, van Steensel B, van Driel R, de Jong L（1993） Fluorescent labeling of nascent RNA reveals transcription by RNA polymerase II in domains scattered throughout the nucleus. J Cell Biol 122:283-293

[7] Song G, Sun Y, Liu Y, Wang X, Chen M, Miao F, Zhang W, Yu X, Jin J（2014） Low molecular weight fluorescent probes with good photostability for imaging RNA-rich nucleolus and RNA in cytoplasm in living cells. Biomaterials 35:2103-2112

[8] Maeder C, Kutach AK, Guthrie C（2009） ATPdependent unwinding of U4/U6 snRNAs by the Brr2 helicase requires the C terminus of Prp8. Nat Struct Mol Biol 16:42-48

[9] Chou YY, Heaton NS, Gao Q, Palese P, Singer RH, Lionnet T（2013） Colocalization of different influenza viral RNA segments in the cytoplasm before viral budding as shown by single-molecule sensitivity FISH analysis. PLoS Pathog 9:e1003358

[10] Mahadevaiah SK, Costa Y, Turner JM（2009） Using RNA FISH to study gene expression during mammalian meiosis. Methods Mol Biol 558:433-444

[11] Wu TP, Ruan KC, Liu WY（1996） A fluorescence-labeling method for sequencing small RNA on polyacrylamide gel. Nucleic Acids Res 24:3472-3473

[12] Liang RQ, Li W, Li Y, Tan CY, Li JX, Jin YX, Ruan KC（2005） An oligonucleotide microarray for microRNA expression analysis based on labeling RNA with quantum dot and nanogold probe. Nucleic Acids Res 33:e17

[13] Pagano JM, Farley BM, McCoig LM, Ryder SP（2007） Molecular basis of RNA recognition by the embryonic polarity determinant MEX-5. J Biol Chem 282:8883-8894

[14] Pagano JM, Clingman CC, Ryder SP（2011） Quantitative approaches to monitor proteinnucleic acid interactions using fluorescent probes. RNA 17:14-20

第 9 章 RNA 纳米颗粒对转移性肿瘤靶向定位及给药的方法和分析

Piotr Rychahou, Yi Shu, Farzin Haque, Jiyao Hu, Peixuan Guo 和 B. Mark Evers

摘 要 近几年来，由于 RNA 纳米技术在纳米医药中的潜在应用，现在越来越受到大家的关注。RNA 纳米技术指的是通过作为主要成分的 RNA 自下向上的自我装配，设计和合成纳米颗粒的技术。由于 RNA 纳米颗粒具有多价性，它可以将治疗、靶向和检测基团全部整合到一个纳米颗粒上，这非常有利于针对癌症细胞治疗的靶向给药。但迄今为止，还需要一种专用于靶向已经扩散得很严重的器官或淋巴结转移癌的给药系统。本章报道了建立临床结直肠癌老鼠转移模型的方法，并叙述了通过构建多功能、热力学和化学稳定的 RNA 纳米颗粒的方法和试验来处理在肝脏中转移结直肠癌的靶向定位。通过 RNA 纳米颗粒全身注射，在数小时后显示转移性的细胞在正常肝组织中仅有很少或没有积累，这证明 RNA 纳米颗粒可以作为一种潜在的治疗转移性肿瘤的给药系统。

关键词 RNA 纳米技术，RNA 纳米颗粒，转移性肿瘤，RNA 疗法，靶向给药

1 引 言

RNA 纳米技术指的是由 RNA 通过自下向上的自我装配，设计、制造和应用纳米颗粒[1~4]的技术。1998 年，郭培宣博士的团队报道了第一个通过再设计 RNA 分子的自装配形成的 RNA 纳米构架的制造[5]。在过去的几年里，RNA 纳米结构由于具有与 DNA 相同水平的简易特性、便于操作，同时拥有一种在结构和功能方面通用的、类似于一些蛋白质的弹性，已经引起广泛的关注[1~4, 6, 7]。天然和人工修饰的 RNA，如核酶[8, 9]、反义 RNA（antisense RNA）[10, 11]、核糖开关（riboswitch）[12, 13]、miRNA[14, 15]、小干扰 RNA（small interfering RNA）[16, 17]和适配体（aptamer）[18, 19]，都显示出作为纳米医药材料的潜在可能性。然而，由于在血清中 RNA 的化学不稳定性，RNA 纳米技术最近才出现。所有努力在于克服 RNA 纳米技术中的主要障碍，直到最近发现了化学和热力学稳定的 pRNA 纳

米颗粒[20, 21]，才显示其在癌症治疗、病毒感染和遗传疾病方面具有巨大的潜能[20~24]。由于噬菌体 phi29 包装 RNA（pRNA）结构特点的确定，它已经广泛地用于构筑多种功能性的、各种各样的 RNA 纳米颗粒[20~22, 25~27]。

　　基于 pRNA 的纳米给药系统具有很多优越的属性，其中包括确定的大小、结构和化学计量学的可控性[20, 22, 28]、高度可溶性、无毒性、不会诱发干扰素反应和细胞因子的产生[25]、热力学[20, 21, 29]和化学（经过 2'-F 修饰后）[24]稳定性，同时还具有给药/检测和靶向的多价性质、良好的药代动力学和生物分布配置[20~22, 25]，以及可以通过酶促转录而获得经济效益的工业规模产品。另外，许多生物学或化学小分子（如用于肿瘤靶向识别特殊癌症表面标记物的配体，以及用于追踪和检测的荧光染料）都可以整合到 RNA 寡核苷酸上。

　　包括结直肠癌在内的绝大多数由癌症引起的死亡都是肿瘤转移的结果[30, 31]。很少患有转移癌的患者可以符合外科手术的条件，而且受限于很多的治疗方式[32, 33]，这就需要治疗转移癌的新策略。这里提供一种创新的 RNA 纳米技术用于构建超稳定的 RNA 纳米颗粒[34]，其在注射到患有结直肠癌转移的小鼠后，棘齿状的多价 RNA 纳米颗粒能有效地靶向运输并内化到转移癌细胞中。通过增强渗透和滞留（enhanced permeability and retention，EPR）效应，带有靶向配体的 RNA 纳米颗粒全身注射后，能有效靶向已经扩散到肝脏的转移细胞，并且，转移的肿瘤细胞在正常肝组织中少量或未积累，同时，对照组中使用的商业化的纳米颗粒未能靶向转移细胞，由此证明这些 RNA 纳米颗粒作为治疗癌症转移的给药系统存在潜在的可能性。

　　我们还进一步展示了一种用于不同细胞群免疫表型分型的基于流式细胞术的试验[35, 36]。转移结直肠癌细胞和其他人类结直肠癌初始化细胞，可以用它们特殊的抗原表达物加以鉴定[37, 38]。结合了一系列不同抗原的 RNA 纳米颗粒可以结合不同的荧光染料。这些荧光分子在流式细胞仪中的激光激发后发射出不同波长的光，因此可以通过细胞表达的特殊表型标记物（如表面抗原或受体）加以识别来鉴定细胞[36]。结合了荧光染料如 Alexa647 后，这种针对肿瘤细胞或其他多样化细胞系统中的特殊细胞（如一种固体组织样品等），都可以通过 pRNA 给药系统的特性，用流式细胞术进行研究和分析[35, 39]。

2　材　　料

　　所有试剂都应该是分析纯且无 RNase 和 DNase，以防 RNA 降解。所有溶液都应该使用 DEPC 处理过的 Millipore 水配制并高压蒸汽灭菌。所有用于配制缓冲液和试剂的管子及玻璃器皿都应经过高压蒸汽灭菌。全程穿戴手套和实验服。除了特别注释，配制和储存试剂都为室温，所有的废弃物处理条款都应该严格遵守。

2.1　试剂

（1）过硫酸铵（ammonium persulfate，AP）。

（2）四甲基乙二胺（tetramethylethylenediamine，TEMED）（见注释 1）。

（3）溴化乙锭（ethidium bromide，EtBr）：1% 溶液，分子级（见注释 2）。

（4）六水氯化镁（magnesium chloride hexahydrate，$MgCl_2 \cdot 6H_2O$）。

（5）Milli-Q 水，电阻率 18.2 MΩ/cm。

（6）尿素，分子生物学级，无 DNase、无 RNase、无蛋白酶污染。

（7）Tris-HCl。

（8）氯化钠（sodium chloride，NaCl）。

（9）氯化钾（potassium chloride，KCl）。

（10）磷酸氢二钠（disodium hydrogen phosphate，Na_2HPO_4）。

（11）磷酸二氢钾（monopotassium phosphate，KH_2PO_4）。

（12）乙醇。

（13）硼酸（boric acid）。

（14）甲叉双丙烯酰胺（bis-acrylamide）（见注释 3）。

（15）丙烯酰胺（acrylamide），99+%，电泳级（见注释 4）。

（16）丙烯酰胺/甲叉双丙烯酰胺溶液，40%（m/V）溶液，丙烯酰胺/甲叉双丙烯酰胺比例为 29:1。

（17）琼脂糖。

（18）Synergel。

（19）RPMI-1640 培养基。

（20）无叶酸 RPMI 1640 培养基。

（21）胎牛血清。

（22）0.25% 胰蛋白酶 EDTA。

（23）蔗糖。

（24）二甲苯蓝。

（25）溴酚蓝。

（26）PBS。

（27）8 周龄 NCr nude（CrTac:NCr-Foxn1nu; Taconic）或者 SCID 小鼠。

（28）异氟烷。

（29）丁丙诺啡。

（30）16%（m/V）多聚甲醛溶液（polysciences）。

（31）Tissue-Tek® O.C.T™ Compound（Andwin Scientific）。

（32）Hoechst 33342。

（33）ProLong® Gold 带有 DAPI 的抗褪色封固剂（Life Technologies, Inc.）。

（34）水封片剂（Dako）。

（35）玻璃盖玻片。

（36）显微镜载玻片。

（37）10%碘伏（Betadine）。

（38）70%酒精棉。

（39）混合抗体（见注释 5）。

2.2　设备

（1）Typhoon FLA 7000 凝胶成像系统（GE Healthcare）。

（2）分光光度计。

（3）pH 计。

（4）冰箱（-80℃和-20℃）和 4℃冷库。

（5）Milli-Q 水纯化系统。

（6）微波炉。

（7）PCR 仪。

（8）离心机。

（9）PAGE 系统。

（10）手持紫外灯。

（11）生物安全柜。

（12）流式细胞仪。

（13）细胞培养瓶、板和其他物资。

（14）细胞活力分析仪（Vi-Cell XR，Beckman Coulter）。

（15）细胞培养箱。

（16）敷料钳。

（17）带有 25G 针头的 1 mL TB 注射器。

（18）30G 针头。

（19）FS-2 反向切断的 3/8 圆缝合针，19 mm（Ethicon）。

（20）黑色丝质成股的缝合线，4.0 号。

（21）LIGACLIP EXTRA Single Clip Ligating Appliers（LX205）。

（22）钛夹（titanium clips）（LT202）。

（23）激光扫描共聚焦显微镜。

（24）IVIS 光谱在体成像系统。

（25）右甲吗喃。

（26）50-mm Filcon。

2.3　试剂配制（见注释1）

（1）RNA 寡核苷酸：化学合成 2′-F 修饰的 RNA 寡核苷酸：a_{3wj}-FA 末端结合了叶酸（FA）、b_{3wj} 和 c_{3wj} 末端标记了 Alexa647。

（2）DEPC 水溶液，0.05%（V/V）：0.05 mL 的 DEPC 加入到 99.5 mL 纯水中并剧烈振荡混匀溶液。溶液于 37℃ 孵育过夜后高压蒸汽灭菌以除去 DEPC。这个试剂可以室温（RT，25℃）储存 1 年。

（3）Tris 硼酸 EDTA（TBE）缓冲液：配制 1 L 的 TBE 缓冲液（1×），加 10.79 g 的 Tris 碱（终浓度为 89 mmol/L）、12.28 g 的硼酸（终浓度为 200 mmol/L）和 5.85 g 的 EDTA（终浓度为 2 mmol/L）到 1 L Milli-Q 水中。这个缓冲液可以在室温条件下储存 1 年。

（4）Tris-硼酸镁（TBM）缓冲液：准备 1 L 的 TBM 缓冲液（1×），加入 10.79 g 的 Tris 碱（终浓度为 89 mmol/L）、12.28 g 的硼酸（终浓度为 200 mmol/L）和 1.02 g 的 $MgCl_2 \cdot 6H_2O$（终浓度为 5 mmol/L）　到 1 L Milli-Q 水中。这个缓冲液可以在室温条件下储存 1 年。

（5）乙酸钠（NaOAc，3 mol/L）：溶解 24.6 g 的 NaOAc 到 100 mL 的 Milli-Q 水中后用酸调节 pH 至 6.5，用前高压蒸汽灭菌。这个溶液可以在室温条件下储存 1 年。

（6）氯化镁（$MgCl_2 \cdot 6H_2O$，2 mol/L）：溶解 40.66 g 的 $MgCl_2 \cdot 6H_2O$ 到 100 mL 的 Milli-Q 水中。这个溶液可以在室温条件下储存 1 年。

（7）Tris-镁盐（TMS）缓冲液：准备一瓶 100 mL 的 TMS 缓冲液（1×），加入 7.88 g 的 Tris-HCl（pH 8.0）（终浓度为 50 mmol/L）、584 mg 的 NaCl（终浓度为 100 mmol/L）和 203 mg 的 $MgCl_2$（10 mmol/L）到 100 mL Milli-Q 水中。这个缓冲液可以在室温条件下储存 1 年。

（8）APS：10%（m/V）。它可以在 4℃ 保存 1 周。

（9）尿素变性 PAGE 凝胶，10%～15%（m/V）：由 10%～15%（m/V；37.5：1）丙烯酰胺、8 mol/L 尿素、10%（m/V）APS 和 TEMED 配制而成。凝胶应该现用现配。

（10）非变性 PAGE 凝胶（TBM 或者 TBE）：10%～15%（m/V）：由 10%～15%（m/V；37.5：1）丙烯酰胺、1×Tris-硼酸缓冲液（pH 7.8）、10 mmol/L $MgCl_2$（或 2 mmol/L EDTA）、10%（m/V）APS 和 TEMED 配制而成。凝胶应该现用现配。

（11）洗脱缓冲液，1×：混合 0.5 mol/L 乙酸铵、10 mmol/L EDTA 和 0.1%（m/V）SDS 到 0.05%（V/V）DEPC 处理的水中。缓冲液经高压蒸汽灭菌后，可以在室温储存 6 个月。

（12）洗涤缓冲液（70%乙醇）：配置 100 mL 洗涤缓冲液，需要混合 70 mL 无水乙醇和 30 mL Milli-Q 水。缓冲液可以在 4℃储存 1 年。

（13）非变性凝胶上样缓冲液，6×：混合 40%（m/V）蔗糖，0.1%（m/V）二甲苯蓝和 0.1%（m/V）溴酚蓝。缓冲液可以在-20℃储存 1 年。

（14）PBS 缓冲液，1×：混合 137 mmol/L NaCl、2.7 mmol/L KCl、10 mmol/L Na$_2$HPO$_4$ 和 2 mmol/L KH$_2$PO$_4$（pH 7.4）。高压蒸汽灭菌后，这个缓冲液可以在室温条件下储存 1 年。

（15）Tris-镁盐（TMS）缓冲液，1×：TMS 缓冲液包含 50 mmol/L Tris-HCl（pH 8.0）、100 mmol/L NaCl 和 10 mmol/L MgCl$_2$。这个缓冲液可以在室温条件下储存 1 年。

（16）组织固定缓冲液：4%多聚甲醛和 10%蔗糖溶于 1×PBS 缓冲液。10 mL 安瓿的 16%多聚甲醛溶液加入到 1×PBS 中，再加入 4 g 蔗糖，配制成 40 mL 的组织固定缓冲液。立即使用或者冰箱放置后使用，可在 1 周内使用。

3　方　　法

3.1　三叉接口（3WJ）自我装配

（1）通过在 0.05%（V/V）DEPC 处理的水或者 TMS 缓冲液中，以 1∶1∶1 的摩尔比同时混合三种 RNA 寡聚物：a$_{3wj}$-FA、b$_{3wj}$ 和 c$_{3wj}$-Alexa647 装配 pRNA-3WJ-FA-Alexa647 纳米颗粒。加热混合物至 80℃，5 min 后缓慢冷却到室温。

（2）产物溶液上样到 8%（m/V）非变性 PAGE 凝胶上并在 TBM 缓冲液中 4℃ 条件下以 100 V 跑胶 1～2 h 来纯化复合体。3WJ 纳米颗粒只会显示一条主带，它在二甲苯蓝稍微前面一点。

（3）从胶上切下目的条带并在 RNA 洗脱缓冲液中 37℃洗脱 RNA 复合体约 4 h，之后乙醇沉淀过夜。

（4）用 DEPC 处理的水或者 TMS 缓冲液重新溶解干燥的沉淀。

（5）用 8%非变性 PAGE 或者 8 mol/L 尿素 PAGE 凝胶在 TBM 跑胶缓冲液中分析复合体的形成。在 4℃条件下 100 V 跑胶 3 h 后，用 Typhoon FLA 7000 观察 RNA 的 EtBr 染色或 Alexa647 荧光。

（6）通过原子力显微镜显示结构（如果可能的话）。

3.2　通过激光共聚焦显微镜试验 pRNA-3WJ 纳米颗粒的细胞结合和内化

（1）细胞维持在完全培养基中（RPMI-1640 加 10%胎牛血清）。

（2）结合研究前一天，用 0.25%胰酶-EDTA 消化细胞并使用无叶酸的 RPMI-1640 完全培养基以每孔 1×10^5 个细胞接种到加有玻璃盖玻片的 24 孔板中（见注释6）。

（3）一旦细胞黏附在盖玻片上，用无叶酸的 RPMI-1640 培养基冲洗细胞。

（4）将细胞与 200～400 nmol/L 的 pRNA-3WJ-FA-Alexa647 RNA 纳米颗粒（或与无叶酸的对照 RNA 纳米颗粒）一起于 37℃孵育 1～4 h。

（5）细胞用 PBS 洗涤后，DAPI 染色，再用 ProLong® Gold Antifade Mountant 计数。用激光扫描共聚焦显微镜的 DAPI 和 Cy5 通道评估细胞结合和内化（图9-1）。

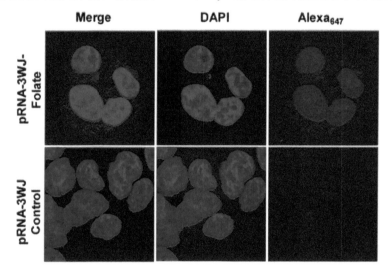

图 9-1　叶酸-pRNA-3WJ 纳米颗粒结合到结肠癌细胞上。FA-pRNA-3WJAlexa647 纳米颗粒体外
结合并进入 HT29 细胞。放大倍数 180×

3.3　通过流式细胞仪（FACS）实验检测 pRNA-3WJ 纳米颗粒的细胞结合（可选）

（1）细胞维持在完全培养基中（RPMI-1640 加 10%胎牛血清）。

（2）结合研究前一天，将 RPMI-1640 完全培养基换为无叶酸的 RPMI-1640 完全培养基（见注释6）。

（3）胰酶消化细胞并用 PBS 洗涤一次。

（4）将 2×10^5 细胞与 200～400 nmol/L 的 pRNA-3WJ-FA-Alexa647 RNA 纳米颗粒（或与无叶酸的对照 RNA 纳米颗粒）一起于 37℃孵育 1 h。

（5）细胞用 PBS 洗涤后，再用 PBS 缓冲液重悬，并用 FACS 试验检测。

（6）用 FlowJo 软件分析 FACS 数据。

3.4　为了产生小鼠皮下移植瘤，皮下注射肿瘤细胞（图 9-3）

（1）弃去细胞的生长培养基，并用 5 mL 的 PBS 进行洗涤。

（2）抽出 PBS，加入 3 mL 的胰酶（T150 瓶），并在 37℃孵育直到细胞分离。

（3）通过加入 9 mL（3×体积）含有 10% FBS 的培养基终止处理。用枪头混匀细胞并转移到 50 mL 管中。

（4）分装 500 μL 细胞悬液到一个小透明池，以便用于 Vi-Cell XR 计数。

（5）转移细胞悬液（$6×10^6$/每个动物）到另一个 50 mL 离心管中。

（6）1000 r/min 室温离心 5 min，沉淀细胞。

（7）弃去培养基，用 20 mL 无菌 PBS 洗涤细胞，用枪头小心混匀。

（8）1000 r/min 室温离心 5 min 沉淀细胞。

（9）弃去 PBS，用新鲜的 PBS 重悬沉淀使之浓度为 $2×10^6$ 个细胞/100 μL，并转移 300 μL 细胞/每个动物到单个的无菌离心管中（见注释 7）。

（10）将分装细胞的单个离心管放置于冰上。

（11）用带有 26G 针头的注射器缓慢吸取悬于 PBS 的 300μL 细胞。通过推出 200 μL 悬有细胞的 PBS 排出附着在针头上的空气，在注射器的 100 μL 标记处停下（见注释 8）。

（12）注射 $1×10^6$ 个细胞到免疫缺陷型小鼠两侧，SCID 小鼠较好。做这个实验时，用医用镊子夹起小鼠的皮肤并拉皮肤使之离开小鼠身体。缓慢均匀地注射到通过拉扯皮肤形成的袋子中，在皮肤下面形成一个独立的细胞泡并且避免细胞过多扩散（见注释 9）。

（13）拔下针头并用医用镊子夹住注射的位置 10 s 以防细胞悬液倒流。

3.5　为了产生转移瘤小鼠模型，在脾内注射肿瘤细胞

（1）按照皮下肿瘤细胞注射步骤准备细胞（见 3.4 节步骤 1～11）。脾内注射通常需要 $5×10^6$～$10×10^6$ 的肿瘤细胞。

（2）外科手术前 20 min 对实验动物给药丁丙诺啡，4～6 h 后给第二剂药。如果需要，每 8～12 h 给药一剂。小鼠用药量：0.05～0.1 mg/kg 皮下或腹膜内。

（3）用异氟烷麻醉小鼠。用一种眼睛润滑剂保护小鼠角膜。小鼠一经麻醉，通过剃毛将外科手术位置的皮毛去除（SCID 小鼠）（见注释 10）。

（4）动物右侧卧左侧腹腔面准备做无菌手术。用 10%碘伏水溶液和 70%乙醇

衬垫交替处理手术位置。使用棉签或者 2×2 纱布块（见注释 11 和 12）。

（5）在左侧腹腔开一个小口并取出脾脏[图 9-2（a）]。用 30 G 针头向脾脏内注射肿瘤细胞（5×10⁶/100 μL PBS）。保持针头在脾脏中以防肿瘤细胞倒流并防止脾脏出血。

（6）肿瘤细胞注射 2 min 后，用 LIGACLIP Ligating Appliers 夹住脾的和脾脏胰脏静脉[图 9-2（b），（c）]。放回脾脏，确定止血，用 4.0 手术缝合线缝合腹膜。用创伤夹封闭皮肤。10～14 天后去除创伤夹。

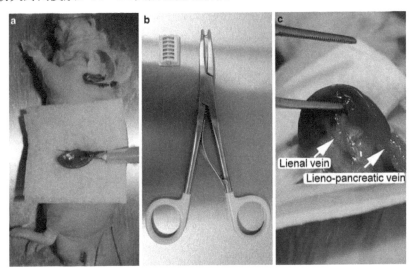

图 9-2　脾内注射肿瘤细胞。（a）小的左腹侧切口和用 30G 针头肿瘤细胞注射（5×10⁶ 细胞悬于100 μL PBS）。（b）LIGACLIP Ligating Appliers 和钛夹。（c）肝静脉系统（脾的和脾脏-胰脏静脉）

3.6　靶肿瘤细胞中荧光 RNA 纳米颗粒的 IVIS 光谱在体成像（见注释 13）

（1）为了反映靶肿瘤细胞中荧光纳米颗粒的积累，使用 IVIS 光谱在体成像系统。IVIS 光谱的摄像机可以达到-90℃，从而获得最大的分辨率。

（2）开始成像，通过点击 Living Image 软件的"Initialize"按钮初始化 IVIS 系统。安装在 PC 工作站上的 Living Image 软件控制 IVIS 光谱成像和分析特征。

（3）按照成像动物数量选择观察区域；最大平台距离可以最多给 5 只动物成像。平台加热温度恒定为 37℃。

（4）在 Living Image 软件中选择激发光波长和发射光波长。

（5）选择合适的曝光时间、F/停止和像素组合（见注释 14）。

（6）用异氟烷麻醉小鼠，静脉注射 PBS 稀释的荧光 RNA 纳米颗粒（100～

300 μL）。

（7）在动物麻醉时可以成像小鼠皮下移植瘤中荧光纳米颗粒的积累。IVIS 要求在对动物感光成像时保持白光和荧光信号一定的量，然后重叠在同一张图像上。RNA 纳米颗粒注射后 15 min 及每间隔 1 h 对小鼠成像。图像可以重复获取并进行数秒、数小时或数天的（取决于实验情况）纵向比较（图 9-3）。

（8）肝脏转移瘤中荧光纳米颗粒的积累（脾内注射肿瘤细胞）应该在动物安乐死后取出肝脏，并对肝脏直接成像（图 9-4）。吸入二氧化碳使动物安乐死，以取出皮下肿瘤或肝脏。使用近红外线荧光探针用于动物活体实时测量和分析。

（9）荧光信号强度可以在肿瘤处用感兴趣的方式测量。图像捕获相关的测量数据，与实验参数一起储存或输出用于分析。

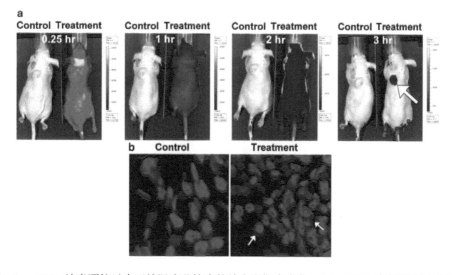

图 9-3　pRNA 纳米颗粒对皮下结肠癌移植瘤的结合和靶向定位。（a）pRNA 纳米颗粒通过静脉注射到具有 HT29 皮下移植瘤的裸鼠体内。荧光标记的 pRNA 纳米颗粒的积累情况在 0.25 h、1 h、2 h 和 3 h 进行评估。（b）对固定的冷冻的肿瘤移植瘤切面进行共聚焦成像确定体内 pRNA 纳米颗粒的积累和结合情况。对照：PBS 处理的小鼠。处理：叶酸-pRNA-Alexa647。标尺：荧光强度；蓝色：DAPI；洋红色：Alexa647；箭头：叶酸-pRNA-Alexa647 结合

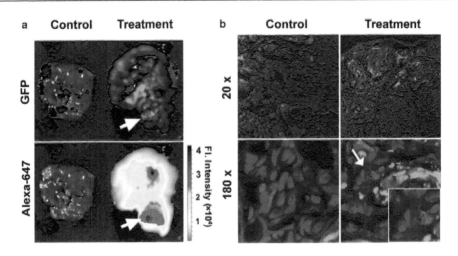

图 9-4　pRNA 纳米颗粒对皮下结肠癌转移瘤的结合和靶向定位。叶酸-pRNA-Alexa647 标记的纳米颗粒每隔 2 h 静脉注射（1.2 μg/g dose in 300 μL of PBS; total of 3 doses）一次到具有 HT29 肝转移瘤的小鼠。通过宏观（a）和微观（b）评估第一剂 pRNA 注射后 6 h 的荧光标记的纳米颗粒的积累。对照：PBS 处理的小鼠。绿色：表达 GFP 的癌症细胞；蓝色：DAPI；洋红色：Alexa647；箭头：叶酸-pRNA-Alexa647 的积累和结合

3.7　靶标肿瘤组织中 RNA 荧光纳米颗粒的微观成像

（1）配制组织固定溶液（见注释 15）。组织"低温保护"（细胞失水）在蔗糖中。

（2）4℃条件下在组织固定溶液中过夜固定组织（约 12 h）（见注释 16 和 17）。

（3）将固定的组织放入干冰上的 Tissue-Tek® O.C.T™ Compound 用于冷冻切片（10 μm 厚切片）。

（4）组织切片在载玻片上暗处干燥过夜。用室温 PBS 冲洗玻片后再用 Hoechst 33342（0.5 μg/ml 的 PBS 溶液）染核 5 min。用室温 PBS 再次冲洗玻片 10 min，在水封片剂中过夜。

（5）利用激光扫描共聚焦显微镜拍摄冷冻固定的组织切片，观察荧光 pRNA 纳米颗粒的结合和进入细胞情况（图 9-4）。

3.8　用流式细胞仪分析新鲜组织（可选）

（1）从注射了 Alexa647 标记的 RNA 纳米颗粒的小鼠转移瘤模型活体组织切片 10～20 mm³ 的新鲜肝脏组织，将组织样品保存在 RPMI 培养基中。

（2）切碎组织并用右甲吗喃和 Ficon 过滤细胞悬液。

（3）用 PBS 洗涤细胞悬液。

（4）用 RPMI 重悬并调节细胞浓度至约 5×10^5 个细胞/mL。

（5）100 mL 悬液与抗体混合物按照说明书建议的浓度孵育，在 2～8℃环境中共孵育 15～30 min。

（6）PBS 洗涤细胞后，用 PBS 缓冲液重悬细胞并用 FACS 试验检测。

（7）用 FlowJo 软件分析 FACS 数据。

4　注　释

（1）TEMED 是一种皮肤和呼吸道刺激物。

（2）EtBr 具有诱变和中度毒性，使用时必须小心。它是一种强致癌物，并且对皮肤、眼睛和呼吸道有刺激。戴手套操作，并将它罩上。

（3）甲叉双丙烯酰胺会引起眼睛、皮肤和呼吸道刺激。如果吸入、吞食或通过皮肤吸收是有害的。它可能引起 CNS 效果。使用时佩戴手套、护目镜和口罩。

（4）丙烯酰胺可能引发癌症和可遗传的伤害。吸入和接触皮肤是有害的。如果吞食是有毒的。使用时佩戴手套和口罩。

（5）特殊抗体的种类取决于想要检测的细胞种类。荧光染料的种类取决于流式细胞仪中可以使用的激光色。Alexa647 和 APC 通道不要使用任何抗体以便 Alexa647-标记的 3WJ RNA 纳米颗粒可以检测到。7-AAD 或相似的 DNA 荧光标记物应该用于细胞活力分析。

（6）为了保证充足的结合，细胞需要在结合试验前保持在无叶酸培养基中至少 12 h。

（7）癌症细胞数/每种动物的要求取决于肿瘤细胞的攻击性，并可以按照需要大小进行变化。

（8）一直准备过量的细胞以避免在实验过程中损失细胞。

（9）用异氟烷麻醉小鼠可以同时显著减轻注射过程中小鼠和实验操作者的压力。

（10）去除皮毛的外科手术位置应该是与做手术的位置不同的定位。

（11）避免过度弄湿动物是很重要的，因为这可能引起体温过低和麻醉并发症。

（12）全程让动物在一个小的加热平台上（例如，瞬时加热装置、循环热水毯），可以取暖。

（13）涉及荧光材料的实验过程全程应避光。

（14）曝光时间、F/停止和像素组合可以在实验中的任何时间依照试剂的荧光强度进行变换。曝光时间影响摄像头的敏感性。较短的曝光时间可以避免图像过饱和。F/停止控制镜头光圈大小，调节 CCD 摄像头接收的光的多少。像素组合改善信噪比，也会减少立体分辨率。

（15）组织固定溶液应该在排烟罩下配制以避免刺激皮肤、眼睛和呼吸道。

（16）组织在组织固定溶液中固定的时间应该不长于 12 h。

（17）应该考虑固定的样品的大小。固体材料（如移植瘤、肝脏）最大的尺寸不应超过 10～15 mm。

致　　谢

本研究受到 NIH R01 DK048498、P30 CA177558 和 The Markey Cancer Foundation 对 B.M.E 的资助，还有 R01 EB003730 和 U01 CA151648 对郭培宣的津贴资助。文中内容仅由作者负责，不代表 NIH 的官方观点。William Farish Endowment Fund 为肯塔基大学纳米生物技术郭培宣首席教授提供资金支持。郭培宣是 Kylin Therapeutics, Inc.和 Biomotor and RNA Nanotechnology Development Corp. Ltd 公司的共同创始人。

（李闰婷 译，陈龙欣 校）

参 考 文 献

[1] Guo P（2010）The emerging field of RNA nanotechnology. Nat Nanotechnol 5:833-842

[2] Guo P, Haque F, Hallahan B et al（2012）Uniqueness, advantages, challenges, solutions, and perspectives in therapeutics applying RNA nanotechnology. Nucleic Acid Ther 22:226-245

[3] Shu Y, Pi F, Sharma A et al（2014）Stable RNA nanoparticles as potential new generation drugs for cancer therapy. Adv Drug Deliv Rev 66C:74-89

[4] Guo P, Haque F（eds）（2013）RNA Nanotechnology and Therapeutics. Press, CRC

[5] Guo P, Zhang C, Chen C et al（1998）Inter-RNA interaction of phage phi29 pRNA to form a hexameric complex for viral DNA transportation. Mol Cell 2:149-155

[6] Shukla GC, Haque F, Tor Y et al（2011）A Boost for the Emerging Field of RNA Nanotechnology. ACS Nano 5:3405-3418

[7] Leontis N, Sweeney B, Haque F et al（2013）Conference Scene: Advances in RNA nanotechnology promise to transform medicine. Nanomedicine 8:1051-1054

[8] Kruger K, Grabowski PJ, Zaug AJ et al（1982）Self-splicing RNA: autoexcision and autocyclization of the ribosomal RNA intervening sequence of Tetrahymena. Cell 31:147-157

[9] Guerrier-Takada C, Gardiner K, Marsh T et al（1983）The RNA moiety of ribonuclease P is the catalytic subunit of the enzyme. Cell 35:849-857

[10] Brummelkamp TR, Bernards R, Agami R（2002）A system for stable expression of short interfering RNAs in mammalian cells. Science 296:550-553

[11] Carmichael GG（2002）Medicine: silencing viruses with RNA. Nature 418:379-380

[12] Winkler WC, Nahvi A, Roth A et al（2004）Control of gene expression by a natural metabolite-responsive ribozyme. Nature 428:281-286

[13] Mulhbacher J, St-Pierre P, Lafontaine DA（2010）Therapeutic applications of ribozymes and riboswitches. Curr Opin Pharmacol 10: 551-556

[14] Chen Y, Zhu X, Zhang X et al（2010）Nanoparticles modified with tumor-targeting scFv deliver siRNA and miRNA for cancer therapy. Mol Ther 18:1650-1656

[15] Pegtel DM, Cosmopoulos K, Thorley-Lawson DA et al（2010）Functional delivery of viral miRNAs via exosomes. Proc Natl Acad Sci USA 107:6328-6333

[16] Fire A, Xu S, Montgomery MK et al（1998）Potent and specifi c genetic interference by double-stranded RNA in Caenorhabditis elegans. Nature 391:806-811

[17] Aagaard L, Rossi JJ（2007）RNAi therapeutics: Principles, prospects and challenges. Adv Drug Deliv Rev 59:75-86

[18] Cerchia L, de Franciscis V（2010）Targeting cancer cells with nucleic acid aptamers. Trends Biotechnol 28:517-525

[19] Keefe AD, Pai S, Ellington A（2010）Aptamers as therapeutics. Nat Rev Drug Discov 9:537-550

[20] Shu D, Shu Y, Haque F et al（2011）Thermodynamically stable RNA three-way junctions for constructing multifunctional nanoparticles for delivery of therapeutics. Nat Nanotechnol 6:658-667

[21] Haque F, Shu D, Shu Y et al（2012）Ultrastable synergistic tetravalent RNA nanoparticles for targeting to cancers. Nano Today 7:245-257

[22] Shu Y, Haque F, Shu D et al（2013）Fabrication of 14 Different RNA Nanoparticles for Specific Tumor Targeting without Accumulation in Normal Organs. RNA 19:766-777

[23] Shu Y, Shu D, Haque F et al（2013）Fabrication of pRNA nanoparticles to deliver therapeutic RNAs and bioactive compounds into tumor cells. Nat Protoc 8:1635-1659

[24] Liu J, Guo S, Cinier M et al（2010）Fabrication of stable and RNase-resistant RNA nanoparticles active in gearing the nanomotors for viral DNA packaging. ACS Nano 5:237-246

[25] Abdelmawla S, Guo S, Zhang L et al（2011）Pharmacological characterization of chemically synthesized monomeric pRNA nanoparticles for systemic delivery. Mol Ther 19:1312-1322

[26] Guo S, Huang F, Guo P（2006）Construction of folate-conjugated pRNA of bacteriophage phi29 DNA packaging motor for delivery of chimeric siRNA to nasopharyngeal carcinoma cells. Gene Ther 13:814-820

[27] Guo S, Tschammer N, Mohammed S et al（2005）Specific delivery of therapeutic RNAs to cancer cells via the dimerization mechanism of phi29 motor pRNA. Hum Gene Ther 16:1097-1109

[28] Shu D, Moll WD, Deng Z et al（2004）Bottom-up assembly of RNA arrays and superstructures as potential parts in nanotechnology. Nano Lett 4:1717-1723

[29] Khisamutdinov EF, Jasinski DL, Guo P（2014）RNA as a boiling-resistant anionic polymer material to build robust structures with defined shape and stoichiometry. ACS Nano 8:4771-4781

[30] Siegel R, Ma J, Zou Z et al（2014）Cancer statistics, 2014. CA Cancer J Clin 64:9-29

[31] Siegel R, Desantis C, Jemal A（2014）Colorectal cancer statistics, 2014. CA Cancer J Clin 64:104-117

[32] Wanebo HJ, Semoglou C, Attiyeh F et al（1978）Surgical management of patients with primary operable colorectal cancer and synchronous liver metastases. Am J Surg 135:81-85

[33] Yoon SS, Tanabe KK（1999）Surgical treatment and other regional treatments for colorectal cancer liver metastases. Oncologist 4:197-208

[34] Rychahou P, Haque F, Shu Y et al（2015）Delivery of RNA nanoparticles into colorectal cancer metastases following systemic administration. ACS Nano 9:1108-1116

[35] van Dam PA, Watson JV, Lowe DG et al（1990）Tissue preparation for simultaneous flow cytometric quantitation of tumour associated antigens and DNA in solid tumours. J Clin Pathol 43:833-839

[36] Ferreira-Facio CS, Milito C, Botafogo V et al（2013）Contribution of multiparameter flow cytometry

immunophenotyping to the diagnostic screening and classification of pediatric cancer. PLoS One 8:e55534

[37] Sukhdeo K, Paramban RI, Vidal JG et al（2013）Multiplex flow cytometry barcoding and antibody arrays identify surface antigen profiles of primary and metastatic colon cancer cell lines. PLoS One 8:e53015

[38] Ricci-Vitiani L, Lombardi DG, Pilozzi E et al（2007）Identification and expansion of human colon-cancer-initiating cells. Nature 445: 111-115

[39] Karlsson M, Nilsson O, Thorn M et al（2008）Detection of metastatic colon cancer cells in sentinel nodes by flow cytometry. J Immunol Methods 334:122-133

第 10 章　RNA 纳米颗粒在脑瘤中靶向给药的功能性试验

Tae Jin Lee, Farzin Haque, Mario Vieweger, Ji Young Yoo, Balveen Kaur, Peixuan Guo 和 Carlo M. Croce

摘　要　纳米颗粒技术的不断进步为癌细胞和组织靶向给药的治疗开辟了新的纪元。然而，由于缺乏对全身管理纳米颗粒精确的评价和监控，一般的检测方法的开发已经落伍了。衍生自噬菌体 phi29 DNA 包装马达 pRNA 的 RNA 纳米颗粒应运而生，成为新一代癌症治疗药物。多功能的 RNA 纳米颗粒可以通过设计成带有靶标（RNA 适配体或化学配体）、治疗剂（siRNA、miRNA、核酶和小分子药物）和标记（荧光、放射性同位素标记）模块的 RNA 片段自下而上的自我组装而成。我们最近证明 RNA 纳米颗粒注射小鼠后，全身的药物可以靶向颅内的脑瘤，在邻近的健康脑组织或在主要的健康内脏中仅有少量或没有积累。这里，我们叙述多种功能性成像方法（荧光共聚焦显微镜、流式细胞仪、荧光全身成像和核磁共振成像）来评价和监控小鼠体内脑瘤的 RNA 纳米颗粒的靶向性。这些成像技术将深入评价对脑瘤的特异性给药 RNA 疗法。

关键词　RNA 纳米颗粒，pRNA，MRI，荧光成像，生物发光成像，共聚焦显微镜，神经胶质瘤，异种移植物

1　引　言

对于高级神经胶质瘤，常规处理（包括外科手术、放射和化疗）经常导致低存活率和高复发性[1, 2]。为了靶向神经胶质瘤，融合了脂质、聚合物、无机化学和有机材料，基于纳米颗粒的策略正在不断成熟[3~9]。为有效治疗神经胶质瘤，纳米颗粒必须以最小毒副作用全身给药并定位靶向颅内肿瘤。最近，RNA 纳米技术已经应运而生，成为生物学和医药应用的新一代平台[10~12]。噬菌体 phi29 DNA 包装马达的包装 RNA（pRNA）是一种高度全能型分子[13]，可以用于构筑各种各样、能够精确控制形状、大小和化学计量的 RNA 纳米颗粒[10, 14~21]。各种功能基团，如显像剂、靶向配体，以及 siRNA、miRNA 或核酶等治疗模块可以方便地整

合到 pRNA 支架上，同时保留三维折叠和参与的功能模块的真正功能[15~18]。更实际的是其无毒、无免疫原性的特性[21]，以及伴随良好的生物分布和药代动力学[15~18, 21, 22]，使得 RNA 纳米颗粒成为一种发展癌症治疗剂的明星分子。最近，我们证明利用超稳定的 pRNA-3WJ 基序作为支架[15]进行组装的 RNA 纳米颗粒可以靶向小鼠颅内神经胶质瘤，且对健康组织有很少或无间接伤害[22]。这里，我们叙述了各种各样功能性成像技术检测和监控带有显像剂及治疗性 siRNA 的 RNA 纳米颗粒对患有神经胶质瘤小鼠的靶向给药。这些功能性检测方法将有益于开发扰乱神经胶质瘤中的途径的多功能 RNA 纳米颗粒。

2　材　　料

所有试剂都应该是分析纯且无 RNase 和 DNase，以防 RNA 降解。所有溶液都应该使用 DEPC 处理过的 Milli-Q 水（25℃时电阻率为 18.2 MΩ/cm）配制并高压蒸汽灭菌。所有用于配制缓冲液和试剂的管子及玻璃器皿都应该经过高压蒸汽灭菌。应该全程穿戴手套和实验服。

2.1　材料

（1）V1 级 MICA 基质，25 mm× 5 mm（Ted Pella）。

（2）3-氨丙基三乙氧基硅烷（3-aminopropyltriethoxysilane，APTES）（Life Technologies）。

（3）二异丙基乙胺（N,N-di-isopropylethylamine，DIPEA）（Life Technologies）。

（4）氩，超纯级。

（5）2 L 真空干燥器。

（6）Tris 碱。

（7）氯化镁。

（8）氯化钾。

（9）氯化钠。

（10）PBS（磷酸盐缓冲液）药片。

（11）5 min 环氧树脂（Ted Pella）。

（12）磁性 AFM 支撑盘（Ted Pella）。

（13）HPLC 级水。

（14）AFM 悬臂（Bruker）。

（15）Milli-Q 水（25℃时电阻率为 18.2 MΩ/cm）。

（16）尿素，分子生物学用，无 DNase、无 RNase、无蛋白酶。

（17）DMEM（Dulbecco's modified eagle medium）。

（18）乙醇。

（19）EDTA（乙二胺四乙酸）。

（20）SDS（十二烷基硫酸钠）。

（21）乙酸铵。

（22）乙酸钠。

（23）APS（过硫酸铵）。

（24）TEMED（四甲基乙二胺）。

（25）硼酸。

（26）甲叉双丙烯酰胺。

（27）丙烯酰胺，99+%，电泳级。

（28）RPMI-1640 培养基。

（29）无叶酸 RPMI 1640 培养基。

（30）胎牛血清。

（31）0.25%胰蛋白酶-EDTA。

（32）nu/nu 雌性裸鼠（Jackson Laboratory）。

（33）异氟烷（isoflurane）。

（34）丁丙诺啡（buprenorphine）。

（35）ProLong® Gold 带有 DAPI 的防褪色封固剂（Life Technologies）。

（36）玻璃盖玻片。

（37）Lab-TekII 8 孔板。

（38）荧光素。

（39）PFA（多聚甲醛）。

（40）PermaFluor 封固剂（Thermo Scientific）。

（41）DAPI（4′,6-二脒基-2-苯基吲哚）（Sigma-Aldrich）。

（42）氯胺酮（Phoenix Pharmaceuticals）。

（43）马根维显注射液（magnevist）（Bayer Health Care Pharmaceuticals）。

2.2　设备

（1）Typhoon FLA 7000 凝胶成像系统（GE Healthcare）。

（2）分光光度计。

（3）pH 计。

（4）冰箱（-80℃和-20℃）和 4℃冷藏库。

（5）Milli-Q 水纯化系统。

（6）微波炉。

（7）PCR 热循环仪。

（8）离心机。

（9）PAGE 系统。

（10）手持紫外灯。

（11）Hamilton 注射器。

（12）生物安全柜。

（13）流式细胞仪。

（14）细胞培养瓶、板和其他物资。

（15）细胞活力分析器（Vi-Cell XR，Beckman Coulter）。

（16）细胞培养箱。

（17）Olympus 四通道滤色片型 FV1000 共聚焦显微镜（Olympus）。

（18）IVIS 光谱在体成像系统。

（19）磁共振成像系统（BioSpec 94/30）。

（20）带有纳米级 IV 控制器的多功能扫描探针显微镜（Bruker）。

（21）立体定位装置（stereotactic apparatus）。

（22）小鼠限制器。

2.3 试剂配制

（1）磷酸缓冲盐溶液（PBS，pH 7.4，由 0.01 mol/L 磷酸盐缓冲液、0.0027 mol/L 氯化钾和 0.137 mol/L 氯化钠配制而成）：溶解 PBS 药片（Sigma-Aldrich）到 Milli-Q 水中后，用 0.22 μm 滤膜过滤除菌（见注释 1）。

（2）TMS 缓冲液：50 mmol/L Tris（pH 8.0），100 mmol/L NaCl，10 mmol/L $MgCl_2$（见注释 2）。

（3）用 RNA 合成仪用酶促转录或化学合成法合成 RNA 片段（见注释 3）。

（4）10%～15%（m/V）尿素变性 PAGE 胶：由 10%～15%（m/V；37.5∶1）丙烯酰胺、8 mol/L 尿素、10%（m/V）APS 和 TEMED 配制而成。

（5）10%～15%（m/V）非变性 PAGE 胶（TBM 或者 TBE）：由 10%～15%（m/V；37.5∶1）丙烯酰胺、1×Tris 硼酸缓冲液（pH 7.8）、10 mmol/L $MgCl_2$（或者 2 mmol/L EDTA），10%（m/V）APS 和 TEMED 配制而成。

（6）4%（m/V）多聚甲醛（PFA）溶液：溶解 16%（m/V）PFA 溶液（EM 级，Electron Microscopy Sciences）于 PBS 中配制而成（见注释 4）。

（7）Tris 硼酸 EDTA（TBE）缓冲液：89 mmol/L Tris，200 mmol/L 硼酸，2 mmol/L

EDTA。

（8）Tris 硼酸镁（TBM）缓冲液：89 mmol/L Tris，200 mmol/L 硼酸，5 mmol/L MgCl$_2$。

（9）1×洗脱缓冲液：0.5 mol/L 乙酸铵、10 mmol/L EDTA 和 0.1%（m/V）SDS 混合到 0.05%（V/V）DEPC 处理的水中。

3　方　　法

3.1　体内合成 RNA 以及构建 RNA 纳米颗粒

（1）按照之前的设计，体内转录或化学合成（IDT 或者 Trilink）pRNA-3WJ 构筑模块[15~18]。为了末端标记叶酸（靶向配体）或者 Alexa$_{647}$（成像模块），采用化学合成 RNA 片段（IDT 或者 Trilink）。

（2）用变性（8 mol/L 尿素）条件的 8%～12%聚丙烯酰胺凝胶电泳（PAGE）检测合成的 RNA 片段。

（3）在紫外灯下找到并切下相应条带（见注释 5）。

（4）在 37℃条件下，将胶块孵育在洗脱缓冲液中 4 h（见注释 6）。

（5）加入 2.5 倍体积的无水乙醇和 1/10 体积的 3 mol/L NaOAc 于-20℃乙醇沉淀过夜（见注释 7）。

（6）16 500 g 离心 30 min 收集沉淀 RNA（见注释 8）。

（7）用 70%乙醇洗涤 RNA，16 500 g 离心 30 min 收集 RNA。

（8）利用快速真空器干燥 RNA（见注释 9）。

（9）用 0.05% DEPC 处理过的水（或者 TMS 或者 PBS 缓冲液）重悬干燥的 RNA，保存于-20℃冰箱备用（见注释 3）。

（10）用 8%～12%非变性 PAGE 胶检测由各种 RNA 片段装配成的 RNA 纳米颗粒[15~18]。

3.2　用原子力显微镜成像显示 RNA 纳米颗粒的结构

3.2.1　MICA 基底的 APTES 功能基化

（1）在干燥器内安装一个可以支撑 MICA 片的底座（见注释 10）。

（2）剪下两个离心管盖子放置到干燥器底部。

（3）将干燥器放置于真空条件并填充氩（见注释 11）。

（4）将新鲜劈开的 0.05～0.1 mm 厚的 MICA 放置到干燥器中（见注释 12）。

（5）塑料盖中分别加入 30 μL APTES 和 10 μL DIPEA（见注释 13）。

（6）盖上盖子放置约 2 h 让其功能基化。

（7）去除试剂并用氩气净化干燥器 5 min。

（8）留下云母片过夜硫化并储存在氩气环境中。

3.2.2　在空气中轻敲模式下 AFM 成像[图 10-1（b）]

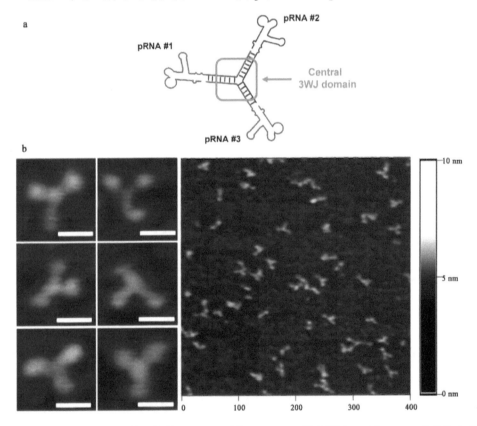

图 10-1　构建热力学稳定的三价的 pRNA 三叉接口（3WJ）纳米颗粒。三个 pRNA 分子结合在 pRNA-3WJ 核心序列（黑、红和蓝）（a）和它的伴随的 AFM 图像（b）。标尺=30 nm。图像获得参考文献[15]©Nature Publishing Group 的许可

（1）配制溶有 20 ng/μL RNA 的 TMS 缓冲液（见注释 14）。

（2）切下一片约 1 cm×1 cm 大小的 AP-MICA 粘贴到 AFM 样品支撑盘上。

（3）向 MICA 上加 5～10 μL 的 RNA 溶液孵育 2～3 min。

（4）用 2 mL 的 HPLC 级水温和地彻底冲洗样品（见注释 15）。

（5）样品在空气中过夜干燥（见注释 16）。

（6）将样品安放到 AFM 台上，加载枪头，按照制造商的说明对齐二极管（见注释 17）。

（7）调整 AFM 探针找到共振频率并占用平面（见注释 18）。

（8）缓慢调低电压设定值直到表面可见，优化反馈增益和起始图像。

3.3　流式细胞仪分析体外检测叶酸介导的人脑瘤细胞定位（图 10-2）

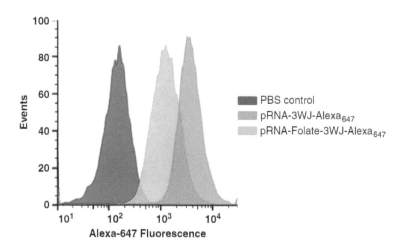

图 10-2　流式细胞仪分析体外检测叶酸介导的人脑瘤细胞。利用流式细胞仪分析通过 pRNA-3WJ-Folate-Alexa647 或者 pRNA-3WJ-Alexa647 分离的叶酸依赖性靶向的人神经胶质瘤患者的 GB30 细胞。PBS 用作门对照（红色峰）来定位 pRNA-3WJ-Folate-Alexa647 靶向的细胞群（黄色峰）和阴性对照 pRNA-3WJ-Alexa647 靶向的细胞群（蓝色峰）

（1）在 RNA 纳米颗粒结合前，将人神经胶质瘤细胞放置到加有 DMEM/10% FBS 的 6 孔板中培养 1 天（见注释 19）。

（2）用 PBS 洗涤细胞两次。

（3）加入溶于培养基的 200 μL 终浓度为 200 nmol/L 的 pRNA-3WJ-Folate-Alexa$_{647}$ 或者 pRNA-3WJ-Alexa$_{647}$，37℃的 CO_2 培养箱中孵育细胞 2 h（见注释 20）。

（4）用 PBS 洗涤细胞两次。

（5）收集胰蛋白酶消化的细胞并用 PBS 洗涤细胞两次（见注释 21）。

（6）在 4℃条件下用 4%多聚甲醛溶液固定细胞 2 h（见注释 22）。

（7）室温用 PBS 洗涤细胞三次（见注释 23）。

（8）PBS 洗涤过的细胞重悬于 200 μL PBS，转移到一个 5 mL 的流式细胞管中。

（9）流式细胞仪上样之前样品要避光（见注释 24）。

（10）用流式细胞仪检测 pRNA-3WJ-Folate-Alexa$_{647}$ 标记细胞的荧光强度（比

照 BD FACS Aria-III 细胞分选仪）。

（11）用 FlowJo 7.6.1 软件分析原始数据来量化荧光强度（见注释 25）。

3.4　荧光共聚焦显微镜体外检测叶酸介导的人癌细胞定位（图 10-3）

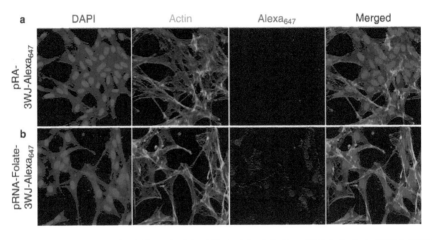

图 10-3　荧光共聚焦显微镜体外检测叶酸介导的人癌细胞靶向。通过免疫荧光共聚焦显微技术分析用 200 nmol/L 的 pRNA-3WJ-Alexa$_{647}$（a）或者 pRNA-3WJ-Folate-Alexa$_{647}$（b）纳米颗粒处理的人恶性胶质瘤细胞 U87ΔEGFR。核（蓝色）、细胞骨架（绿色）和 Alexa647（红色）分别用伪色表示

（1）人神经胶质瘤细胞以 2×10^3 个数量用 200 μL 的 DMEM/10% FBS 铺板到 Lab-TekII 8 孔板（Nunc）。

（2）第二天用 200 μL PBS 洗涤细胞两次（见注释 26）。

（3）37℃、CO_2 培养箱，在 200 μL 浓度为 200 nmol/L 或者 pRNA-3WJ-Folate-Alexa$_{647}$（或者无叶酸的对照）的培养基中孵育细胞 2 h（见注释 27）。

（4）吸入 RNA 纳米颗粒溶液并用 PBS 洗涤三次。

（5）在 4℃ 条件下用 4% 多聚甲醛溶液固定细胞 2 h（见注释 22）。

（6）室温用 PBS 洗涤细胞三次（见注释 26）。

（7）细胞与 Alexa$_{488}$-Phalloidin（Invitrogen）一起室温孵育 30 min 对细胞骨架染色。

（8）用 PBS 洗涤三次。

（9）将细胞在 0.01% DAPI 溶液中室温孵育 10 min 对核进行复染（见注释 28）。

（10）用 PBS 冲洗细胞三次（见注释 26）。

（11）用 PermaFluor 封固剂（Thermo Scientific）固定细胞并加盖玻璃盖玻片

（见注释 29）。

（12）运行共聚焦显微镜。

（13）在 461 nm 下检测 DAPI 染的核，在 530 nm 下检测 Alexa$_{488}$-Phalloidin 染的细胞骨架，在 665 nm 下检测 pRNA-3WJ-Alexa$_{647}$（见注释 30）。

（14）用 Olympus FluoView Viewer v4.0（Olympus）分析图像。重叠这些代表各自相关物理位置的荧光信号图像。

3.5　向小鼠模型系统中移植脑瘤（图 10-4）

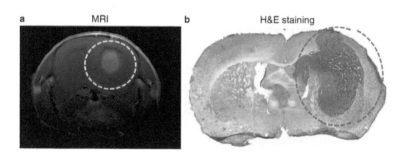

图 10-4　向小鼠模型系统中移植脑瘤。通过颅内外科手术向免疫功能不全的小鼠右侧脑半球导入致瘤的人恶性胶质瘤细胞 U87ΔEGFR 诱发脑瘤。移植的脑瘤（虚线圈中）通过在体核磁共振图像（magnetic resonance imaging，MRI）(a) 和苏木精/伊红（H&E）对固定的脑组织染色 (b) 进行鉴定

（1）购买 6 周龄 nu/nu 雌性裸鼠（Jackson Laboratory 或相应供应商）。实验动物的生活和运输依照动物安全伦理审查委员会和 NIH 核准的指南进行。

（2）在注射带有叶酸的 RNA 纳米颗粒前，用无叶酸食物（Harlan）饲喂小鼠最少 2 周来减少小鼠血流中游离的血浆叶酸水平。

（3）腹腔注射氯胺酮麻醉小鼠。

（4）将麻醉的小鼠安放到立体定位的装置上。

（5）在前囟侧面颅骨 2 mm 处钻一个深 3 mm 的孔。

（6）每只小鼠注射 2 μL 体积含有 1×10^5 人神经胶质瘤细胞的 Hank's 缓冲盐溶液（HBSS）（见注释 31）。

（7）日期记录为第 0 天。

3.6　利用核磁共振成像（MRI）对小鼠植入脑瘤的定位并测量大小（图 10-4）

（1）在颅内肿瘤注射术后的指定日期用 MRI 检测植入肿瘤的定位和大小。

（2）以 1 L/min 混合氧气（95% O_2 和 5% CO_2）和 2.5% 异氟烷，对小鼠进行

麻醉，之后维持 1% 异氟烷浓度（见注释 32）。

（3）用温水浴维持核心温度。

（4）用 Bruker 94/30 magnet（Bruker）仪器或相应型号的仪器进行成像（见注释 33）。

（5）通过腹腔注射，给小鼠注射钆基造影剂：0.5 mmol/kg 的马根维显注射液（Bayer Health Care Pharmaceuticals）。

（6）将小鼠插入 MRI 检测腔。

（7）利用一个序列（TR=3524 ms，TE=36 ms，rare factor=8，navgs=2，FOV=20×20 mm，0.5 mm 切片厚度），收集 T2-weighted RARE（具有重新聚焦的回声的快速获得，Rapid Acquisition with Refocused Echoes）的图像。

（8）对比注射 20 min 后的利用一个序列（TR=1224 ms，TE=12 ms，rare factor=4，navgs=4，FOV=20×20 mm，0.5 mm 切片厚度），收集 T1-weighted RARE 的图像。

（9）基于脑组织和肿瘤组织信号密度对比，手工选择感兴趣的区域（ROI）（见注释 34）。

3.7 患有脑瘤小鼠的间接体内荧光成像（图 10-5）

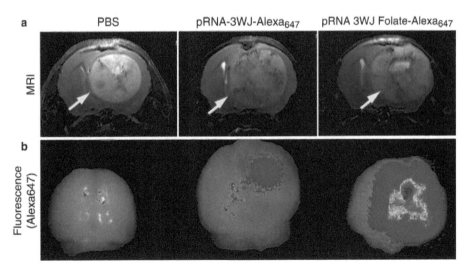

图 10-5　患有脑瘤小鼠的间接体内荧光成像。以 pRNA-3WJ-Alexa$_{647}$ 和 PBS 为阴性对照，pRNA-3WJ-Folate-Alexa$_{647}$ 系统定位了由人恶性胶质瘤细胞 U87ΔEGFR 诱发的小鼠脑瘤。RNA 纳米颗粒显示了肿瘤大小和 RNA 剂量依赖性方式。通过体内 MRI（top）定位了颅内肿瘤。全身注射 RNA 纳米颗粒后 15 h，利用间接体内荧光成像（bottom）评估叶酸介导的 pRNA-3WJ 纳米颗粒

（1）按照 3.5 节的叙述植入脑瘤。

（2）在肿瘤植入后的 15 天，尾静脉注射溶于 100 μL 的 PBS 的 pRNA-3WJ 纳米颗粒（见注释 35）。

（3）注射后 15 天在 CO_2 环境麻醉下用颈椎脱臼法处死小鼠。

（4）在黑暗环境下解剖出脑（见注释 36）。

（5）转移脑到 IVIS Lumina Series III 早期临床活体成像系统（Perkin Elmer）或相应系统。

（6）在暗室中将小鼠脑放置在平台上。

（7）用明视场 CCD 摄像机调整聚焦到脑上。

（8）用激发光波长 640 nm、吸收光波长 660 nm 曝光 2 min 获取定位的脑的荧光图像（见注释 37）。

（9）原始数据转换为荧光强度表示平均辐射效率$[p/s/cm^2/sr]/[\mu W/cm^2]$，之后标准化为肿瘤体积（$mm^3$）。

3.8　siRNA 给药后体内生物荧光全身成像检测脑瘤（图 10-6）

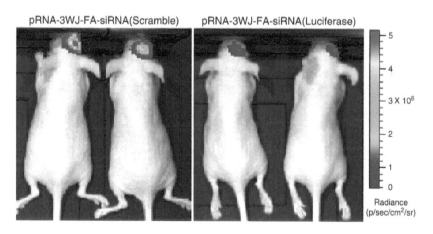

图 10-6　siRNA 给药后体内生物荧光全身成像检测脑瘤。全身给药后通过体内生物荧光全身成像评估 pRNA-3WJ-Folate-siRNA（Luciterase）纳米颗粒对人恶性胶质瘤细胞 U87ΔEGFRLuc 引起的小鼠脑瘤的基因沉默。阴性对照 pRNA-3WJ-Folate-siRNA（Scramble）注射的小鼠脑对比脑瘤的荧光素酶活性的变化。伪色用来表示荧光素酶活性的平均辐射（$p/s/cm^2/sr$）

（1）按照 3.5 节的叙述植入脑瘤（见注释 38）。

（2）通过尾静脉注射 100 μL PBS 溶解的、带有抗荧光素酶基因的 RNA 纳米颗粒到患有脑瘤的小鼠体内（见注释 37）。

（3）注射前后，对小鼠进行生物荧光全身成像，检测内源性荧光素酶的表达水平（见注释 39）。

（4）对小鼠注射 75 mg/kg 荧光素（Perkin Elmer）（见注释 40）。

（5）在异氟烷蒸发室内麻醉小鼠。

（6）在暗室中将麻醉的小鼠放置到平台上。让动物在低速异氟烷气体条件下保持麻醉状态（见注释 41）。

（7）通过 IVIS Lumina Series III 体内成像系统（Perkin Elmer）或相应系统获取麻醉的小鼠的生物荧光。

（8）原始数据转换为荧光强度来代表平均辐射$[p/s/cm^2/sr]/[\mu W/cm^2]$。平均辐射的标准化衡量肿瘤体积（$mm^3$）。生物荧光强度将对应患病小鼠荧光素酶基因的表达水平。

4　注　　释

（1）121℃高压蒸汽灭菌 PBS 溶液 20 min，冷却后室温保存。不要冷冻或储存在冰箱中，那样磷酸盐会不可逆的沉淀。

（2）121℃高压蒸汽灭菌 TMS 溶液 20 min。

（3）使用前将 RNA 样品分装为小体积冷冻。冷冻的 RNA 溶液冰上融化。为保持 RNA 样品的质量，要避免反复冻融。

（4）预制的 4% PFA 溶液也可以使用商业化的，保持冷藏以便长期使用。

（5）传统凝胶成像设备通常使用短波长紫外线灯，强度足以引起 RNA 链磷酸二酯键的化学断裂。我们建议在暗室中使用手持式长波长紫外灯。

（6）使用洗脱缓冲液的体积可以通过测量凝胶块重量来确定。每克凝胶用 1 mL 洗脱缓冲液。

（7）可替换步骤，RNA 可以在-80℃沉淀 20 min。然而，-20℃沉淀过夜通常会有更好的结果。如果将乙醇换为异丙醇，使用 1.5×体积。

（8）离心后，如果 RNA 量很大，可以看到白色的 RNA 沉淀。但是在很多情况下，RNA 是看不到的。为了避免破坏 RNA 沉淀，加 70%乙醇时小心枪头不要碰到沉淀区域。

（9）注意不要让 RNA 沉淀过于干燥。推荐中等加热。

（10）任何表面可以安全地支撑 MICA 片的物件都是可行的，比如可以将 MICA 片用回形针固定在一个杆上或者安放在枪头盒上。

（11）使用一个溢流计量器来保证干燥器内的压力不会因为真空润滑油密封而增强。

（12）MICA 片有不同厚度。通常一个 MICA 片可以劈开多次来达到 0.05～

0.1 mm 厚。标记好外表面以保证只有劈开的表面用于样品制备。

（13）应该使用新鲜的 APTES。如果在活化后表面表现不均匀，APTES 很有可能聚合了，这需要在氩环境下真空蒸馏，APTES 保存于氩中。

（14）表面密度随样品基质的功能化、浓度、大小和形状而变化。一般 1～20 ng/μL 是标准浓度，但是仍需要优化以保证样品不会重叠。

（15）水的质量很重要，Milli-Q 水或者去离子水仍然可能含有纳米大小的颗粒，将会积累在基质中并对成像造成影响。

（16）样品可以在氩气中干燥，也可以在干燥器中干燥。过夜会比较好，因为那样可以使得环氧支撑得到充分固化。

（17）RNA 纳米颗粒的大小会对成像造成影响。通常使用 1 nm、弹性系数为 40 N/m、共振频率>300 kHz 的超尖枪头。

（18）由于超尖硅枪头的脆性，在接近表面的时候要特别小心并只能用很小的力量操作。

（19）我们建议每孔铺 1×10^5 细胞，这样第二天丰度会达到 70%～80%（铺板后大约 24 h）。铺板过多细胞会减少 RNA 结合和免疫染色效果。

（20）推荐使用无叶酸培养基来确保 RNA 纳米颗粒上结合的叶酸配体与叶酸受体之间的有效识别。

（21）胰蛋白酶化和中和化可采用一般的继代培养方法。简单来说，细胞在 CO_2 培养箱中，0.05%胰酶溶液孵育的时间不超过 5 min，之后用 10×体积的培养基中和。离心沉淀细胞后用 PBS 洗涤沉淀并再次离心。去除 PBS。

（22）一般来说，从单个 6 孔板中收集的细胞在 1 mL 的 4% PFA 已经足够用了。

（23）一旦细胞固定在 4% PFA 中，就变得比较脆，因此移液操作过程中要柔和。

（24）管子一般要用铝箔包裹并保存在冰上。在流式细胞仪上样前短暂摇动。

（25）用与没有特殊靶向配体（例如叶酸）的 pRNA-3WJ-Alexa$_{647}$ 一起孵育的癌细胞作为阴性对照来界定特异性结合。

（26）PBS 直接喷到细胞上可能导致细胞从表面上脱落。PBS 应顺着孔壁流下而不破坏细胞层。

（27）覆盖表面的最小体积是 50 μL。

（28）DAPI 溶液可以加到固定溶液中。

（29）密封腔在室温放置，最少干燥半天，之后，密封腔可以用铝箔包裹在 4℃ 储存 1 个月。

（30）收集 DAPI 和 Phalloidin Alexa$_{488}$ 最小的荧光信号，使得 RNA 纳米颗粒上结合的 Alexa$_{647}$ 荧光信号最大。

（31）注射时可以采用 Hamilton 注射器手动注射，也可以用自动注射器以 0.4 μL/min 的速率来注射，总体积为 2 μL。

（32）用一台小动物监控系统（Model 1025, Small Animals Instruments, Inc.或者类似系统）监控包括呼吸和体温等的生理参数，呼吸可以用压气垫来监控。

（33）利用 72 mm 线圈作为晶体管，小鼠脑线圈作为接收器。

（34）脑瘤体积可以从 ROI 轮廓计算出来。

（35）将小鼠固定在一个小鼠限制器中保证尾静脉注射时小鼠不会扭动。

（36）保持黑暗环境以最小限度地减少组织中荧光素的光漂白。

（37）收集时间取决于实验，最佳条件决定于光源的强度。

（38）对于一个冷发光检测的实验，可以使用转染了荧光素酶基因的人神经胶质瘤细胞。植入脑瘤后，一般在肿瘤生长大约 5 天后检测发光。

（39）不需要解剖出脑。与荧光不同，生物体发光可以穿透小鼠颅骨。

（40）为了获得最大的发光强度，制造商建议注射荧光素的量达到 300 mg/kg。然而，通常 75 mg/kg 的注射量产生的发光强度足够小鼠脑用。

（41）我们通常在这个步骤减小异氟烷气体的流量，因为高流量可能在 10 min 的成像时间杀死麻醉的小鼠。

致　　谢

感谢俄亥俄州立大学小动物成像中心（SAIC）的 Anna Bratasz 博士为本工作提供的帮助建议。目前的工作由项目号为 U01CA151648（P.G.）、R01EB019036（P.G.）、U01CA152758（C.M.C.）、P30NS045758（B.K.）、R01064607（B.K.）、R01CA150153（B.K.）和 P01CA163205（B.K.）的 NIH 资金资助。William Farish Endowment Fund 为肯塔基大学纳米生物技术郭培宣首席教授提供资金支持，郭培宣是 Kylin Therapeutics, Inc.和 Biomotor and RNA Nanotechnology Development Corp. Ltd 的共同创始人。

（李闰婷 译，陈龙欣 校）

参 考 文 献

[1] Purow B, Schiff D（2009）Advances in the genetics of glioblastoma: are we reaching critical mass? Nat Rev Neurol 5:419-426

[2] Lesniak MS, Brem H（2004）Targeted therapy for brain tumours. Nat Rev Drug Discov 3: 499-508

[3] Cheng Y, Meyers JD, Agnes RS et al（2011）Addressing brain tumors with targeted gold nanoparticles: a New

gold standard for hydrophobic drug delivery? Small 7:2301-2306

[4] He H, Li Y, Jia XR et al（2011）PEGylated Poly（amidoamine）dendrimer-based dual-targeting carrier for treating brain tumors. Biomaterials 32:478-487

[5] Kievit FM, Veiseh O, Fang C et al（2010）Chlorotoxin labeled magnetic nanovectors for targeted gene delivery to glioma. ACS Nano 4:4587-4594

[6] Yang HW, Hua MY, Hwang TL et al（2013）Non-invasive synergistic treatment of brain tumors by targeted chemotherapeutic delivery and amplified focused ultrasound-hyperthermia using magnetic nanographene oxide. Adv Mater 25:3605-3611

[7] Brem H, Gabikian P（2001）Biodegradable polymer implants to treat brain tumors. J Control Release 74:63-67

[8] Jensen SA, Day ES, Ko CH et al（2013）Spherical nucleic acid nanoparticle conjugates as an RNAi-based therapy for glioblastoma. Sci Transl Med 5:209ra152

[9] Sharpe MA, Marcano DC, Berlin JM et al（2012）Antibody-targeted nanovectors for the treatment of brain cancers. ACS Nano 6: 3114-3120

[10] Guo P, Zhang C, Chen C et al（1998）Inter-RNA interaction of phage phi29 pRNA to form a hexameric complex for viral DNA transportation. Mol Cell 2:149-155

[11] Guo P（2010）The emerging field of RNA nanotechnology. Nat Nanotechnol 5:833-842

[12] Guo P, Haque F, Hallahan B et al（2012）Uniqueness, advantages, challenges, solutions, and perspectives in therapeutics applying RNA nanotechnology. Nucleic Acid Ther 22: 226-245

[13] Guo P, Erickson S, Anderson D（1987）A small viral RNA is required for in vitro packaging of bacteriophage phi29 DNA. Science 236: 690-694

[14] Shu D, Moll WD, Deng Z et al（2004）Bottom-up assembly of RNA arrays and superstructures as potential parts in nanotechnology. Nano Lett 4:1717-1723

[15] Shu D, Shu Y, Haque F et al（2011）Thermodynamically stable RNA three-way junctions for constructing multifunctional nanoparticles for delivery of therapeutics. Nat Nanotechnol 6:658-667

[16] Haque F, Shu D, Shu Y et al（2012）Ultrastable synergistic tetravalent RNA nanoparticles for targeting to cancers. Nano Today 7:245-257

[17] Shu Y, Haque F, Shu D et al（2013）Fabrication of 14 different RNA nanoparticles for specific tumor targeting without accumulation in normal organs. RNA 19:766-777

[18] Shu Y, Shu D, Haque F et al（2013）Fabrication of pRNA nanoparticles to deliver therapeutic RNAs and bioactive compounds into tumor cells. Nat Protoc 8:1635-1659

[19] Jasinski D, Khisamutdinov EF, Lyubchenko YL et al（2014）Physicochemically tunable poly-functionalized RNA square architecture with fluorogenic and ribozymatic properties. ACS Nano 8:7620-7629

[20] Khisamutdinov EF, Jasinski DL, Guo P（2014）RNA as a boiling-resistant anionic polymer material to build robust structures with defined shape and stoichiometry. ACS Nano 8: 4771-4781

[21] Abdelmawla S, Guo S, Zhang L et al（2011）Pharmacological characterization of chemically synthesized monomeric pRNA nanoparticles for systemic delivery. Mol Ther 19:1312-1322

[22] Lee TJ, Haque F, Shu D et al（2015）RNA nanoparticle as a vector for targeted siRNA delivery into glioblastoma mouse model. Oncotarget（in press）

第 11 章　适配体介导的纳米颗粒相互作用：从寡核苷酸-蛋白质复合体到 SELEX 筛选

Laetitia Evadé, Eric Dausse, Said Taouji, Emilie Daguerre, Eric Chevet 和
Jean-Jacques Toulmé

摘　要　适配体是对预定靶标显示特异性结合特性的寡核苷酸。它们可以容易地固定在各种表面上，如纳米颗粒。功能化的颗粒可以用于各种目标。我们利用 AlphaScreen®技术监控适配体介导的相互作用。一种颗粒上的适配体带有感光剂，同时另一种颗粒上带有化学发光物。照射引起包含感光剂的有孔小珠中的单线态氧的生成，继而活化化学发光物。如果两种有孔小珠足够接近（<200 nm），可以观察到化学发光，将适配体的同源配体接到含有化学发光物的有孔小珠上就可以实现。利用这项技术我们可以筛选寡核苷酸库并且监控适配体-蛋白质相互作用。这构成了基于适配体分析试验的基础。

关键词　体外选择，纳米颗粒，化学发光，AlphaScreen®

1　引　言

适配体是 Ellington 和 Szostak 于 1990 年对具有预先定义功能的寡核苷酸的命名[1]，考虑到其特性和多功能性已经越来越受到关注。通过一种替代筛选和扩增步骤的、称为 SELEX（指数富集配体系统演化）的组合方法对复杂随机合成文库中的这些寡聚物加以标识[2]。它们可以识别靶标的范围宽广，诸如有机染料或抗生素之类的小分子、多肽、蛋白质，甚至诸如完整的病毒或者活细胞之类的复杂靶标[3~8]。它们的亲和力，小分子通常在微摩尔级范围，蛋白质通常在纳摩尔级范围，特殊情况下对一些靶标可以达到皮摩尔值[9]。另外，它们可以区别非常相近的分子种类[10, 11]。实际上，筛选过程可以包含一个阴性筛选步骤，这样与不想要的靶标具有亲和力的寡核苷酸候选物就被去除了。适配体对其靶标的特异性起源于 3D 形状，它们采用的分子内折叠及后来的基团分配保证了静电、黏性和氢键相互作用[12]。

DNA 或者 RNA 寡聚物对核酸酶消化的敏感性作为这些化合物的弱点频繁被

提起。然而，它们采用的结构使得它们时常较线性序列更具耐受性。更重要的是，部分修饰的寡聚核苷酸可以通过 SELEX 筛选出来，例如，含有 2′-氟嘧啶核苷的适配体得到成功的识别[13, 14]。即使通过利用核苷酸类似物替换适配体的结构，也可以在筛选出来以后对其内在和特异性有害适配体进行二次化学修饰。2′-O-甲基嘌呤残基经常用于这个末端。

适配体的潜能同样在生物技术和纳米技术应用方面受到越来越多的关注。事实上，基于适配体的工具已经用于感觉和成像方面的分析目标。可以在近期的报道中找到许多例子[14~18]。这涉及这些分子的多功能性，以及它们可以容易地合成并连接到各种各样的侧基上：通过亚磷酰胺化学固相支持合成允许在确定的位置（一般或者是 5′端或者是 3′端）引入感兴趣的荧光素、螯合基团或化学功能团（NH_2、COO—、SH、炔烃等），移植到各种各样的表面[19, 20]。最后，适配体是寡聚核苷酸，因此可以通过双螺旋碱基配对形式预定与互补的寡核苷酸特异性相互作用。适配体模块可以组合起来，如利用环环相互作用产生超分子聚集[21~24]。

SELEX 是一种摸黑方法：筛选程序的结果是一个序列库，最后需要评估它们的结合特性。一系列的筛选导致大量代表的候选物是有结合力的或根本不结合预定靶标的。这部分与每轮筛选后需要的扩增步骤引入的偏差有关：最强的结合物可能不是最有效扩增的。因此，需要功能性分析筛选的候选物。为了实现这个目的，我们利用 AlphaScreen™技术定制了一种基于识别强结合物的方法[25]。

这些试验来源于光机化学发光免疫检测（luminescent oxygen channeling immunoassay，LOCI）技术，通过特异性结合相互作用，利用连续结合样品和两种试剂形成的乳胶粒子对，一个颗粒含有一个光敏剂，同时另一个含有一个化学发光剂。照射引发含有小珠的光敏剂形成单线态氧。单线态氧转移到一个束缚粒子上激发化学发光，从而启动一个延时的化学发光散射。单线态氧的生命周期约有 4 μs，允许其在水溶液中移动 200 nm。基于这些原则，AlphaScreen（AS）技术发展为供体（光敏剂=酞化青染料）和受体（化学发光剂=红荧烯）微球，可以用靶标特异性抗体、二抗、蛋白质或者任何感兴趣的分子实体包被。在 AS 受体和供体小珠，通过小珠上携带的配对分子间互相捕获发生分子相互作用拉近距离（<200 nm）产生信号。在 680 nm，供体小珠的激光激发导致周围环境中的氧在酞化青染料的作用下转变为单线态。这些与受体小珠上的红荧烯发生反应，发射 520~620 nm 的光，用微孔板检测仪的光电探测器检测。激发光波长高于发射光波长，通过避免任何生物媒质或混合物中的自发荧光保证了低的试验荧光背景。

基于 AS 的试验主要在蛋白质[26~28]或蛋白质-RNA 形成[29]、通过测量细胞内第二信使的浓度评估特殊信号途径的激活[30]、酶活[31, 32]，测量可以在细胞信号的各个方面起作用特异性翻译后修饰的发生[33]等相互作用方面成熟。AlphaScreen™技术概念同样证明了显著可塑性，具有异常适应性，允许用于检测蛋白质-DNA、蛋白质-RNA 或蛋白质-小分子相互作用，还有依赖或不依赖于翻译后修饰的或发生在细胞的不同隔室中的蛋白质-蛋白质相互作用。这个策略也可以用于研究适配体-配体相互作用，以及用于构建适配体依赖性的超分子聚集体。我们提供以下方法用于研究适配体-蛋白质（也就是流感病毒的 M1 蛋白）和适配体-寡核糖核苷酸相互作用。

2 材 料

2.1 流感病毒基质蛋白-1

来自于流感 A 病毒株 A/Puerto Rico/8/34（H1N1）的带有 His 标签的重组基质蛋白-1(M1)，利用 pET14b 表达系统在 *E. coli* 中生产。储存液浓度为 8.5 μmol/L，每个实验使用时需要稀释到最终需要的浓度。

2.2 寡聚核苷酸合成和纯化

（1）寡聚核苷酸、文库和适配体

3′SL（5′TAATACGACTCACTATAGGTTACCAGCCTTCACTGC）和 P20 引物（5′GTGTGACCGACCGTGGTGC），5′端 oligod（T21CT3）延长的 P20，5′锚地高辛连接的寡聚核苷酸（dig-dT）、C1（36）b、C6（36）、C6（36）m 和文库由 Eurogentec S.A 合成。

RNA 文库的随机区域长度为 30 个核苷酸。

合成的 C6（36）适配体 3′端延长带有 5′-AAAGA$_{21}$，允许其捕获地高辛连接的寡聚核苷酸（dig-dT）（5′-T$_{21}$CTTT-3′）用于 AlphaScreen 分析。

C1（36）b 适配体的 3′端连接了一个生物素残基。

C6（36）m 适配体是突变的 C6（36）适配体失去了结合 M1 的能力。

序列：

C6（36）

5′-UGCCUGACCAUCCUGAGGGACGCAUUGGCCGGGCAAAAGA（21）-3′

C1（36）b

5′-UGCCUGACCACUCAGAAUCGAGCGCAUUGGCCGGCAbiot-3′

C6（36）m

5′-UGCCCUGGCCAUCCUGAGGGACGCAUUGGCCAGGGCAAAAGA（21）

-3′

PremiR 373 片段

5′-GCGCUUUCCUUUUUGUCUGUACUGGGAAGUGCbiot-3′

（2）Expedite 8908 寡聚核苷酸合成仪（Millipore）。

（3）用于寡聚核苷酸合成的试剂（Glen Research）。

（4）用实验室的 expedite 8908（Millipore）合成 3′端具有一个生物素的人类 PremiR 序列。

（5）所有的 RNA 低聚物都是用 20%变性 PAGE 纯化的。

（6）聚丙烯酰胺凝胶电泳（PAGE）设备。

2.3 自动化的 SELEX

自动化工作站（Tecan Freedom EVO 150）配备一个热循环仪、一个定轨摇床、一个真空分离模块和一个颗粒分离模块。

2.4 RNA 候选的自动化合成

（1）用 TOPO TA cloning（Invitrogen）克隆含有适配体的 *E. coli* 菌落。

（2）DNA polymerase AmpliTaq Gold™（PE Applied Biosystems）。

（3）Acroprep 96 Filter plate，Omega 10 K（PALL）。

（4）Ampliscribe T7 high yield transcription kit（Epicentre technology）。

（5）Acroprep 96 Filter plate，Omega 30 K（PALL）。

（6）自动化工作站（Tecan Freedom EVO 200）配备一个热循环仪、一个定轨摇床、一个真空分离模块和一个颗粒分离模块。

2.5 AlphaScreen®试验

（1）Envision® Multidetection Plate Reader（PerkinElmer）和具有 AlphaScreen® 模块的 Infinite® M1000 PRO（Tecan）。

（2）小珠（PerkinElmer）。

AlphaScreen®地高辛/异羟基洋地黄毒苷（DIG）检测试剂盒 6760604C。试剂盒组分：链霉亲和素供体小珠和抗地高辛/异羟基洋地黄毒苷（DIG）受体小珠。

AlphaScreen®镍螯合物供体小珠 AS101D。

AlphaScreen®组氨酸（镍螯合物）检测试剂盒 6760619C。试剂盒组分：链霉亲和素供体小珠和镍螯合物受体小珠。

（3）微孔板：OptiPlate-384 白色（PerkinElmer）。

（4）M 缓冲液：10 mmol/L Na_2HPO_4，137 mmol/L NaCl，2.7 mmol/L KCl，10 mmol/L $MgCl_2$。

（5）BSA（Sigma，白蛋白溶液，35%溶于 DPBS，A7979-50 ml）。

（6）Tween 20（Sigma-Aldrich，P1379）。

（7）R 缓冲液：20 mmol/L HEPES pH 7.4，140 mmol/L 乙酸钾，20 mmol/L 乙酸钠，3 mmol/L 乙酸镁。

（8）电动移液器 Eppendorf Xplorer[r] 100 μL。

3 方 法

AlphaScreen®技术是一种测量分子相互作用如蛋白质-蛋白质或蛋白质-RNA 的方法。本章叙述了一种由流感病毒的基质蛋白-1 和一个淘选出的抗这种蛋白的适配体组成的复合体的表征。此外，发展了一种利用基质蛋白-1 和两个抗基质蛋白-1 适配体的夹心试验。通过 SELEX 筛选并利用这种 AlphaScreen®方法，通过高通量筛选鉴定了抗 pre-micro RNA 373 的 RNA 适配体。

3.1 SELEX

3.1.1 手动 SELEX

抗 M1 蛋白的 SELEX 按照之前所述进行[34]。

3.1.2 自动化的 SELEX

抗 premiR 373 片段的 SELEX 在自动化工作站上完成（Tecan Freedom EVO 150）[25]。

3.2 C6（36）适配体的特性：AlphaScreen®的 M1 复合体

3.2.1 基质蛋白-1（M1）

固定基质蛋白-1 到小珠上：在终体积 25 μL 的 M 缓冲液中蛋白 M1-6His 以不同浓度（0~600 nmol/L）固定在 25 μg/mL 镍螯合物供体小珠上 1 h。必须在黑暗中操作小珠。

3.2.2　适配体

C6（36）polyA RNA 适配体通过锚 dig-dT 固定在抗地高辛/异羟基洋地黄毒苷（DIG）受体小珠上。

（1）RNA 适配体的折叠：使用 C1（36）和 C6（36）适配体前水浴加热 70℃、3 min，冷却到 4℃、1 min，并在加入 5×缓冲液 M（1×终浓度）后室温放置 5 min。

（2）将锚固定到小珠上（见注释 1 和 2）：异羟基洋地黄毒苷锚（dig-dT，600 nmol/L）在抗地高辛/异羟基洋地黄毒苷（DIG）受体小珠上固定 1 h 后，以终体积 15 μL 与候选物（600 nmol/L）一起固定 15 min。

3.2.3　初步试验：C6 适配体和 M1 蛋白的交叉滴定

（1）小珠的浓度保持不变：终浓度为 25 μg/mL 并且每对的浓度变化（0、1 nmol/L、10 nmol/L、100 nmol/L 和 600 nmol/L）。抗 Dig 包被的受体小珠和镍螯合物供体小珠在 M 缓冲液中配制（见 2.5.4 节），含有 0.5% BSA 和 0.01% Tween 20。

（2）配制不同浓度的锚 dig-dT 溶液：0、1 nmol/L、10 nmol/L、100 nmol/L、600 nmol/L 溶于具有 0.5% BSA 和 0.01% Tween 20 的 M 缓冲液中。

（3）配制不同浓度的 C6 适配体溶液：0、1 nmol/L、10 nmol/L、100 nmol/L、600 nmol/L 溶于具有 0.5% BSA 和 0.01% Tween 20 的 M 缓冲液中。

（4）配制不同浓度的 M1 蛋白溶液：0、1 nmol/L、10 nmol/L、100 nmol/L、600 nmol/L 溶于具有 0.5% BSA 和 0.01% Tween 20 的 M 缓冲液中。

（5）M1 和 C6 以不同浓度在终体积为 25 μL 的优化的具有 0.5% BSA 和 0.01% Tween 20 的 1×M 缓冲液中孵育。

用于固定的浓度与 3.2.1 节和 3.2.2 节所述相同。

（a）供体小珠（25 μg/mL）与 M1 蛋白一起以等体积（10 μL/well）在黑暗中 23℃孵育 1 h。

（b）受体小珠（25 μg/mL）与 digprimer 一起在黑暗中 23℃孵育 1 h。

（c）然后加入 5 μL 的 C6 适配体到锚-小珠混合物中，23℃孵育 15 min。

（d）15 μL C6（36）抗异羟基洋地黄毒苷受体小珠分装到每孔中。23℃黑暗中混合小珠。

（6）用 Tecan 的 Infinite® M1000 PRO AlphaScreen® 模块检测孵育 1 h 或者 16 h 后的荧光信号。

3.2.4　复合体检测浓度的优化

1. M1 浓度范围优化：

（a）按照 3.2.2 节准备候选物：

①C6（36）适配体浓度保持在 600 nmol/L。

②锚和 C6（36）适配体是等摩尔的。

（b）除了 M1 的浓度是精确的，用于 AlphaScreen®分析的实验条件与 3.2.3 节中相同。

（c）M1 蛋白浓度的变化范围：0、10 nmol/L、50 nmol/L、100 nmol/L、150 nmol/L、200 nmol/L、250 nmol/L、300 nmol/L 和 600 nmol/L。

按照 3.2.1 节和 3.2.2 节所述将 15 μL 的 C6（36）地高辛锚固定在抗异羟基洋地黄毒苷受体小珠上、10 μL 的每种 M1 样品固定在镍螯合物供体小珠上（图 11-1），分散到每个孔中。

混合物在黑暗中 23℃孵育至少 1 h。

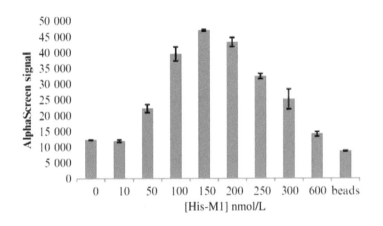

图 11-1　用 AlphaScreen®技术检测 C6（36）-M1 相互作用。不同浓度在镍螯合物供体小珠上固定的 M1（0～600 nmol/L）加入到固定在抗异羟基洋地黄毒苷受体小珠上的 C6（36）-锚复合体中

3.2.5　C6（36）-M1 蛋白质相互作用的特异性的检测

使用具有 0.01% Tween 20 和 0.5% BSA 的 M 缓冲液，用不相关蛋白和一个突变的 C6（36）序列检测特异性。

（1）C6（36）和不相关蛋白。

C6（36）适配体的浓度保持不变，为 600 nmol/L（见 3.2.2 节）。不相关对照蛋白测试了一个范围（0、3 nmol/L、10 nmol/L、30 nmol/L、100 nmol/L、300 nmol/L 和 1000 nmol/L）。实验条件与 3.2.3 节相同。

（2）C6（36）m 和 M1。

C6（36）m 适配体的浓度保持不变，为 600 nmol/L（见 3.2.2 节）。M1 蛋白测试了一个范围（0、3 nmol/L、10 nmol/L、30 nmol/L、100 nmol/L、300 nmol/L 和 1000 nmol/L）。实验条件与 3.2.3 节相同。

C6（36）m 和 M1 或者 C6（36）和一个不相关对照蛋白配对都没有获得显著的信号然而 C6（36）和蛋白 M1 可以观察到阳性信号（数据未展示）。

3.3　C1（36）-M1 分析

C1（36）用生物素标记以便在夹心复合体形成的过程中固定到链霉亲和素供体小珠上。

使用 5 μL 的链霉亲和素供体小珠达到终浓度为 25 μg/ml 以固定 C1（36）b，使用 5 μL 的镍受体小珠达到终浓度为 25 μg/mL 以固定 M1。

C1（36）b-M1 相互作用的检测与 C6-M1 复合体的检测使用相同的缓冲液。

C1（36）b 用于检测 M1 的最佳浓度为 100 nmol/L（数据未展示）。

3.4　C1（36）-M1-C6（36）夹心试验

利用 AlphaScreen®技术检测溶液中的 M1。夹心试验中 M1 的检测分别使用了固定在链霉亲和素包被的供体小珠和抗 dig 包被的受体小珠上的生物素标记的 C1（36）适配体及 C6（36）polyA。

（1）结果

（a）按照叙述的方法制备的 C1（36）-M1-C6（36）夹心没有观察到信号：

dig-dT 锚（600 nmol/L）和抗 DIG 小珠（25 μg/mL）混合并孵育 1 h，C6（36）poly A（600 nmol/L）以每孔终体积 10 μL 加入放置 15 min。

加入 5 μL 不同浓度的 M1（0、1 nmol/L、10 nmol/L、75 nmol/L、150 nmol/L、300 nmol/L、600 nmol/L 和 1000 nmol/L）

每孔分装 5 μL 的 C1（36）b（100 nmol/L）。

23℃孵育 1 h 后，加入 5 μL 的链霉亲和素小珠（25 μg/mL）。

（b）检测复合体的缓冲液优化

为优化试验测试了不同浓度的 BSA 和 Tween。

C6（36）适配体和 M1 蛋白的浓度保持不变，分别为 600 nmol/L 和 150 nmol/L。

在 M 缓冲液中试验了三种浓度的 BSA（0%、0.1%和 0.5%）和 Tween 20（0.01%、0.05%和 0.1%（图 11-2）。

结果显示 Tween 20 浓度不影响信号（数据未显示），然而随着 BSA 浓度的增加信号降低（图 11-2）。

（2）缓冲液中没有 BSA 时 C6-M1 信号的特异性。

（a）M1（150 nmol/L）和 C6（600 nmol/L）在终体积为 25 μL、没有 BSA 并有 0.01% Tween 20 的优化的 1×M 缓冲液中孵育（见 3.2.3 节步骤 5）。

（b）为了显示没有 BSA 条件下信号的特异性，用无关的对照蛋白或一个用

polyA 延长的寡聚核苷酸进行了 3.4.2 节同样的实验（图 11-3）。

M1 诱导的 AlphaScreen®信号在没有 BSA 缓冲液中是特异性的。

（3）C1（36）-M1-C6（36）三明治的检测（图 11-4）。

（a）使用了优化的缓冲液：不含 BSA 但是含有 0.01% Tween 20 的 M1 缓冲液。

（b）适配体 C6（36）polyA 和 C1（36）B 的浓度分别固定为 600 nmol/L 和 100 nmol/L。

（c）测试了各种浓度的 M1：0、1 nmol/L、10 nmol/L、150 nmol/L 和 600 nmol/L（图 11-4）。

（d）实验条件与 3.4.1 节相同。

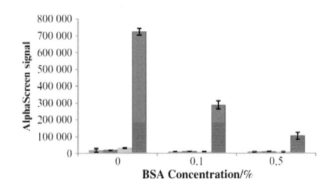

图 11-2　AlphaScreen®缓冲液优化：向含有 600 nmol/L 的 C6（36）和 150 nmol/L 的 M1 混合物中添加逐渐增加浓度的 BSA（0、0.1%和 0.5%）。从左至右分别为：只有小珠（蓝色），小珠中加了 C6（36）（红色），小珠中加了 M1（绿色），C6（36）-M1 复合体与小珠混合（紫色）。实验设置三个重复并且在 17 h 后测量信号

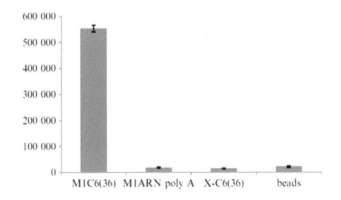

图 11-3　M1-C6（36）相互作用的特异性研究。使用了阴性对照，首先用含有一个 polyA 尾的一个寡聚核苷酸替代了 C6（36），之后用一个 His 标记对照蛋白替代 M1。同时测试了只有小珠的条件

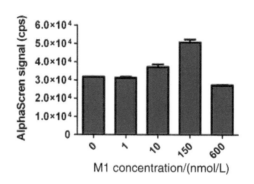

图 11-4　C1（36）-M1-C6（36）复合体的 AlphaScreen®信号。C1（36）和 C6（36）的浓度分别为 100 nmol/L 和 600 nmol/L，M1 浓度从 0 增加到 600 nmol/L

3.5　HAPIscreen

体外筛选 RNA 是在具有抗 pre-microRNA 373 靶标的 R 缓冲液中进行的。从 RNA 库中经过 7 轮淘选获得的候选物的筛选允许可以结合未经测序的靶标的新 RNA 适配体的识别。这种方法称为 HAPIscreen（高通量适配体识别筛选，high throughput aptamer identification screen）。

3.5.1　候选产物

（1）RNA 候选物用白色 96 孔标准微孔板在自动化工作站（Tecan Freedom EVO 200）上制备。

（2）候选物直接用修饰的引物 5′end-oligod（$T_{21}CT_3$）延长的 P20（2.2.1 节）和引物 3′SL 从菌落中以 TOPO TA 克隆试剂盒克隆扩增。

（3）192 个克隆随机制备。挑取每个克隆并转移到含有 PCR 混合物的 96 孔微孔板中。

（4）共筛了两块 96 孔微孔板。

（5）用 200 μL PCR 体系，含有 1 μmol/L 每种引物[5′end oligod（T）$_{21}$C（T）$_3$ 延长至 P20 和 3′SL]、4 U 的 DNA polymerase AmpliTaq Gold（PerkinElmer）、1.5 mmol/L $MgCl_2$、*Taq* 缓冲液 1×、200 μmol/L 的 dNTP 和 5%的 DMSO（见注释 3）扩增候选物。

（6）将混合物加热到 95℃、10 min，作为预热阶段来活化 AmpliTaq Gold 并提供热启动；30 个循环的 95℃ 30 s、60℃ 30 s、72℃ 1 min；72℃ 10 min 作为最后一个循环。

（7）用自动化真空过滤器通过 Acroprep 96 filter plate PALL 10 K 纯化 PCR 产物。

（8）用 30 μL H_2O 重悬 PCR 产物。

（9）用 16 μL 的 PCR 产物进行转录反应。

（10）用购自 Epicentre Technologie 的 Ampliscribe T7 high-yield transcription kit 在 37℃、2 h 进行 40 μL 体系的转录反应。

（11）加入 2.7 μL 的 RQ1 DNase 酶于 37℃保持 20 min。

（12）使用自动化真空过滤通过 Acroprep 96 Filter plate 30 K 纯化 RNA。

（13）用 NanoDrop 分光光度计的紫外吸收定量 RNA。

3.5.2　AlphaScreen®分析

（1）折叠生物素标记的 pre-miR 373：95℃加热样品 1 min，冷却到 4℃后在 SELEX R 缓冲液中室温放置 10 min（见 2.5.7 节）。

（2）与链霉亲和素包被的供体小珠一起混合并孵育终浓度为 0.2 μmol/L 的候选物（5 μL）和 0.625 μmol/L 生物素标记的靶标（5 μL）45 min。

（3）加入浓度为 0.625 μmol/L 的 dig-primer（10 μL）来捕获带有 polyA 尾的候选物到抗 dig 包被的受体小珠（20 μg/mL），室温 1 h。

（4）向混合物中加入 5 μL 浓度为 20 μg/mL 的供体小珠。

（5）用 Envision® Multidetection Plate Reader（PerkinElmer）在孵育了 1 h 或者 17 h 后检测荧光信号（图 11-5）。

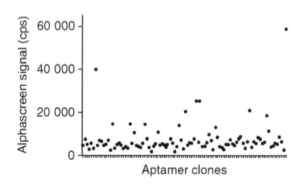

图 11-5　寡聚核苷酸库的扫描。利用 AlphaScreen®技术分析筛选出的抗 premiR 373 的单个 RNA 候选物

3.5.3　候选物测序

AlphaScreen 阳性候选物（信号大于 5000 cps）按照操作说明，利用 BigDye Terminator v1.1 cycle sequencing kit（Applied Biosystems）进行测序。

3.5.4　筛选的候选物序列

见表 11-1。

表 11-1　筛选出的抗 premiR 373 的 RNA 适配体序列

```
anti-miR-373   G C A C U U C C C A G U A C A G A C A A A A A G G A A A G C G C

1              U G G G C C A G C U A C A G A C A C C C A C A G C C G C C C          29
8              C C C A C C Q C C U A C A G A C A A C G C G A C C C Q C C          19
34           A G C C A G C A C C C U A C A G A C A C G C C C C G C C C G C C      24
47           A G C C C A C C A C C C U A C A G A C A C C C C G G G C C            15
57         A C A C C A G C C A A C U A C A G A C A C C C U G C G G C C            0.4
76             U G C C C A C G C U A C A G A C A C C C C C G U C C C Q C C        41
77           C Q G U A C C C A C U A C A G A C A C A A C C C C C Q C C
79             A A C C G C C U A C A G A C A C A G C A C A U C A G C C C G C C

40             C A U A C A G A C A C A C C G C A C C C C A C G C C G C C C        11
58           C A A C C G A C A U A C A G A C G C A C C C C G G U Q G C C
86         U G G C A A C A C C A U A C A G A C A C C C C C G C C
68             G C A A C C A C A G U A C A G A C A G C C C C Q C C C Q C C        1

12             U G A C C A C C C A C A G A C A A C C U C C C C C C C             29
44             A C A C C A C C C A C A G A C A C C C C G C C C C C G G C C        21
46             A C C A C C A C C C A C A G A C A U C A C C G U C C C G C C        20
81           G G U A C C C A C C C A C A G A C A C A G C C C C G G C C
88       C C C A A C C C C A C C C A C A G A C G C A C A G C C G G C C           14
89             C G C C A C C C A C A G A C A C A C C G C A C C C C G C C         17
94           C C A C A C C C A C A G A C A C A C C C A C C C G G C C             9
16             G C A C C A C A C C C A G A C A C G U G U C C G C C C C            33
55             A C C A C A C C C A C A G A C A C C C C C U G C C G C C C
7          C C A G C A C A A C C C A C A G A C A A C C C C C C Q C C C           21
93             C C C G A C C C A C A G A C A C A A C U C C A U C C C G C C        9

14             C G C A A C C A C C A C A G A C A C A C A C U G C C C G C C        46
2              C C C A A C C A C C A C A G A C A C C A A C C C C C G C C          35
52           C A A C C A C C A C C A C A G A C A C C G C G C C C C C G C C        25
56             A C A C C A C C A C A G A C A G C A C C U G G C C C C C C         20
26           G G A C C C C C A C C A C A G A C A C C A A C C C C C G C C         22
37           C G A C C A C C C C A C C A C A G A C A C C C U C C G C C C G C C
38       A C C A C C C G C C A C A C C A C A G A C A C C C G C C                  10

5              U A C C C G G C C C A C A G A C A C C A C C U G C C G G C C        39
72             U G C A C C G C C C A C A G A C A C C A C G U G C C G C C C        38

11             C U A G C C C C C A C A G A C A C C A C U A G C C C G C C          34
64           A G C C A C C C C C C A C A G A C G A C A C U G C C C G C C
85             C C A C A C C C C C A C A G A C A C C U C C C C C C G C C          3
67           A C G A C C A U C C C A C A G A C A C A C C C C G C C              15

15             C C C G U C C A C A G C C A U C A C C C G U C C C C G C C         45
73             A C G C C A U C C A C A G A C A C C C A G C C G C C C C
87           G C A A C C A C U C C C A C A G A C A C A C C C C C G C C C          26

35             A A C C A C A G C C A C A G A C A C C C A C A A C C C G C C        24
60           C C C C A C G U A A C G C C A C A G A C A C C G C C G G C C         18

28             A G C C C G C A C A G A C A A U A C C C C C U C C C C G C C        36
18           C C A C C C A A C C G C A C A G A C A A C A C C C C G C C C          20

59             C C A A C C A C A C A C A G A C A U C C G C G A C G G C C          10
20             G A C C A C C A C A C A G A C A C C G U G A C C C C G C C          43
71             C C C C A C C A C A C A G A C A C C C A C C C C G G C C            12
48             C C A C A C C A C A C A G A C A C C A C C C C G C C                6
19       C C C A A C C G C C A C A C A G A C A C C A C C G C C C                  24
50             C C U G G G C C A C A C A G C A C A G C C U A G C C G G C C        25
83             C G G A A C C A C A C A G A C A C C U C C C C C G C C              59
92             C C C C C G C A C A C A G A C G U C C C C G C A C C G C C
81             C G C C A U C A C A C A G A C A A C A C A C G C C C C G C C        9

66             C A C G C C G C A C C A A C A G A C A A C A C C C C G G C C        30
33           C A G G U G C A C C A A A C A G A C A U A C A C C C C G C C
36             G G C A A C A G A C A C G G C C C C C C A C A G C C C G C C        15
61         G C C A C A G U A C A U A A C A G A C U G C C G C C G C C C            9

10                       A C A G A C A C A U A A C C C G A C C G U A C C C C C G C C

95             C G A C C C A G C C G U G U A C U G C C C G C C                    55
```

4 注 释

（1）每次移液都使用电动移液加样头来保证 AlphaScreen 检测的可重复性（见 2.5.8 节）。

（2）测试了两种添加锚的程序。C6（36）适配体和 M1 的浓度保持不变，分别为 600 nmol/L 和 150 nmol/L。

程序 1：锚先在小珠子上固定 1 h 再与候选物一起孵育 15 min。

程序 2：锚先与候选物（每种 600 nmol/L）孵育 15 min 后与小珠一起固定 1 h。

程序 1 获得了最好的结果。

（3）引物 P20 在其 5′端以(T)$_{21}$C(T)$_3$序列延伸使得经 T7 转录后得到的 3′端为(A)$_3$G(A)$_{21}$的 RNA 产物。

致 谢

感谢 D. Desmecht 教授和 F. Cornet 博士（University of Liège, Belgium）帮助识别 C1 和 C6 适配体，感谢 T. Crosson 的技术帮助。

（李闰婷 译，陈龙欣 校）

参 考 文 献

[1] Ellington AD, Szostak JW（1990）In vitro selection of RNA molecules that bind specific ligands. Nature 346:818-822

[2] Tuerk C, Gold L（1990）Systematic evolution of ligands by exponential enrichment: RNA ligands to bacteriophage T4 DNA polymerase. Science 249:505-510

[3] Jayasena SD（1999）Aptamers: An emerging class of molecules that rival antibodies in diagnostics. Clin Chem 45:1628-1650

[4] Dausse E, Da Rocha Gomes S, Toulmé JJ（2009）Aptamers: a new class of oligonucleotides in the drug discovery pipeline? Curr Opin Pharmacol 9:602-607

[5] Tombelli S, Mascini M（2009）Aptamers as molecular tools for bioanalytical methods. Curr Opin Mol Ther 11:179-188

[6] Cibiel A, Pestourie C, Ducongé F（2012）In vivo uses of aptamers selected against cell surface biomarkers for therapy and molecular imaging. Biochimie 94:1595-1606

[7] Kang KN, Lee YS（2013）RNA aptamers: a review of recent trends and applications. Adv Biochem Eng Biotechnol 131:153-169

[8] Radom F, Jurek PM, Mazurek MP, Otlewski J, Jelen F（2013）Aptamers: molecules of great potential. Biotechnol Adv 31:1260-1274

[9] Gold L, Ayers D, Bertino J, Bock C, Bock A, Brody EN, Carter J, Dalby AB, Eaton BE, Fitzwater T et al（2010）Aptamer-based multiplexed proteomic technology for biomarker discovery. PLoS One 5:e15004

[10] Jenison R, Gill S, Polisky B（1995）Oligonucleotide ligands that discriminate between theophylline and caffeine. In: Innis MA, Gelfand DH, Sninsky JJ（eds）PCR Strategies. Academic Press, San Diego, CA, pp 289-299

[11] Chen H, Mcbroom DG, Zhu YQ, Gold L, North TW（1996）Inhibitory RNA ligand to reverse transcriptase from feline immunodeficiency virus. Biochemistry 35:6923-6930

[12] Hermann T, Patel DJ（2000）Adaptive recognition by nucleic acid aptamers. Science 287:820-825

[13] Hicke BJ, Marion C, Chang YF, Gould T, Lynott CK, Parma D, Schmidt PG, Warren S（2001）Tenascin-C aptamers are generated using tumor cells and purifi ed protein. J Biol Chem 276:48644-48654

[14] Da Rocha Gomes S, Miguel J, Azema L, Eimer S, Ries C, Dausse E, Loiseau H, Allard M, Toulmé JJ（2012）（99 m）Tc-MAG3-Aptamer for imaging human tumors associated with high level of Matrix Metalloprotease-9. Bioconjug Chem 23（11）:2192-2200

[15] Cho EJ, Lee JW, Ellington AD（2009）Applications of aptamers as sensors. Annu Rev Anal Chem（Palo Alto, Calif）2:241-264

[16] Mascini M, Palchetti I, Tombelli S（2012）Nucleic acid and peptide aptamers: fundamentals and bioanalytical aspects. Angew Chem Int Ed Engl 51:1316-1332

[17] Lee JH（2013）Conjugation approaches for construction of aptamer-modified nanoparticles for application in imaging. Curr Top Med Chem 13:504-512

[18] Wang AZ, Farokhzad OC（2014）Current progress of aptamer-based molecular imaging. J Nucl Med 55:353-356

[19] Mayer G（2009）The chemical biology of aptamers. Angew Chem Int Ed Engl 48: 2672-2689

[20] Hollenstein M（2012）Nucleoside triphosphates-building blocks for the modification of nucleic acids. Molecules 17:13569-13591

[21] Boiziau C, Dausse E, Yurchenko L, Toulmé JJ（1999）DNA aptamers selected against the HIV-1 trans-activation-responsive RNA element form RNA-DNA kissing complexes. J Biol Chem 274:12730-12737

[22] Kikuchi K, Umehara T, Fukuda K, Hwang J, Kuno A, Hasegawa T, Nishikawa S（2003）Structure-inhibition analysis of RNA aptamers that bind to HCV IRES. Nucleic Acids Res Suppl 291-292

[23] Xiao F, Zhang H, Guo P（2008）Novel mechanism of hexamer ring assembly in protein/RNA interactions revealed by single molecule imaging. Nucleic Acids Res 36:6620-6632

[24] Afonin KA, Bindewald E, Yaghoubian AJ, Voss N, Jacovetty E, Shapiro BA, Jaeger L（2010）In vitro assembly of cubic RNA-based scaffolds designed in silico. Nat Nanotechnol 5:676-682

[25] Dausse E, Taouji S, Evadé L, Di Primo C, Chevet E, Toulmé JJ（2011）HAPIscreen, a method for high-throughput aptamer identification. J Nanobiotechnology 9:25

[26] Fukushima N, Weiner JA, Kaushal D, Contos JJ, Rehen SK, Kingsbury MA, Kim KY, Chun J（2002）Lysophosphatidic acid influences the morphology and motility of young, postmitotic cortical neurons. Mol Cell Neurosci 20:271-282

[27] Lee CW, Rivera R, Dubin AE, Chun J（2007）LPA（4）/GPR23 is a lysophosphatidic acid（LPA）receptor utilizing G（s）-, G（q）/G（i）-mediated calcium signaling and G（12/13）-mediated Rho activation. J Biol Chem 282:4310-4317

[28] Platonova N, Miquel G, Regenfuss B, Taouji S, Cursiefen C, Chevet E, Bikfalvi A（2013）Evidence for the interaction of fi broblast growth factor-2 with the lymphatic endothelial cell marker LYVE-1. Blood 121:1229-1237

[29] D'Agostino VG, Adami V, Provenzani A（2013）A novel high throughput biochemical assay to evaluate the

HuR protein-RNA complex formation. PLoS One 8:e72426

[30] Gabriel D, Vernier M, Pfeifer MJ, Dasen B, Tenaillon L, Bouhelal R（2003）High throughput screening technologies for direct cyclic AMP measurement. Assay Drug Dev Technol 1:291-303

[31] Gray A, Olsson H, Batty IH, Priganica L, Peter Downes C（2003）Nonradioactive methods for the assay of phosphoinositide 3-kinases and phosphoinositide phosphatases and selective detection of signaling lipids in cell and tissue extracts. Anal Biochem 313:234-245

[32] Cavallini A, Brewerton S, Bell A, Sargent S, Glover S, Hardy C, Moore R, Calley J, Ramachandran D, Poidinger M et al（2013）An unbiased approach to identifying tau kinases that phosphorylate tau at sites associated with Alzheimer disease. J Biol Chem 288:23331-23347

[33] Binder C, Lafayette A, Archibeque I, Sun Y, Plewa C, Sinclair A, Emkey R（2008）Optimization and utilization of the SureFire phospho-STAT5 assay for a cell-based screening campaign. Assay Drug Dev Technol 6:27-37

[34] Dausse E, Cazenave C, Rayner B, Toulmé JJ（2005）In vitro selection procedures for identifying DNA and RNA aptamers targeted to nucleic acids and proteins. Methods Mol Biol 288:391-410

第 12 章　通过黏性桥组合特异性的适配体-siRNA 纳米颗粒的方法内化 B 细胞淋巴瘤

Jiehua Zhou、John J. Rossi 和 Ka To Shum

摘　要　RNA 实体，包括适配体和 siRNA，在结构和功能方面具有惊人的广泛用途。这些分子可以用作复杂的纳米颗粒结构自下而上装配的构筑模块。这里，我们介绍一种新颖的细胞特异性分型，以及 B 细胞激活因子受体（BAFF-R）适配体-siRNA 运输系统的内化，从而用于 B 细胞淋巴瘤治疗。其中，适配体和 Dicer 底物 siRNA（DsiRNA）都是通过一个"黏性桥接"结合。B 细胞恶性肿瘤表面过表达 BAFF-R，允许适配体-黏性-siRNA 纳米颗粒结合和内化。STAT3 siRNA 压缩在 BAFF-R 适配体运输的纳米颗粒中并定位于质膜，导致多种 B 细胞系中的 STAT3 mRNA 的基因严重沉默。此外，这些纳米颗粒不会导致细胞增殖和凋亡。与此同时，适配体介导的运输策略为治疗疾病提供了更广泛的工具。

关键词　适配体，RNA 干扰，淋巴瘤，Dicer 底物 siRNA，BAFF-R

1　引　言

除了储存遗传信息外，核酸还有多种作用，并且是探索复杂生物机制的有效工具。为了达到这些目的，几种类型的核酸实体已经得到深入研究，包括适配体和小干扰 RNA（siRNA）。适配体是从一个巨大的随机序列文库中严格筛选出来的单链结构核酸[1]。每种单个的核酸序列固有折叠成为一种独特的、复杂的、具有分子识别能力的三维结构（适配体），类似于安芬森的蛋白质折叠理论[2, 3]。由于它们具有高度的特异性和多功能性，适配体可以潜在地结合任何靶标，如有机染料、小的金属离子、核酸、蛋白质，甚至是完整的细胞[4, 5]。相比适配体而言，siRNA 是一类 20～25 mer 双链 RNA 分子，通过一种称为 RNA 干扰（RNAi）的内源性转录后基因沉默途径来切割信使 RNA，对基因表达进行特异性干涉[6]。自从 2002 年首次证实 siRNA 在动物模型中的治疗潜力[7, 8]，几种基于 RNAi 的用于人类疾病的疗法已经登记进入临床评估，并且展示出期望的有效性和安全性[9, 10]。

尽管大量的物力和努力用于医药用途的适配体及 siRNA 技术的转化，但是这些类型的疗法面临着同样的商业化挑战[11~13]。首先，裸露的适配体和 siRNA 的平均大小都在 10 nm 以下，因此在全身使用时会迅速被肾脏代谢掉[10, 14]。其次，这两种类型的核酸都是亲水性的，不能在没有适当的转染载体的帮助下通过疏水性的细胞膜。第三，无配方的 siRNA 药物不能对期望的细胞类型进行靶向选择，而需要运输载体将 siRNA 运输到它们进入 RNAi 途径介导基因特异性沉默的细胞质中。

为了解开这些技术对治疗潜力的所有束缚，必须解决以上的技术障碍。一种创新性的方法可以做到这点，它使适配体和 siRNA 的能力叠加起来，通过 RNA 纳米技术把它们组合成一个纳米颗粒[15~19]。以肯塔基大学的郭培宣教授作为先驱，RNA 纳米技术的新兴领域探索预先设计创造复合体，所有的 RNA 纳米颗粒通过几种 RNA 分子的自我装配形成[14, 20~23]。RNA 的多功能性可以在类似 DNA 简单特性的水平上操作，使得 RNA 这种引人注目的构筑模块可以用于复杂的纳米结构自下向上的装配[14]。

过去的几年中，发展细胞内化适配体概念和采用适配体作为 siRNA 运输工具等应用方式已经引起大家广泛的关注[24~28]。包括抗前列腺特异性膜抗原和 HIV-1 gp120 的适配体在内的几个细胞内化适配体得到成功分离，并且分离这些细胞特异性适配体的方法已经得到证明[26, 28~30]。由于它们的高亲和力和特异性，以及在化学连接中的方便使用，适配体非常适用于靶向运输 siRNA。最近，在 RNA 纳米技术中两种一般性方法可以用于构建适配体-siRNA 纳米颗粒。第一种方法，一个细胞靶向性适配体的 3′ 端共价连接到一个 siRNA 的有义链，它的反义链通过互补配对与 siRNA 的有义链自杂交形成一个纳米颗粒[27, 28]。第二种方法叫做"黏性桥接"，一个细胞靶向性适配体的 3′ 端连接到一个黏性的、富含 GC 的 16 nt 序列，同时黏性的互补序列附加到一个 siRNA 上。然后，适配体和 siRNA 通过富含 GC 序列的碱基互补配对形成一个复合体[16, 26, 29]。这些方法可以创造适配体-siRNA 纳米颗粒，就像"智能炸弹"，可以实现靶向运输，增强 siRNA 的效能，最大化地避免由非特异性靶向引发的不希望有的副作用[16~18]。

先前的研究证实细胞表面的 B 细胞激活因子受体（BAFF-R）过表达是许多 B 细胞恶性肿瘤的标志，结合 BAFE-R 的配体可能通过受体介导的细胞内吞作用内化到细胞内[31, 32]。因此，BAFF-R 是一种引人注目的、用于适配体介导的 RNAi 的靶标。我们采用 SELEX 来分离 2′-F 修饰的、与 BAFE-R 适配体具有相同的毫微摩尔级亲和力的适配体[33]。这里，有一种称为 R-1 的适配体，可以有效内化到表达 BAFF-R 的细胞中，在那里阻断 BAFE 介导的 B 细胞增殖。R-1 适配体通过黏性桥接进一步与 STAT3 DsiRNA 结合（图 12-1），并导致 RNA 纳米颗粒可以运输进入 B 细胞，在那里降低 STAT3 mRNA 水平[33]。本章叙述了用黏性桥接方法装配 R-1 适配体和 STAT3 DsiRNA，用共聚焦显微镜鉴定细胞连接和纳米颗粒的内化，用 qRT-PCR 验证 STAT3 siRNA 功效，使用 MTS 试验和流式细胞术评估细胞增殖和凋亡。

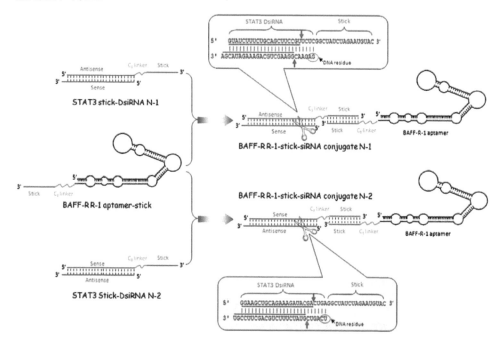

图 12-1　设计细胞类型特异性的适配体-黏性-siRNA 纳米颗粒运输系统。图中显示了 BAFF-R 适配体 R-1 和 27-mer siRNA 靶向 STAT3。27-mer Dicer 底物双螺旋的反义链或有义链通过黏性序列与适配体连接，黏性序列位于 BAFF-R R1 适配体 3′ 端，长 16 nt，允许两个 siRNA 链其中之一与适配体互补碱基配对。经过简单孵育，R-1 黏性和 STAT3 黏性-DsiRNA N1 或者黏性-DsiRNA N2 共同形成稳定的碱基对。结果，DsiRNA 方向不同的两个版本——STAT3 N1 和 N2 设计出来了。为了避免适配体与 siRNA 的空间相互作用，在适配体/siRNA 和黏性部分之间使用了一个由 7 个 3 碳构成的连接（转载自参考文献[33]，获得 Oxford University Press 的授权）

2　材　料

使用高压蒸汽灭菌的超纯水配制所有溶液（见注释 1 和 2）。除非特殊声明，所有试剂均在室温配制和储存。

2.1　细胞系

（1）Jeko-1 和 Z138 B 细胞系由 Robert Chen 博士（City of Hope）友情提供并

培养在添加了 20%胎牛血清（FBS）（Jeko-1 细胞）或 10% FBS（Z138 细胞）和 1%谷氨酸的 RPMI（Roswell Park Memorial Institute medium）-1640 培养基（Life Technologies）中。

（2）CCRF-CEM 对照 T 细胞系购自 ATCC（American Type Culture Collection），并培养在添加了 10%FBS 的 DMEM（Dulbecco's modified Eagle's medium）（Life Technologies）中。

（3）所有细胞系均培养在手动控制的 37℃、5% CO_2 培养箱中。

2.2 通过体外转录合成 BAFF-R R-1 和 HIV-1 gp120 A-1 对照适配体

（1）单链 DNA 模板和用于 PCR 的相关引物集合（Integrated DNA Technologies, Coralville，IA）。用水溶解寡聚核苷酸并分装储存液于-20℃储存（见注释 3 和 4）。

BAFF-R R-1 适配体序列：5'-GGG AGG ACG AUG CGG GAG GCU CAA CAA UGA UAG AGC CCG CAA UGU UGA UAG UUG UGC CCA GUC UGC AGA CGA CUC GCC CGA-3'

用于 PCR 的寡聚核苷酸：

R-1 oligo1：5'-TAA TAC GAC TCA CTA TAG GGA GGA CGA TGC GGG AGG CTC AAC AAT GAT AGA GCC CGC AA-3'

R-1 oligo2：5'-TCG GGC GAG TCG TCT GCA GAC TGG GCA CAA CTA TCA ACA TTG CGG GCT CTA TCA TTG TT-3'

HIV-1 gp120 A-1 适配体序列：5'-GGG AGG ACG AUG CGG AAU UGA GGG ACC ACG CGC UGC UUG UUG UGA UAA GC A GUU UGU CGU GAU GGC AGA CGA CUC GCC CGA-3'

用于 PCR 的寡聚核苷酸：

A-1 oligo 1：5'-TAA TAC GAC TCA CTA TAG GGA GGA CGA TGC GGA ATT GAG GGA CCA CGC GCT GCT TGT-3'

A-1 oligo 2：5'-TCG GGC GAG TCG TCT GCC ATC ACG ACA AAC TGC TTA TCA CAA CAA GCA GCG CGT GGT-3'

（2）Taq PCR 聚合酶和缓冲液（Sigma-Adrich）。分装储存于-20℃。

（3）dNTP（Roche）。配制成 10 mmol/L dNTP 混合物并分装储存于-20℃。

（4）QIAquick Gel purification Kit（Qiagen）。室温储存。

（5）DuraScribe T7 transcription Kit（Epicenter Biotechnologies）。试剂盒中包括 Y639F 突变的 T7 RNA 聚合酶、2'-氟-CTP（2'-F-dCTP）、2'-氟-UTP（2'-F-dUTP）、ATP 和 GTP。-20℃储存。

（6）Bio-Spin 30 Columns（Bio-Rad）。4℃储存。

（7）酸性酚：氯仿（5：1）溶液（pH 4.5，Ambion）。4℃储存。

（8）氯仿：异戊醇（24：1）溶液（Sigma）。4℃储存。

（9）20 mg/mL 糖原（Roche）。分装储存于−20℃。

（10）SeaKem® LE agarose（Lonza）。室温储存。

2.3　适配体-黏性-siRNA 纳米颗粒的结构

（1）BAFF-R R-1 适配体-黏性、黏性-STAT3 有义链 siRNA 和黏性-反义链 STAT3 siRNA 通过化学合成，并通过 City of Hope 的合成和生物聚合化学核心用 HPLC 纯化。分装储存于−20℃（见注释 3 和 5）。

（2）BAFF-R R-1 适配体-黏性和黏性-STAT3 的有义链 siRNA 含有 2'-F 修饰 的 U 和 C。黏性蛋白用下划线标示并含有 2'-OMe 修饰的 A 和 G，以及 2'-F 修饰 的 U 和 C。"X" 代表适配体/SiRNA 和黏性序列之间的 3 碳连接（C3）。下边展示 的碱基是 DNA 残基。

BAFF-R R-1 适配体-黏性：5'-GGG AGG ACG AUG CGG GAG GCU CAA CAA UGA UAG AGC CCG CAA UGU UGA UAG UUG UGC CCA GUC UGC AGA CGA CUC GCC CGA XXXXXXX <u>GUA CAU UCU AGA UAG CC-3'</u>。

反义链-黏性：5'-GUA UCU UUC UGC AGC UUC CGU UCU C XXXXX <u>GGC UAU CUA GAA UGU AC-3'</u>。

黏性-STAT3 有义链 siRNA：5'-GGA AGC UGC AGA AAG AUA CGA CUG A XXXXX GGC UAU CUA GAA UGU AC-3'。

STAT3 反义链 siRNA：5'-ucA GUC GUA UCU UUC UGC AGC UUC CGU-3'。

STAT3 有义链 siRNA：5'-gaG AAC GGA AGC UGC AGA AAG AUA CGA-3'。

（3）适配体-黏性-siRNA 重折叠缓冲液（5×HBS）：50 mmol/L HEPES（pH 7.4），750 mmol/L NaCl，5 mmol/L MgCl$_2$，5 mmol/L CaCl$_2$，13.5 mmol/L KCl。用 10 mol/L NaOH 调节 pH。分装储存于−20℃。

2.4　通过凝胶迁移试验确定分离常数

（1）40%丙烯酰胺/甲叉双丙烯酰胺溶液（19：1，National Diagnostics）。4℃ 储存。

（2）N，N，N，N'-四甲基乙二胺（TMEMD，Sigma）。4℃储存。

（3）过硫酸铵（APS，Sigma）。配制成 10%溶液并分装储存在−20℃。

（4）10×Tris-硼酸-EDTA（National Diagnostics）。室温储存。

（5）T4 多聚核苷酸激酶（PNK）及其缓冲液（New England Biolabs）。−20℃

储存。

（6）γ-^{32}P ATP（MB Biomedical）。这是一种放射性物质，采取合适的检测以控制暴露。-20℃储存。

（7）人类 BAFF-R 蛋白（ProSpect）。分装储存在-80℃。

（8）非变性凝胶上样缓冲液（4×）：10 mmol/L Tris-HCl（pH 7.5），1 mmol/L EDTA，0.1%溴酚蓝，0.1%二甲苯蓝，0.1%橙红 G，40%甘油。分装储存在-20℃。

（9）结合缓冲液 1：1×HBS 加 0.01% BSA，10 mmol/L DTT。分装储存在-20℃（见注释 4）。

（10）Graph Pad Prism Version 6。

（11）Typhoon 扫描仪（Amersham Biosciences，Typhoon 9200）。

2.5 通过激光共聚焦显微镜分析细胞内化

（1）STAT3 siRNA 的 5'-Cy3 标记的有义链：5'-Cy3-gaG AAC GGA AGC UGC AGA AAG AUA CGA-3'。

（2）多聚赖氨酸包被的 35-mm 板（MatTek）。室温储存。

（3）Hoechst 33342 染料（Life Technologies）。用水配制成 150 μg/mL 并分装储存在 4℃。

（4）Zeiss LSM 510 Meta 倒置双光子激光共聚焦显微镜。

2.6 RNA 抽提

（1）STAT-60（Tel-test）。避光分装储存在 4℃。

（2）DNA-Free$^®$ kit（Life Technologies）。储存在-20℃。

（3）RNasin$^®$ plus RNase inhibitor（Promega）。储存在-20℃。

2.7 利用 RT-PCR 进行基因沉默

（1）引物：STAT3 上游引物：5'-GCA GGA GGG CAG TTT GAG-3'；STAT3 下游引物：5'-CGC CTC AGT CGT ATC TTT CTG-3'；GAPDH 上游引物：5'-CAT TGA CCT CAA CTA CAT G-3'；GAPDH 下游引物：5'-TCT CCA TGG TGG TGA AGA C-3'。

（2）相关的 PCR 引物合成用 Integrated DNA technologies, Coralville, IA。用水配制 5 mmol/L 储存溶液并分装储存在-20℃。

（3）Moloney 鼠白血病病毒逆转录酶（MML-RT）（Life Technologies）。分装

储存在-20℃。

（4）随机引物（Life Technologies）。分装储存在-20℃。

（5）2× iQ SyberGreen MasterMix（Bio Rad）。分装储存在-20℃。

（6）C1000®热循环仪（Bio Rad）。

2.8　通过 MTS 试验和流式细胞术分析细胞增殖及凋亡

（1）人类 BAFF 蛋白（ProSpect）。分装储存在-80℃。

（2）CellTiter 96®非放射性细胞增殖试验（MTS）（Promega）。

（3）膜联蛋白 V-FITC（BD Pharmingen）。分装储存在 4℃。

（4）碘化丙啶（BD Pharmingen）。分装储存在 4℃。

（5）Accuri C6 流式细胞仪。

（6）FlowJo version 7.6.1 软件（TreeStar）。

2.9　siRNA 的电转化

（1）Gene Pulser MXcell™ Electroporation System（Bio Rad）。

（2）24-孔电转化板（Bio Rad）。

（3）Gene Pulser® Electroporation Buffer（Bio Rad）。

3　方　　法

利用体外 SELEX 程序成功分离了几个 2′-F 修饰的 RNA 适配体[33]。这些适配体是通过硝化纤维膜从 50 nt RNA 文库中挑选出来的。一个 BAFF-R 适配体——R-1，高亲和力（K_D=47 nmol/L）地特异性结合到 BAFF-R 蛋白，通过 BAFF-R 表达细胞和封闭的 BAFF 配体介导的 B 细胞增殖得到。然后通过黏性引桥（见 3.2 节）配对 R-1 适配体向上与 STAT3 帽子基质 siRNA 形成一个纳米颗粒。这些纳米颗粒对 BAFF-R 的结合亲和力通过凝胶迁移试验（见 3.3 节）进行评估，表明纳米颗粒与单独的 RNA 适配体保持了相同的离解常数范围（图 12-2）。细胞结合与这些纳米颗粒内化的激光共聚焦显微镜分析（见 3.4 节）提示 STAT3 DsiRNA 定位在细胞质基质（图 12-3），在那里它们潜在地沉默 STAT3 mRNA（图 12-4）。通过半定量 RT-PCR 试验评估 STAT3 mRNA 的 DsiRNA 抑制相对水平（见 3.5 节）。最后，分别通过 MTS 试验（见 3.6 节）和流式细胞术（见 3.7 节）检测经过纳米颗粒定位的不同细胞系的增殖和凋亡。

3.1　通过体外转录的 BAFF-R R-1 和 HIV-1 gp120 A-1 控制适配体的合成

（1）每 100 μL PCR 反应体系使用 1 μmol/L DNA 模板、5′和 3′引物各 2 μmol/L、2 mmol/L MgCl₂、每种 dNTP 200 μmol/L、10 μL 的 1×*Taq* 缓冲液、0.6 μL 的 *Taq* 聚合酶进行 PCR，直接产生双链 DNA 模板。

（2）按照以下条件进行 15 个 PCR 循环：94℃ 1 min，58.5℃ 1 min，72℃ 1 min； 72℃延伸 7 min。

（3）PCR 产物上样到 1.5%琼脂糖凝胶中，跑胶，用 0.5 μg/mL 溴化乙锭染色，并按照操作步骤用 QIAquick Gel purification kit 回收正确的 PCR 产物。

（4）用 Durascribe T7 transcription Kit（见注释 6）以分别纯化的 PCR 模板转录适配体。

（5）按照以下内容配制 20 μL 反应体系：1 μg 的 DNA 模板、2 μL 的 10×缓冲液、2 μL 的 50 mmol/L ATP、2 μL 的 50 mmol/L GTP、2 μL 的 50 mmol/L 2′F dCTP、2 μL 的 50 mmol/L 2′F dUTP、2 μL 的 100 mmol/L DTT、2 μL 的 T7 RNA 聚合酶，并用去离子水补足到总体积 20 μL。

（6）反应物在 37℃孵育 6 h。

（7）用一个 BioSpin 30 柱按照操作步骤，用标准的酚：氯仿抽提和乙醇沉淀纯化转录的 RNA。

3.2　BAFF-R R-1 适配体-黏性-STAT3 siRNA 纳米颗粒的产生

（1）在 1×HBS 重折叠缓冲液中重折叠 R-1 适配体-黏性 RNA。95℃加热混合物 3 min 然后缓慢冷却到 37℃。37℃孵育 10 min（见注释 6）。

（2）在 1×HBS 重折叠缓冲液中退火黏性-STAT3 siRNA。在 1×HBS 重折叠缓冲液中孵育相同摩尔浓度的、具有黏性桥接的有义链和反义链，95℃加热混合物 2 min，然后缓慢冷却到室温。

（3）在 1×HBS 重折叠装配缓冲液中 37℃孵育相同摩尔浓度的、具有黏性-STAT3 siRNA 的重折叠 R-1 适配体-黏性，10 min 形成 BAFF-R R-1 适配体-黏性-STAT3 siRNA 纳米颗粒。

3.3　利用凝胶迁移试验测定分离常数

（1）混合 2.5 mL 10×TBE 缓冲液、3.0 mL 40%丙烯酰胺/聚丙烯酰胺溶液、19.3 mL 水、150 μL 10% APS 和 30 μL TEMED 配制成 25 mL 的 5%非变性聚丙烯酰胺凝胶。

（2）凝胶聚集后（大约 30 min），小心去掉胶梳并用 30 mL 的注射器以 1×TBE 冲洗胶孔。

（3）将凝胶组装到电泳设备中并连接电源。4℃条件下 180 V 预跑胶 1 h。

（4）用 ^{32}P 标记 R-1 适配体-黏性 RNA，95℃加热 10 pmol 的 BAFF-R 适配体-黏性 5 min，然后冰上冷却。

（5）混合 10 pmol 的 BAFF-R R-1 适配体-黏性 RNA、2 μL 的 PNK 缓冲液、1 μL 的 T4 多核苷酸激酶、1 μL 的 γ-^{32}P ATP 并加水补足到总体积 20 μL 的反应体系。

（6）37℃孵育反应体系 30 min。孵育后，向反应体系中加入 20 μL 水并按照操作说明用 G-50 柱纯化标记的 BAFF-R R1 适配体-黏性 RNA。

（7）按照 3.2 节步骤 1 的叙述重折叠 5′端标记的 R-1 适配体-黏性 RNA。

（8）用结合缓冲液（1×HBS，1 nmol/L DTT）连续稀释 BAFF-R 蛋白到以下浓度：0、10 nmol/L、20 nmol/L、40 nmol/L、80 nmol/L、160 nmol/L、320 nmol/L、640 nmol/L、1280 nmol/L 和 2560 nmol/L。

（9）用总体积 20 μL，在旋转平台上室温孵育添加了逐渐升高浓度的 BAFF-R 蛋白的 10 nmol/L 5′端标记的 R-1 适配体-黏性 RNA 30 min。

（10）孵育后，向 20 μL 混合物中加入 5 μL 的 4×凝胶上样缓冲液混合并上样到预跑胶的 5%聚丙烯酰胺凝胶上。

（11）在 4℃条件下 180 V 电泳至上边的染料（溴酚蓝）到达凝胶的中部。

（12）电泳后，小心从电泳设备上拆下凝胶，用封胶袋密封凝胶，然后直接将凝胶在磷光成像扫描仪上曝光 3 h。用 Typhoon 扫描仪量化放射信号。

（13）用 Graph Pad Prism 软件的非线性曲线抑制计算适配体-黏性对 BAFF-R 蛋白的解离常数。图 12-2 展示了一个实例结果。

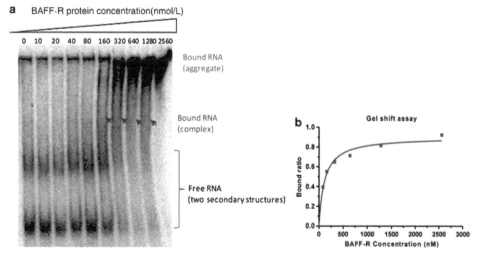

图 12-2　凝胶迁移分析的结合曲线。5′端标记的 R-1 适配体-黏性与逐渐增加浓度的 BAFF-R 蛋白一起孵育。通过凝胶迁移率试验（a）分析结合混合物并计算其 K_D（b）（转载自参考文献[33]，获得 Oxford University Press 的授权）

3.4 利用激光共聚焦显微镜分析细胞内化

（1）按照 3.2 节所述，共同孵育重折叠 R-1 适配体-黏性和含有 5′Cy3-标记的 siRNA 链 STAT3 siRNA-黏性形成 Cy3-标记的适配体-黏性-siRNA 纳米颗粒（见注释 7～9）。

（2）试验当天，用多聚赖氨酸包被的 35 mm 平板接种 8×10^5 个细胞/板的 Jeko-1 B 细胞和 CCRF-CEM 对照 T 细胞到预热的 RPMI-1460 培养基中。

（3）细胞在湿润的 37℃、5% CO_2 培养箱中孵育 1 h。

（4）向培养基中加入终浓度为 66 nmol/L 的 Cy3-标记的适配体-黏性-siRNA 纳米颗粒，并在 37℃、5% CO_2 活细胞激光共聚焦显微镜中孵育。

（5）用激光共聚焦显微镜系统的 40×水镜，每 15 min 拍摄一张照片。

（6）经过 5 h 的孵育和成像，用 150 μg/mL Hoechst 33342 染料按照操作说明对细胞进行染色。图 12-3 展示了一个实例结果。

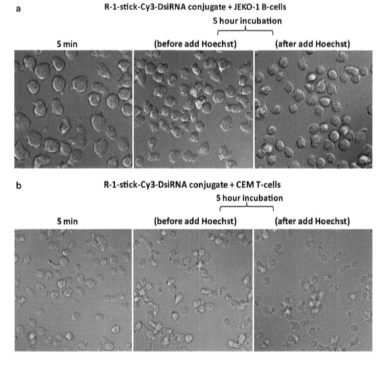

图 12-3 适配体-黏性-siRNA 纳米颗粒定位分析。Jeko-1（a）或 CEM 对照细胞（b）培养在 35 mm 平板中，孵育的培养基中添加了 60 nmol/L，连接了 N-1、带有一个 5′-Cy3 标记的有义链。纳米颗粒显示出细胞类型特异性结合亲和力。经过 5 h 孵育后，细胞用 Hoechst 33342（对活细胞核染色的染料）染色，然后用激光共聚焦显微镜分析（转载自参考文献[33]获得 Oxford University Press 的授权）

3.5 通过定量 RT-PCR 分析 STAT3 siRNA 功能

（1）按照 3.2 节所述重折叠并装配适配体-黏性-siRNA 纳米颗粒。

（2）适配体-黏性-siRNA 纳米颗粒以终浓度 400 nmol/L 加入到 2×10^5 Jeko 和 Z138 B 细胞中。

（3）孵育 2 天后，收集细胞并按照操作说明用 STAT-60 分离总 RNA。

（4）2 μg 的总 RNA 中混合 1.5 μL 的 10×DNase 缓冲液、0.5 μL RNase 抑制剂、1.0 μL 无 RNase 的 DNase I，并加水补足到 15 μL 的总反应体积以去除残留的 DNA。

（5）混合物在 37℃ 孵育 1 h，加热到 80℃，10 min 使 DNase I 失活，然后将混合物冰浴 5 min。

（6）加入 2 μL 的 50 ng/μL 随机引物和 1 μL 的 10 mmol/L dNTP 到混合物中。将混合物加热到 65℃，5 min，然后立即冰浴 5 min。

（7）制备 cDNA 合成反应体系：混合 5 μL 的 5×first strand buffer、2.5 μL 的 0.1 nmol/L DTT、0.5 μL 的 RNase 抑制剂和 1 μL 的 MMLV-RT。

（8）混合物（总体积 27 μL）孵育在 25℃、10 min，然后 37℃、1 h。混合物加热到 70℃，15 min 使逆转录酶失活后冰上冷藏。

（9）加入 173 μL 水使总体积为 200 μL。

（10）用 10 μL 稀释的 cDNA、12.5 μL 2×iQ SyberGreen Mastermix、2 μL 的 5 mmol/L 引物混合物和 0.5 μL 水（总体积 25 μL）用定量 RT-PCR 分析靶基因的表达。用 GADPH 表达作为内参标准化 qPCR 数据。图 12-4 展示了一个实例结果。

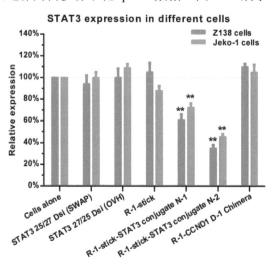

图 12-4 定量 RT-PCR 分析基因沉默。通过 RT-PCR 检测 STAT3 mRNA 相对水平。GAPDH 用作内参。Jeko-1 和 Z138 细胞与 BAFF-R R1 适配体-黏性-siRNA 一起孵育。实验设三个重复。两个星号代表与对照相比有显著性差异（$P<0.01$，t-检验）。（转载自参考文献[33]获得 Oxford University Press 的授权）

3.6 通过 MTS 试验分析细胞增殖

（1）每孔 $6×10^4$ 个 Jeko B 细胞接种到 96 孔板。

（2）向细胞中加入 400 nmol/L 的适配体-黏性，或者适配体-黏性-siRNA，或者 200 nmol/L 的 BAFF 配体孵育 1 h。

（3）用 Bio Rad gene pulser MXcell 电转仪和 24-孔电转板电转化 200 nmol/L siRNA 入 $4×10^6$ 个细胞/mL 的 Jeko B 中作为对照。使用以下的电转化条件：①指数波形；②200 V；③350 mf（电容）；④电阻 1000 Ω。

（4）电转化后，转移 500 μL 电转化的细胞到一个有 2 mL 新鲜 RPMI-1640 培养基的 6 孔板板孔中。

（5）处理 48 h 或者 96 h 后，用 CellTiter 96® 非放射性细胞增殖试剂盒按照说明书测量细胞增殖。图 12-5（a）展示了一个实例结果。

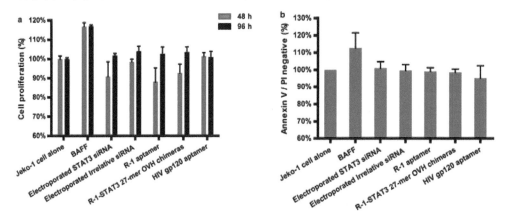

图 12-5　细胞增殖和凋亡分析。（a）纳米颗粒处理的细胞系的增殖。采用 MTS 试验测定细胞增殖是因为 BAFF 配体可以通过 BAFF-R 结合到 B 细胞上增加细胞增殖。Jeko-1 细胞用增加量的 R-1-黏性、纳米颗粒或 BAFF 配体处理。孵育 48 h 和 96 h 后，采用 MTS 试验并计算细胞增殖的百分率。（b）凋亡试验。Jeko-1 细胞用 400 nmol/L BAFF 配体、BAFF-R R-1 适配体-黏性和纳米颗粒处理。采用流式细胞术检测并计算膜联蛋白 V-FITC 和 PI 染色双阴性细胞的百分率。

数据代表 4 个独立实验（转载自参考文献[33]获得 Oxford University Press 的授权）

3.7 利用流式细胞法分析细胞凋亡

（1）以 $8×10^5$ 个细胞/mL 密度向 96 孔板中接种 Jeko B 细胞。

（2）用 400 nmol/L 的适配体-黏性或适配体-黏性-siRNA 或者 200 nmol/L 的 BAFF 配体处理细胞 1 h。

（3）按照 3.6 节叙述的方法电转化 siRNA 到细胞中作为对照。

（4）收集细胞并用 V-FITC 和碘化丙啶按照说明书进行染色。

（5）用 Accuri C6 流式细胞仪评估双阴性细胞所占百分率并用 FlowJo version 7.6.1 软件分析数据。图 12-5（b）展示了一个实例结果。

4　注　　释

（1）除非特殊声明，所有化学品均购自 Sigma Aldrich。

（2）所有溶液均用高压蒸汽灭菌且电阻率为 18.2 MΩ/cm 的水配制。

（3）RNA 的化学合成[16]：采用标准亚磷酰胺步骤，用 GE Healthcare OligoPilot 10 plus 合成仪 10 μmol 的量和 DMT OFF 模式进行 RNA 合成。RNA 合成使用以下亚磷酰胺：2′FU-亚磷酰胺，2′FC-亚磷酰胺，TheraPure® Bz rA 亚磷酰胺；TheraPure® Bz rG 亚磷酰胺，2′-OMe Bz A 亚磷酰胺，2′-OMe Bz G 亚磷酰胺（Thermo Fisher Scientific）和 C-3 垫片（DMT-丙烷-二醇亚磷酰胺）（ChemGenes）。环外氨基酸保护基团用 10 mol/L 甲胺在 55℃乙醇-水溶液（50∶50）中切割 20 min。2′-O-TBDMSi 保护基团通过四丁基氟化铵和 1 mol/L 无水四氢呋喃室温处理 17 h 去除，然后反应体系用 pH 7.0 的 1 mol/L 醋酸四丁铵缓冲液淬火并过滤。

（4）由于 DTT 长期储存不稳定，所以在使用前加入 DTT 配制新鲜的结合缓冲液。

（5）化学合成的 RNA 的纯化[16]：RNA 合成反应混合物直接上样到聚合反相柱（Hamilton）进行 HPLC 纯化。收集的分馏物用 12% 8 mol/L 尿素变性聚丙烯酰胺凝胶电泳分析。具有产物的分馏物是混合的、浓缩的并且在真空条件下干燥并在具有 2.5 mol/L 氯化钠的乙醇中沉淀。最终的纯化是通过 10% 8 mol/L 尿素变性聚丙烯酰胺凝胶电泳完成的。样品在上样前通过加热变性，电泳在 55℃条件下进行，使得 RNA 的二级结构形成的最少。通过溴化乙锭染色并在 UV 下观察定位 RNA 产物。然后切下含有产物的胶块，切碎，用 0.1 mol/L 乙酸铵洗脱两次，浓缩，并用 HPLC 色谱（TEAA 缓冲液，PRP 柱）脱盐。最后，纯化的 RNA 按照标准程序进行乙醇沉淀。

（6）RNA 的体外转录：2′F 修饰的 RNA 适配体（不具有黏性）可以通过 DuraScribe T7 transcription Kit 酶促合成。为了提高 RNA 合成的产量，DNA 模板的量可以增加到每 20 μL 反应体系 4 μg，并且将孵育时间延长到 15 h。

（7）适配体重折叠：在 1×HBS 缓冲液中完成适配体重折叠。95℃在加热块中加热样品 3 min，然后从加热块中取出样品并让加热块冷却到 37℃。

（8）Cy3-标记的 siRNA：Cy3 染料对光敏感，所以全程要限制其曝光（例如，细胞内化实验）。Cy3-标记的 RNA 应该于-20℃暗处保藏。

（9）计算 Cy3 标记的 RNA 的浓度：Cy3 标记的 RNA 的浓度通过分光光度法确定。Cy3 染料共价连接到 RNA 的鸟嘌呤上。染色的最优碱基数应该少于 200。

致　　谢

感谢 Britta Hoehn 帮助设计 RNA 文库和引物。感谢 Marcin Kortylewski 提供人类 STAT3 DsiRNA 和 qRT-PCR 的引物。本研究受到 Nesvig Lymphoma Foundation、Think Cure 和 Keck Foundation 的资助。本研究还受到以下资助：NIH 授予 J.J.R 和 Stephen Forman 的 P50CA107399（Beckman Research Institute of City of Hope）；授予 J.J.R.的 R37AI029329；授予郭培宣转包给 J.J.R 的 U01CA151648（University of Kentucky）；实习生 Robert Chen 的 K12CA001727（Beckman Research Institute of City of Hope）。利益矛盾声明：J.J.R.和 J.Z.有一个公布的专利名称为 *Cell-type specific aptamer-siRNA delivery system for HIV-1 therapy.*，USPTO 序号为：US 8, 222, 226 B2。公布日期为：2012 年 7 月 17 日。J.J.R.和 J.Z.有一个申请中的专利：*RNA aptamer against BAFF-R as cell-type specific delivery agents and methods for their use.*，USPTO 序号为：US2011/032385。发表日期：2011 年 10 月 20 日。

（李闰婷 译，陈龙欣 校）

参 考 文 献

[1] Ellington AD, Szostak JW（1990）In vitro selection of RNA molecules that bind specific ligands. Nature 346:818-822

[2] Ellis RJ（2003）Protein folding: importance of the Anfinsen cage. Curr Biol 13:R881-R883

[3] Tucker WO, Shum KT, Tanner JA（2012）G-quadruplex DNA aptamers and their ligands: structure, function and application. Curr Pharm Des 18:2014-2026

[4] Khati M（2010）The future of aptamers in medicine. J Clin Pathol 63:480-487

[5] Bunka DH, Stockley PG（2006）Aptamers come of age-at last. Nat Rev Microbiol 4:588-596

[6] Castanotto D, Rossi JJ（2009）The promises and pitfalls of RNA-interference-based therapeutics. Nature 457:426-433

[7] McCaffrey AP, Meuse L, Pham TT, Conklin DS, Hannon GJ, Kay MA（2002）RNA interference in adult mice. Nature 418:38-39

[8] McCaffrey AP, Kay MA（2002）A story of mice and men. Gene Ther 9:1563

[9] Burnett JC, Rossi JJ, Tiemann K（2011）Current progress of siRNA/shRNA therapeutics in clinical trials.

Biotechnol J 6:1130-1146

[10] Zhou J, Shum KT, Burnett JC, Rossi JJ（2013）Nanoparticle-based delivery of RNAi therapeutics: progress and challenges. Pharmaceuticals（Basel）6:85-107

[11] Snead NM, Rossi JJ（2012）RNA interference trigger variants: getting the most out of RNA for RNA interference-based therapeutics. Nucleic Acid Ther 22:139-146

[12] Burnett JC, Rossi JJ（2012）RNA-based therapeutics: current progress and future prospects. Chem Biol 19:60-71

[13] Rossi JJ（2011）The development of RNA interference therapeutics. Nucleic Acid Ther 21:371-372

[14] Guo P（2010）The emerging field of RNA nanotechnology. Nat Nanotechnol 5:833-842

[15] Zhou J, Rossi JJ（2012）Therapeutic potential of aptamer-siRNA conjugates for treatment of HIV-1. BioDrugs 26:393-400

[16] Zhou J, Rossi JJ（2011）Aptamer-targeted RNAi for HIV-1 therapy. Methods Mol Biol 721:355-371

[17] Zhou J, Rossi JJ（2011）Cell-specific aptamer mediated targeted drug delivery. Oligonucleotides 21:1-10

[18] Zhou J, Rossi JJ（2010）Aptamer-targeted cell specific RNA interference. Silence 1:4

[19] Zhou J, Rossi JJ（2009）The therapeutic potential of cell-internalizing aptamers. Curr Top Med Chem 9:1144-1157

[20] Rossi JJ（2011）RNA nanoparticles come of age. Acta Biochim Biophys Sin（Shanghai）43:245-247

[21] Guo P, Haque F, Hallahan B, Reif R, Li H（2012）Uniqueness, advantages, challenges, solutions, and perspectives in therapeutics applying RNA nanotechnology. Nucleic Acid Ther 22:226-245

[22] Guo P（2011）RNA Nanotechnology: methods for synthesis, conjugation, assembly and application of RNA nanoparticles. Methods 54:201-203

[23] Shukla GC, Haque F, Tor Y, Wilhelmsson LM, Toulme JJ, Isambert H, Guo P, Rossi JJ, Tenenbaum SA, Shapiro BA（2011）A boost for the emerging field of RNA nanotechnology. ACS Nano 5:3405-3418

[24] Zhou J, Shu Y, Guo P, Smith DD, Rossi JJ（2011）Dual functional RNA nanoparticles containing phi29 motor pRNA and anti-gp120 aptamer for cell-type specific delivery and HIV-1 inhibition. Methods 54:284-294

[25] Neff CP, Zhou J, Remling L, Kuruvilla J, Zhang J, Li H, Smith DD, Swiderski P, Rossi JJ, Akkina R（2011）An aptamer-siRNA chimera suppresses HIV-1 viral loads and protects from helper CD4（+）T cell decline in humanized mice. Sci Transl Med 3:66ra66

[26] Zhou J, Swiderski P, Li H, Zhang J, Neff CP, Akkina R, Rossi JJ（2009）Selection, characterization and application of new RNA HIV gp 120 aptamers for facile delivery of Dicer substrate siRNAs into HIV infected cells. Nucleic Acids Res 37:3094-3109

[27] Thiel KW, Hernandez LI, Dassie JP, Thiel WH, Liu X, Stockdale KR, Rothman AM, Hernandez FJ, McNamara JO 2nd, Giangrande PH（2012）Delivery of chemosensitizing siRNAs to HER2+-breast cancer cells using RNA aptamers. Nucleic Acids Res 40:6319-6337

[28] McNamara JO 2nd, Andrechek ER, Wang Y, Viles KD, Rempel RE, Gilboa E, Sullenger BA, Giangrande PH（2006）Cell type-specific delivery of siRNAs with aptamer-siRNA chimeras. Nat Biotechnol 24:1005-1015

[29] Zhou J, Neff CP, Swiderski P, Li H, Smith DD, Aboellail T, Remling-Mulder L, Akkina R, Rossi JJ（2013）Functional in vivo delivery of multiplexed anti-HIV-1 siRNAs via a chemically synthesized aptamer with a sticky bridge. Mol Ther. 21（1）:192-200

[30] Zhou J, Li H, Li S, Zaia J, Rossi JJ（2008）Novel dual inhibitory function aptamer-siRNA delivery system for HIV-1 therapy. Mol Ther 16:1481-1489

[31] Nimmanapalli R, Lyu MA, Du M, Keating MJ, Rosenblum MG, Gandhi V（2007）The growth factor fusion

construct containing B-lymphocyte stimulator（BLyS）and the toxin rGel induces apoptosis specifically in BAFF-R-positive CLL cells. Blood 109:2557-2564

[32] Thompson JS, Bixler SA, Qian F, Vora K, Scott ML, Cachero TG, Hession C, Schneider P, Sizing ID, Mullen C et al（2001）BAFF-R, a newly identified TNF receptor that specifically interacts with BAFF. Science 293:2108-2111

[33] Zhou J, Tiemann K, Chomchan P, Alluin J, Swiderski P, Burnett J, Zhang X, Forman S, Chen R, Rossi J（2013）Dual functional BAFF receptor aptamers inhibit ligand-induced proliferation and deliver siRNAs to NHL cells. Nucleic Acids Res 41:4266-4283

第13章 一种用于在人黑色素瘤细胞中剪接转换寡核苷酸的功能运输的高通量筛选方法

John M. Dean 和 Robert K. DeLong

摘 要 自出现 RNA 纳米技术概念以来（Cell，94：147，1998），人们对RNA 运输进入细胞的应用已经产生了浓厚兴趣。剪接转换寡核苷酸（splice-switching oligonucleotide，SSO）是一种新兴的、具有在临床上修饰基因表达能力的反义类药物。已研究出各种化学修饰试图用于增加SSO的活性和稳定性。此外，同大多数核酸治疗法一样，运输进入细胞是在体和临床应用中的主要障碍。因此，正在构建各种 RNA 纳米颗粒用于治疗过程中的靶向运输。然而，很难找到一个实用的方法用于检测剪接转换活性。这里，我们叙述了一种模拟运输系统，它可作为定量测量人类黑色素瘤活细胞系中功能运输和剪接重定向的一个便利的高通量方法。

关键词 转染，选择性剪接，剪接转换寡核苷酸（SSO），运输，纳米材料，荧光素酶

1 引 言

反义寡核苷酸，特别是一类称为剪接转换寡核苷酸（SSO）的反义寡核苷酸，具有巨大的治疗前景。这主要归因于替代性剪接造成的基因产物的数量和人类基因的数量之间的巨大差异。实际上，超过90%的多外显子基因显示剪接变异体[1]。选择性剪接在遗传性疾病中也很普遍，在疾病中所有遗传突变有多达 50%影响mRNA 剪接[2]。因此，SSO 能够在遗传疾病中通过剪接，也可能是校正异常的剪接模式改变基因的表达，而不是与 siRNA 一样仅仅敲除蛋白表达。实际上，SSO已成功在癌症治疗中改变 Bcl 蛋白的剪接模式，并且作为可能性治疗剂用于如Duchenne's 肌肉萎缩症的遗传性疾病[3~5]。SSO 剪接修饰是通过与一个 mRNA前体靶标结合参与剪接而实现的，因此形成了一个复式单位，阻止剪接因子进入靶点。

为了增加 SSO 的稳定性、有效性、效价、结合力和摄取，已经采用了各种化

学碱基修饰。与其他依赖于 RNase H 酶介导的 mRNA 靶点切割的反义 RNA 不同，SSO 需要 RNA/SSO 复合物保持完整。这普遍通过碱基修饰来实现，不支持 RNase H 切割靶标，最常见的是 2′-O-甲基（2′-OMe）[6]。然而，各种其他修饰也可以用来阻止 RNase H 活性如磷酰吗啉代、锁核酸、肽核酸和 2′-O-甲氧乙基。除了让 SSO 能够耐受 RNase H，我们还知道上面所提及的所有修饰也可用于增加寡核苷酸对其靶标的亲和力[7]。大多数 SSO 也有化学修饰骨架，其中，骨架中的磷酸二酯键的一个氧原子被硫原子所取代。这种硫代磷酸酯（PS）骨架修饰能够耐受核酸酶降解，而核酸酶降解是治疗性 RNA 的常见问题，因此提供了更高的生物利用度[8]。化学修饰也可能影响 SSO 进入细胞的摄取。例如，硫代磷酸酯修饰是通过细胞表面蛋白的吸收提高 SSO 的摄取，而磷酰二胺吗啉和其他修饰产生的不带电荷的寡核苷酸会阻止 SSO 与细胞表面的相互作用并阻止摄入[6]。

　　SSO 不能单独渗透通过细胞膜和核膜到达细胞核中 mRNA 前体所在之处。RNA 纳米技术是一项新兴领域，源于发现 RNA 纳米颗粒可以通过利用自下向上组装的手拉手相互作用来重新构建 RNA 片段进行装配[9]。这个领域发展势头迅猛，并且比其他传统的纳米传送系统具有明显的优势[10]。因此，RNA 纳米技术对在 SSO 运输的大多数挑战性问题上有极大的影响。相对于构建 RNA/SSO 纳米颗粒可行性方法的过剩，我们需要一个简单、有效和高通量的方法来筛选其功能和运输效率。本章概述了此方法。在这个定义中，从遗传学角度设计的一个 SSO 的人类黑色素瘤细胞系成功的功能性运输，引起了在一个荧光素酶报告基因中异常插入人β-球蛋白内含子的校正剪接（图 13-1）[11]。因此，SSO 运输导致可以容易地用光度计测量的功能性荧光素酶的上调表达。为了更精确地测定 SSO 运输，可以很容易地用 RT-PCR 检测确定在表达上起到一种运输 RNA 纳米颗粒的功能的 SSO 特异性变化。这种新的分子细胞生物学技术适合于高通量筛选和各种潜在的应用[12~15]，并且代表一种在 RNA 纳米技术进步和研究中令人激动的新工具。

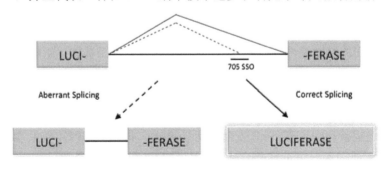

图 13-1　SSO 如何在异常剪接位点运输模块，从而诱导功能性荧光素酶表达

2　材　　料

2.1　A375 pLuc 细胞培养和 SSO 转染

（1）A375/pLuc 细胞系由 UNC 药学院 RL Juliano 博士馈赠，通过 Kang S 等所描述的方法构建[11]。

（2）细胞培养基：含有 10%胎牛血清和 1%青-链-新霉素溶液的 DMEM 培养基（Sigma）。

（3）转染培养基：无指示剂 DMEM 培养基。

（4）磷酸盐缓冲液（PBS）。

（5）96 孔细胞培养板。

（6）0.4%台盼蓝溶液（Sigma）。

（7）PS 和 2′-OMe 修饰的 ON-705 SSO：3′-CCUCUUACCUCAGUUACA-5′（IDT）（见注释 1）。

（8）脂质体 2000（Invitrogen）。

2.2　荧光素酶检测

（1）不透明型 96 孔板。

（2）荧光素酶细胞培养裂解液 5×试剂（Promega）（见注释 2）。

（3）荧光素酶检测系统（Promega）。

（4）SpectraMax 光度计（Molecular Devices）（见注释 3）。

2.3　RT-PCR 检测

（1）6 孔细胞培养板。

（2）TRIzol（Life Technologies）（见注释 4）。

（3）RNeasy Mini Kit（Qiagen）。

（4）β-巯基乙醇。

（5）100%乙醇。

（6）20 G 针头和注射器（见注释 5）。

（7）微型离心机。

（8）RNase-Free DNase Set（Qiagen）。

（9）AMV 逆转录酶（Promega）。

（10）RNase 抑制剂，人体胎盘素（New England Biolabs）。

（11）dNTP（Promega 公司）（见注释 6）。

（12）PTC-200 热循环仪（MJ Research）。

（13）PCR 离心管。

（14）50 mmol/L MgCl$_2$。

（15）Oligo dTVN（见注释 7）。

（16）荧光素酶 PCR 引物。正向：TTGATATGTGGATTTCGAGTCGTC。反向：TGTCAATCAGAGTGCTTTTGGCG（见注释 8）。

（17）GoTaq Green Master Mix（Promega）。

（18）NanoDrop 2000（Thermo Scientific）。

（19）100 bp DNA ladder（New England Biolabs）。

3　方　　法

3.1　A375 pLuc 细胞培养和 SSO 转染步骤（见注释 9）

（1）转染前一天在 96 孔板的每孔中用 200 μL 含 10%胎牛血清和 1%青-链-新霉素溶液的 DMEM 培养基培养 10 000 个 A375/pLuc 细胞。保证细胞在湿润、37℃和 5%的 CO$_2$ 标准培养条件下培养。

（2）分别在两个微量离心管中准备两种混合物。第一管中加 2.5 μL 脂质体并用无指示剂的 DMEM 培养基定容至终体积为 125 μL。第二管中加 10 μL 储存 SSO 溶液并定容至终体积为 125 μL。

（3）离心管在室温下孵育 5 min，将两管溶液混合继续孵育 20 min，形成脂质体-SSO 复合物。用无指示剂 DMEM 培养基稀释至终体积为 1 mL。

（4）从培养细胞孔中吸出培养基，用 PBS 洗涤并用 200 μL SSO/脂质体溶液替换培养基。

（5）细胞孵育 8 h。吸出转染培养基，加入 200 μL 的 DMEM 培养基（含 10%FBS 和 1%青霉素-链霉素-新霉素）。细胞培养 36 h 后，按 3.2 节进行荧光素酶检测。

3.2　荧光素酶检测

（1）从处理的细胞吸出细胞培养液，每孔用 200 μL PBS 洗涤。

（2）吸出 PBS，每孔加 25 μL 1×荧光素酶细胞培养裂解液，用移液枪吹打 5 次混匀，室温孵育 15 min。

（3）在不透明的 96 孔板的每孔转入 25 μL 裂解液。

（4）准备荧光素酶检测试剂，加入含冻干荧光素酶测定底物的荧光素酶检测缓冲液。

（5）每孔加入 100 μL 荧光素酶检测试剂，持续发光 20 s，按照光度计程序读取每个孔的值。数据根据相对荧光素酶单位（RLU）读取。

（6）RLU 结果绘制成如图 13-2 所示的 xy 散点图。

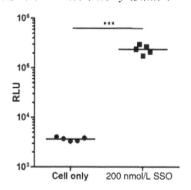

图 13-2　散点图显示未处理的和用 200 nmol/L SSO 处理的 A375/pLuc 细胞的发光亮度。
***$P<0.0001$

3.3　RNA 提取和 RT-PCR（见注释 10）

（1）在一个 6 孔板中用 2 mL 含 10%胎牛血清和 1%青-链-新霉素的 DMEM 培养基培养 A375/pLuc 细胞。在标准条件下培养细胞达到 80%的汇合度。

（2）转染细胞按照上面描述的进行，确保在孔中最终 SSO 的浓度是 200 nmol/L。

（3）吸出培养液，用胰酶消化细胞，转移细胞液到一个新锥形管中。1000 g 快速离心 1 min，弃去上清液。用 100 μL TRIzol 悬浮细胞。

（4）按照生产说明书使用 Qiagen RNeasy Mini 试剂盒和 RNase-Free DNase 提取总 RNA 并用 DNase 处理。确保裂解细胞之前加入β-巯基乙醇到 RTL 缓冲液（每 1 mL RTL 加 10 μL β-巯基乙醇）抑制 RNase 活性，并且按照生产说明书用 20 G 针头完成均化步骤。

（5）提取的 RNA 用 NanoDrop2000 定量并用无 RNase 水稀释至 1 μg/μL。

（6）对于一个逆转录反应，需要以下试剂。如果完成几个逆转录反应，建议用储存液（见注释 11）。

Reagents	Reaction volume (μl)
5× AMV Buffer	4.0
50 mM MgCl₂	2.0
10 mM dNTPs	2.0
RNase inhibitor	1.0
AMV RT	1.0
Oligo dTVN	2.0
RNase-free water	6.0
Isolated RNA	2.0
Total volume	20.0

（7）在热循环仪中使用下列程序运行样本：

步骤 1：42℃、25 min

步骤 2：99℃、5 min

步骤 3：温度保持 4℃

（8）逆转录反应后用 20 μL 无核酸酶的水稀释 cDNA。

（9）结合以下试剂建立 PCR 反应。如果完成几个 PCR 反应建议用储存液。

Reagents	Reaction volume (μl)
GoTaq Green Master Mix (2×)	12.5
Forward Luciferase Primer	0.5
Reverse Luciferase Primer	0.5
cDNA	2.0
Nuclease-free water	9.5
Total volume	25.0

（10）在热循环仪中使用下列步骤运行样本：

步骤 1：95℃、5 min

步骤 2：95℃、45 s

步骤 3：53℃、45 s

步骤 4：72℃、1 min 45 s

步骤 5：返回步骤 2，循环 32 次

步骤 6：72℃、5 min

步骤 7：温度保持 4℃

（11）如图 13-3 所示，用带有 100 bp ladder 的 2%琼脂糖凝胶运行样品。如图 13-4 所示，用 ImageJ 软件利用光密度法进一步定量剪接校正。

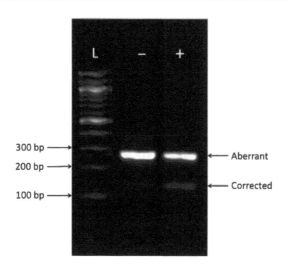

图 13-3 在未处理和用 SSO 处理的 A375/pLuc 细胞中对荧光素酶 mRNA 剪接校正的 RT-PCR 分析结果。异常剪接 mRNA 有一个 268 bp 的内含子条带,而正确剪接 mRNA 显示一个 142 bp 条带。L,ladder;-,未处理对照;+,用 SSO 处理的细胞

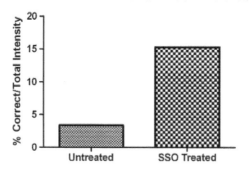

图 13-4 用 ImageJ 软件对图 13-3 图像定量剪接校正完成光密度检测分析。图中显示了每项总带强度的正确剪接带强度的百分比。在未经处理的 A375/pLuc 细胞中,正确剪接带占总强度约 3%。然而,在用 SSO 处理的 A375/pLuc 细胞中,正确剪接带占总强度约 15%

4 注 释

(1)在微型离心机中快速离心以确保所有冻干的寡核苷酸在离心管的底部。加入适量的水制成 20 μmol/L 保存溶液。

(2)这个储存试剂在使用前需要用水稀释成 1× 工作浓度。浓缩裂解试剂非常黏稠,尤其在低温条件下。因此,建议让试剂在吸取前达到室温,用移液管缓慢吸取确保所需的试剂吸进移液管。

（3）这个光度计有试剂注入系统。它节省时间，并且也可以在注入每个孔后直接读数，确保荧光素酶活性达到最高值。试剂注入可以手动执行；但重要的是要知道荧光素酶活性在试剂加入几分钟内会下降，很难精确读取大量的样品。

（4）Trizol 对光敏感，所以一定要储存在黑色容器内，储存容器的盖子是铝箔盖。

（5）各种技术可用于 RNA 分离前使细胞同质化，我们发现这种技术是很好的。针头和注射器在使用前反复地用 100%乙醇冲洗消毒。

（6）用单独离心管分装 dNTP，因此需要混合制成 dNTP 储存混合液。为制成 10 mmol/L 的 dNTP 储存液，要加入 10 μL 100 mmol/L dNTP 和 60 μL 无核酸酶的水混匀。

（7）快速离心确保所有冻干引物在离心管的底部，加 40 μL 无核酸酶的水到 10 μg 寡核苷酸制成 0.25 μg/μL 的储存浓度。

（8）再次快速离心冻干引物，然后加适量的无核酸酶水制成 20 μmol/L 的工作浓度。

（9）下面的步骤是处理 96 孔板中的 5 个孔制备母液，每孔 200 μL 200 nmol/L 的 SSO。该步骤只是研究如何建立一个阳性对照组。然而，任何综合治疗只要最终孔中 SSO 浓度保持在 200 nmol/L，都能用 SSO 检测。对于剪接系统最优化的浓度是 200 nmol/L。浓度高于 200 nmol/L 不能显著增加 RLU。

（10）众所周知，RNA 很不稳定且容易降解，而 RNase 非常稳定且活性高。在处理 RNA 时保持无菌操作并且手套定期更换，降低 RNase 污染的机会。如果可能的话，选择一种远离通风口低流动区完成操作以尽可能降低 RNase 污染的可能性。

（11）如果产量低，分离不到 1 μg/μL 的 RNA 溶液，注意要加入足量体积的溶液以便在逆转录反应中总 RNA 量达到 2 μg。加入无 RNase 水调整总体积至 20 μL。

（张丽萌 译，李闰婷 校）

参 考 文 献

[1] Wang ET, Sandberg R, Luo S et al（2008）Alternative isoform regulation in human tissue transcriptomes. Nature 456:470-476

[2] Lopez-Bigas N, Audit B, Ouzounis C et al（2005）Are splicing mutations the most frequent cause of hereditary disease? FEBS Lett 579:1900-1903

[3] Bauman J, Li S, Yang A et al（2010）Anti-tumor activity of splice-switching oligonucle-otides. Nucleic Acids Res 38（22）:8348-8356

[4] van Deutekom J, Janson A, Ginjaar I et al（2007）Local dystrophin restoration with antisense oligonucleotide.

N Engl J Med 357:2677-2686

[5] Mann C, Homeyman K, Cheng A et al（2000）Antisense-induced exon skipping and synthesis of dystrophin in the mdx mouse. Proc Natl Acad Sci USA 98（1）: 42-47

[6] Chan J, Lim S, Wong W（2006）Antisense oligonucleotides: from design to therapeutic application. Clin Exp Pharmacol Physiol 33:533-540

[7] Bauman J, Jearawiriyapaisarn N, Kole R（2009）Therapeutic potential of splice-switching oligonucleotides. Oligonucleotides 19（1）:1-13

[8] Kurreck J（2003）Antisense technologies:improvement through novel chemical modifications. Eur J Biochem 270:1628-1644

[9] Guo P, Zhang C, Chen C et al（1998）Inter-RNA interaction of phage φ29 pRNA to form a hexameric complex for viral DNA transportation. Mol Cell 2:149-155

[10] Shu Y, Pi F, Sharma A et al（2014）Stable RNA nanoparticles as potential new generation drugs for cancer therapy. Adv Drug Deliv Rev 66:74-89

[11] Kang S, Cho M, Kole R（1998）Up-regulation of luciferase gene expression with antisense oli-gonucleotides: implications and applications in functional assay development. Biochemistry 37（18）:6235-6239

[12] Mäe M, Samir E, Lundin P et al（2009）A stearylated CPP for delivery of splice correcting oligonucleotides using a non-covalent co-incubation strategy. J Control Release 134:221-227

[13] Kotula J, Pratico E, Ming X et al（2012）Aptamer-mediated delivery of splice-switching oligonucleotides to the nuclei of cancer cells.Nucleic Acid Ther 22:187-195

[14] Abes S, Williams D, Prevot P et al（2006）Endosome trapping limits the efficiency of splicing correction by PNA-oligolysine conjugates. J Control Release 110:595-604

[15] El-Andaloussi S, Johansson H, Lundberg P et al（2006）Induction of splice correction by cell-penetrating peptide nucleic acids. J Gene Med 8:1262-1273

第 14 章 RNA-蛋白纳米结构的设计、组装和评估

Hirohisa Ohno, Eriko Osada 和 Hirohide Saito

摘 要 利用 RNA-蛋白质相互作用基序（RNP 基序）设计和构建纳米级物体有可能发展纳米技术领域。原则上，RNP 基序可以很容易地整合到 RNA 纳米物体中，提供一种增强 RNA 功能和结构复杂的替代技术。研究 RNP 纳米结构的设计原则将使高度复杂的生物大分子复合物的构建成为可能，如从头合成的核糖体。作为朝着这个目标迈进的第一步，我们用 C/D 盒扭结转角（K-转角）-L7Ae RNP 基序设计并构建了三角形样的纳米结构。我们展示了 K-转角 RNA 和核糖体蛋白 L7Ae 能形成由三个蛋白质依附在 RNA 支架的尖端组成形状如同等边三角形的纳米结构。复合物的构建依赖于 L7Ae 结合 RNA 中的 K-转角基序。RNP 基序允许 RNA 在三个约 60°角的位置弯曲形成一个纳米级三角形。在三个角上带有期望的蛋白质模块的功能性 RNP 三角形可以以一种模块方式构建。这里我们叙述了如何设计、构建和评估 RNP 纳米结构。

关键词 RNA-蛋白质相互作用，分子设计，纳米结构，自组装，C/D 盒-L7Ae 蛋白，扭结转角 RNA，诱导契合，电泳迁移率变动分析，原子力显微镜，核糖核蛋白

1 引 言

RNA 分子在纳米技术领域中是可利用的材料[1]，因为它很容易通过碱基互补配对设计纳米结构。此外，RNA 可以以独特结构基序（RNA 基序）为基础形成复杂的二维和三维结构[2]。RNA 基序可从亲本 RNA 分子中获取，并利用建筑模块设计纳米结构[3~7]。重要的是，RNA 时常通过与蛋白质相互作用调节它们的生物学功能。这些 RNA-蛋白质复合物与各种 RNA-蛋白质相互作用基序（RNP 基序）相比，三维结构更复杂。例如，在细菌中，大约有 50 个核糖体蛋白以时空方式通过 RNP 基序（例如，核糖体蛋白 L7Ae 和它结合 K-转角 RNA 基序）与三个核糖体 RNA 互相作用，以稳定其结构来促进基本的生物化学反应，如肽键的形成[8]。受这些具有复杂功能和结构的天然 RNP 分子复合物的启发，我们计划设计和构建 RNP 纳米结构（图 14-1）。在这里，我们专注于如何用合适的 RNP 基序设计、组

装并评估蛋白质可控的 RNA 纳米结构。

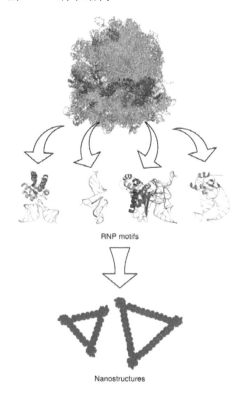

RNP motifs

Nanostructures

图 14-1　RNP 基序和 RNP 纳米结构。天然 RNP 分子由多种 RNP 基序组成。这些 RNP 基序可
作为建筑模块设计和组装纳米结构

　　RNP 基序能够控制 RNA 的结构和功能。例如，包括三叉接口基序或 K-转角
基序在内的许多 RNA 结构基序，在自由状态下是灵活的，但与相应的 RNA 结合
蛋白（RBP）以称为诱导契合机制的过程相互作用，促进构象变化和稳定 RNA 结
构[9]。实际上，许多生物化学和晶体结构研究表明，L7Ae 紧密地与 K-转角相互
作用诱导 K-转角构象变化为大约 60°角弯曲[10, 11]。因此我们期望 RNP 基序可以
依赖环境控制 RNA 纳米结构的形成（例如，RNA 纳米结构可以在 RBP 存在或不
存在条件下进行动态调节）。此外，期望的功能蛋白质或 RNA 模块可以通过与 RNP
相互作用依附在合成的 RNA 支架上。附加模块之间的距离和构造应精确控制在
纳米级。例如，我们成功地将各种蛋白质和它们各自的特有功能引入到设计的
RNA 支架上（图 14-2）。期望的 RNP 纳米结构可以与在活细胞内一样，在体外自
组装以调节各种生物化学反应和细胞信号[12]，这可能与以 DNA 为基础的纳米技
术相比是有优势的。因此，利用 RNP 基序通过各种纳米结构的构建可以发展 RNA
纳米技术领域[1]。

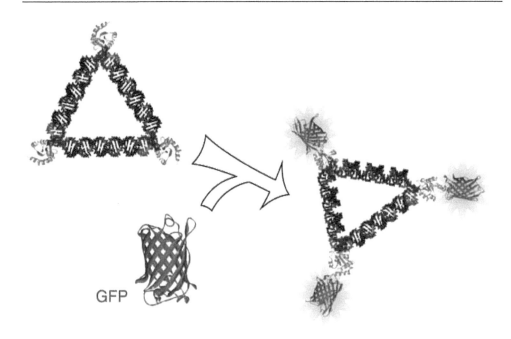

图 14-2　三角形的 RNP 和功能蛋白质模块的加入。我们设计和构建一个等边三角形的纳米结构（左上）。此外，GFP（绿色荧光蛋白）融合 L7Ae（右下）组装到三角形结构上。形成的这些复合物可以用 EMSA 和 AFM 验证

　　在本章中，利用我们先前研究的类等边三角形 RNP 为例，叙述以 RNP 为基础的纳米结构的三个重要方面（设计、构建和评估）。这个 RNP 可以利用 C/D 盒扭结转角-L7Ae 相互作用的基序进行设计和组装。用电泳迁移率变动分析（EMSA）和原子力显微镜（AFM）分析及评估设计的 RNP 纳米结构。除 C/D 盒扭结转角-L7Ae 之外，自然界中有各种各样的 RNP 基序[13, 14]。我们的策略让我们可以利用这些 RNP 基序作为建筑模块创造独特功能的 RNP 复合物。

2　材　　料

2.1　设计

　　（1）建模软件（我们利用 Discovery Studio, Accelrys Software Inc.，USA）。
　　（2）RNP 基序的三维原子结构数据（获取自 Protein Data Bank）（见注释 1）。

2.2　合成

2.2.1　RNA 合成

（1）DNA 模板和引物。

（2）DNA 聚合酶：KOD-Plus-Ver.2（Toyobo，Japan）。

（3）热循环仪。

（4）DNA 纯化试剂盒：QIAquick PCR 纯化试剂盒（Qiagen，Germany）。

（5）紫外光谱仪：NanoDrop（Thermo Scientific，USA）。

（6）RNA 聚合酶：MEGA shortscript T7 试剂盒（Ambion，USA）。

（7）电泳仪。

（8）电泳缓冲液：0.5×TBE（Tris/硼酸盐/EDTA 缓冲液）。

（9）变性聚丙烯酰胺凝胶：10% 丙烯酰胺，8.3 mol/L 尿素，0.5×TBE。

（10）紫外灯。

（11）洗脱缓冲液：0.3 mol/L NaOAc（pH 5.2），0.1%SDS。

（12）TE-饱和酚（pH 8.0）。

（13）氯仿。

（14）乙醇。

（15）80%乙醇。

（16）Milli-Q 水（Millipore，USA）。

2.2.2　蛋白质合成

（1）L7Ae 表达载体质粒：pET-28b（+）-L7Ae。

（2）感受态细胞：BL21（DE3）pLysS。

（3）培养基：Luria–Bertani（LB）培养基。

（4）抗生素：卡那霉素和氯霉素。

（5）1 mol/L 异丙基-β-D-硫代半乳糖苷（IPTG）。

（6）温控摇床。

（7）离心机。

（8）超声破碎仪。

（9）裂解缓冲液：20 mmol/L 磷酸盐缓冲液，pH 7.0；500 mmol/L NaCl；2.5 mmol/L 咪唑。

（10）Ni-NTA Superflow resin（Qiagen）。

（11）洗涤缓冲液：20 mmol/L 磷酸盐缓冲液，pH 7.0；500 mmol/L NaCl；20 mmol/L 咪唑。

（12）洗脱缓冲液：20 mmol/L 磷酸盐缓冲液，pH 7.0；500 mmol/L NaCl；250 mmol/L 咪唑。

（13）SDS-PAGE 电泳仪。

（14）SDS 电泳缓冲液：25 mmol/L Tris，191 mmol/L 甘氨酸，0.1% SDS。

（15）透析装置。

（16）透析缓冲液：20 mmol/L HEPES-KOH，pH 7.5；150 mmol/L KCl；1.5 mmol/L $MgCl_2$。

（17）储存缓冲液：20 mmol/L HEPES-KOH，pH 7.5；150 mmol/L KCl；1.5 mmol/L $MgCl_2$，40%甘油。

（18）Bradford 试剂：Bio-Rad 蛋白质分析（Bio-Rad，USA）。

（19）吸收分光仪：我们使用酶标仪（Tecan，Switzerland）。

2.3 电泳迁移率试验

（1）RNA 溶液（用 Milli-Q 水调至 1 μmol/L）。

（2）L7Ae 蛋白溶液（用蛋白储存液调至 10×浓度）。

（3）5×结合缓冲液：100mmol/L HEPES–KOH，pH7.5；750mmol/L KCl；7.5mmol/L $MgCl_2$；10mmol/L DTT。

（4）热循环仪。

（5）凝胶加样缓冲液：0.25%溴酚蓝（BPB），0.25%二甲苯蓝（XC），30%甘油。

（6）电泳仪。

（7）电泳缓冲液：0.5×TBE。

（8）非变性聚丙烯酰胺凝胶：5%丙烯酰胺，0.5×TBE。

（9）在 0.5×TBE 中加入 SYBR Green 染料。

（10）凝胶成像系统：FLA-7000（GE Healthcare，USA）。

2.4 大气中原子力显微镜

（1）原子力显微镜（我们使用 NanoScope, Veeco 仪器，USA）。

（2）微悬臂（OMCL-AC160TS, Olympus, Japan）。

（3）云母片：12mm（Veeco 仪器）。

（4）钢片：15mm（Veeco 仪器）。

（5）10mmol/L 亚精胺。

（6）Milli-Q 水。

（7）N_2。

3　方　　法

3.1　设计

与 RNA 基序一样，RNP 基序可以作为一种结构单元，这样它们的 RNA 区域可以在不破坏 RNP 结构（图 14-1）的情况下与双链 RNA（dsRNA）和其他基序相连[3, 4, 6, 7]。在这里，我们利用 C/D 盒扭结转角-L7Ae 基序。C/D 盒 RNA 通过结合 L7Ae 固定在大约 60℃角弯曲的角度。这种结构特点适合于几何结构的组成，尤其是等边三角形。因此，我们设计了一个等边三角形纳米结构，在三个顶点处各有一个 C/D 盒 k-转角-L7Ae 基序。基序必须与适当长度的双链 RNA 相连接才能形成三角形[在我们的试验中，双链 RNA 的 26 个碱基对（bp）显示最不失真的三角形结构]。所设计的三角形每侧长度约 17 nm（图 14-2，左上）。

（1）从蛋白质数据库获得所需要的三维结构数据。对于 C/D 盒扭结转角-L7Ae，要用共结晶结构数据（PDB ID：1RLG）。修饰残基通常用于结构测定。在 1RLG，RNA 中包括 5-溴尿嘧啶（BrU）。因为分子力学/分子动力学的一些力场参数不符合非天然残基，所以用尿嘧啶（U）替代 BrU（见注释 2）。

（2）获取蛋白质结合所需的最小基序范围和构成的 A-型双链 RNA 区域的多个连续碱基配对[图 14-3（a）]。利用连续的双链 RNA 区域作为一个结构参考，RNP 基序可以与 A 型双链 RNA 以任意序列连接。

（3）构建三个 A 型双链 RNA（30 bp）。为了完成三角形的一边，这些 RNA 在 C/D 盒基序的两个边连续的 26 bp 碱基的末端都应该有两个额外的碱基对用于叠加（见注释 3）。应该选择可以与 RNA 重叠的原子进行配对（称为"加栓"）[图 14-3（b）]。以栓为参照点添加片段。检测栓区的空间重叠，然后删除重叠多余的核苷酸。在片段之间形成化学键并需要化学性质一致[图 14-3（c）]。

（4）优化所设计的 26 bp 双链 RNA 的序列（见注释 4）。在这个步骤中设计缺口位置（RNA 末端）。黏性末端/突出的长度不足能影响 RNA 二级结构的稳定性（见注释 5）。此外，在 RNA 5′端的特殊碱基（如 GG）是依赖于 RNA 聚合酶（如 T7 RNA 聚合酶）的有效转录所需的（见注释 6）。

（5）利用 RNA 二级结构预测程序检测 RNA 序列，如 mfold（http://mfold. rna.albany.edu/）和 Centroidfold（http://www.ncrna.org/centroid-fold/）（见注释 7）。避免形成不希望的结构[图 14-3（d）]。

（6）用分子力学能量最小化方法模拟设计的结构。比较原始结构与能量最小化结构，如果设计的结构相当稳定，预期在设计的结构和最小化结构之间几乎没有任何不同（见注释 8）。设计 DNA 引物用于合成转录模板。

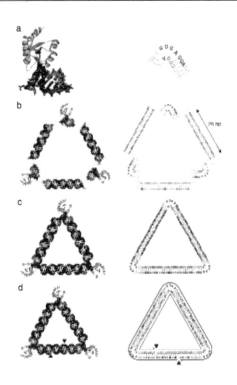

图 14-3　三角形纳米结构的设计方法。每个步骤中的三维结构（左）和二维结构（右）如图所示。（a）获取 C/D 盒扭结转角-L7Ae 基序。红色和蓝色字母分别对应 C 盒和 D 盒。黑体字母表示保守残基。（b）三个 C/D 盒扭结转角-L7Ae 基序三侧 RNA。边上的 RNA 在主区域（黑色）两侧 26 bp 碱基外的末端都有两个额外的碱基对（白色）。这些额外的碱基对用来在 C/D 盒扭结转角基序末端的碱基对上进行叠加（封闭的绿色虚线或框）。（c）叠加后，删除重叠核苷酸[（c）白色]，串联每个片段。（d）确定三边区域的序列。箭头指示缺口的位置。RNA 序列（从 5′→3′）是由左至右写的

3.2　合成

3.2.1　RNA

三角形 RNP 的 RNA 区域由两条 RNA 链（长链和短链 RNA，参见图 14-3 右侧，外侧和内侧）组成。通过体外转录用 DNA 作为模板制备这些 RNA。转录的 RNA 是用变性 PAGE 进行纯化以去除不想要的转录物和模板 DNA。

（1）通过 PCR 用 DNA 聚合酶合成模板 DNA（见注释 9）。

（2）用凝胶电泳检测模板 DNA 扩增产物后，利用纯化试剂盒纯化模板 DNA 以去除剩余的引物和其他 PCR 成分。使用 NanoDrop 测定 DNA 浓度。

（3）使用体外转录试剂盒转录 RNA。150 nmol/L DNA 模板，2 μL 10×反应缓冲液，2 μL 75 mmol/L ATP 溶液，2 μL 75 mmol/L 的 CTP 溶液，2 μL 75 mmol/L GTP 溶液，2 μL 75 mmol/L UTP 溶液，然后加入 2 μL T7 酶混匀，加入无核酸酶的水至最终反应体积为 20 μL。在这里，所用的试剂在 MEGAshortscript 试剂盒中提供。

（4）37℃孵育 4 h 至过夜。

（5）转录结束，加入 1 μL TURBO DNase（包含在 MEGAshortscript 试剂盒），37℃孵育 15 min。

（6）加入 21 μL 凝胶加样缓冲液 II（包含在 MEGAshortscript 试剂盒中），95℃孵育 3 min。

（7）在有 8.3 mol/L 尿素 0.5×TBE 的变性聚丙烯酰胺凝胶中运行样品。

（8）在紫外灯下切正确的条带，凝胶在洗脱液中 37℃摇晃过夜后抽提合成的RNA。

（9）收集上清液。TE 饱和酚和氯仿抽提（重复两次）去除丙烯酰胺和其他污染物。

（10）在加入 2.5 倍柱体积 100%乙醇后在-30℃过夜沉淀 RNA。

（11）17 400 g 离心 30 min，弃掉上清液，用 80%乙醇洗涤沉淀颗粒。

（12）干燥颗粒并用 Milli-Q 水溶解。利用 NanoDrop 测定 RNA 浓度。

（13）用变性聚丙烯酰胺凝胶电泳检测回收的 RNA 大小和纯度，并通过非变性聚丙烯酰胺凝胶电泳验证两个 RNA 之间的杂交。

（14）RNA 短期保存于-30℃或长期保存于-80℃。

3.2.2　L7Ae 蛋白

L7Ae 蛋白是用传统的蛋白制备技术制备的[15, 16]，包括转化入大肠杆菌表达并使用多组氨酸标签进行亲和纯化（His-tag）。融合蛋白也可以用同样的方法合成。因为 L7Ae 两端位于 RNA 的另一侧，在 N 端或 C 端的融合蛋白不会阻碍 L7Ae与 RNA 的相互作用。在我们以往的研究中，许多多功能蛋白（如绿色荧光蛋白和 G 蛋白的 B1 区）可以利用 L7Ae 融合蛋白引入到三角形 RNP[16]。

3.2.3　L7Ae 蛋白表达

（1）pET-28b（+）-L7Ae 质粒转化 BL21（DE3）pLysS。

（2）挑取一个单菌落接种到 2 mL 含 50 μg/mL 卡那霉素和 30 μg/mL 氯霉素的培养基中，在 37℃摇晃过夜培养。

（3）加 1 mL 种子培养液到 50 mL 含 50 μg/mL 卡那霉素和 30 μg/mL 氯霉素的 LB 中，37℃培养摇至 OD_{600} 达到 0.6～0.7。

（4）加入 50 μL 1 mol/L IPTG 37℃摇晃培养大约 4 h 诱导表达蛋白。

（5）4℃ 3300 g 离心 10 min，弃掉上清液。

3.2.4　L7Ae 蛋白纯化

（1）加入 10 mL 裂解缓冲液悬浮细胞，然后在冰上超声破碎。

（2）80℃孵育 15 min 使内源性蛋白质变性（见注释 10）。

（3）立刻 4℃ 9000 g 离心裂解产物 30 min，然后用 0.45 μmol/L 滤膜过滤上清液。

（4）用裂解缓冲液重悬平衡 Ni-NTA 树脂，得到 50%树脂。

（5）将 Ni-NTA 树脂添加到含有多组氨酸标签的 L7Ae 蛋白并结合，4℃振荡1 h。

（6）在 Ni-NTA 树脂柱上装载裂解液上清。

（7）用 20 倍柱体积洗涤缓冲液洗涤树脂去除非特异性结合蛋白。

（8）用 5 倍柱体积洗脱缓冲液洗脱蛋白。

（9）用 SDS-PAGE 检测含 L7Ae 蛋白的片段并收集。

（10）汇总想要的片段。

（11）用透析缓冲液透析收集的 L7Ae 蛋白液（重复三次）。

（12）用酶标仪 Bradford 法测定 L7Ae 蛋白质浓度。

（13）用 C/D 盒扭结转角 RNA 通过电泳迁移率变动分析实验检测纯化的 L7Ae 蛋白的结合能力（见注释 11 和 12）。

（14）储存液中 L7Ae 蛋白短期保存于-30℃或长期保存于-80℃。

3.3　电泳迁移率试验（EMSA）

电泳迁移率试验（EMSA）是在凝胶上将 RNA-蛋白质复合物电泳分离的一种技术。L7Ae 蛋白和 C/D 盒扭结转角之间的相互作用是通过 EMSA 进行分析。LS-1 RNA（长链和短链 RNA）应在三个顶点结合三个 L7Ae 蛋白（图 14-3）。在越来越多量的 L7Ae 蛋白条件下分析 LS-1 RNA。在凝胶上，根据 L7Ae 浓度应该可以观察到三条上移条带（图 14-4）。

（1）制备非变性聚丙烯酰胺凝胶并安装电泳仪。准备好 RNP 样品，在恒定电压下执行试运行（＞30 min）（在步骤 2～4）。

（2）除蛋白质外，混合其他成分。在 10 μL 反应体积中，混合 6 μL Milli-Q 水、2 μL 5×结合缓冲液，每种 RNA 溶液 0.5 μL（终浓度为 50 nmol/L）。

（3）80℃孵育 3 min 使 RNA 变性，然后在室温下孵育 10 min 使 RNA 退火。

（4）加入 1 μL 的 10×L7Ae 蛋白溶液，室温放置 10 min 形成 RNP 复合物（见注释 13）。

（5）在聚丙烯酰胺凝胶中加入 2 μL 的凝胶加样缓冲液和样品。用 0.5×TBE 缓冲液、恒定电压、恰当的时间跑胶（见注释 14）。

（6）从电泳仪上拆除凝胶，并用 SYBR green 染胶 5～10 min。

（7）用凝胶图像扫描仪观察凝胶（参见图 14-4 为例）。分析所获得的图像（见注释 15）。

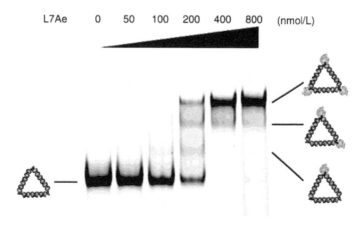

图 14-4　用电泳迁移率试验检测 RNA-蛋白质相互作用。根据 L7Ae 浓度依赖性观察 RNA 迁移速度。三条阶梯移动条带反映了结合 L7Ae 蛋白的数量。结果显示与设计相同，RNA 与三个 L7Ae 蛋白相互作用

3.4　大气中原子力显微镜（AFM）

对于结构分析，相比其他技术，AFM 有很多优势，包括：高分辨率，利用相对温和的成像条件（如浓度和压力），有能力在没有任何特异性修饰下完成直接观察。在自然状态下鉴定结构，这是希望在液体条件下观察而不是在空气中。然而使用传统的原子力显微镜，在液体中的观察往往比在空气中观察分辨率差。因此，我们在空气中完成 AFM 成像（图 14-5）。

（1）根据上述电泳迁移率试验用相同方法制备 RNP 样品。

（2）将云母片吸附在钢片上。剥离带有胶条的云母表层获得一个原子级平整度和光滑表面。

（3）在云母表面滴 40 μL 的 10 mmol/L 亚精胺。在室温下孵育 5 min（见注释 16）。

（4）吸掉亚精胺溶液和用氮气干燥。

（5）在包被亚精胺的云母上滴 20 μL 水稀释（Milli-Q 水）的样品溶液。在室温下孵育 10 min 吸附 RNP 分子（见注释 17）。

（6）用 1mL Milli-Q 水洗涤云母表面以去除多余的分子。

（7）用氮气干燥（见注释 18）。

（8）将制备的云母放在原子力显微镜上。

（9）连接和调整悬臂。通过人工操作在云母表面 100 μm 内调低悬臂。

（10）在轻敲模式下预设并开始观察。为了降低对样本的破坏，在精确跟踪的范围内增加"幅度设定值"的值。提高"调节增益"和"比例增益"直到低于产生噪声的限制。

（11）选择感兴趣的区域并捕捉图像。为了在图像分析中有足够的分辨率，增加"帧"的值（见注释 19）。放慢"扫描速度"（约 0.5 Hz）会获得一个很好的图像。

（12）例如，使用"变平"和"平面拟合"功能调节得到的图像，以补偿图像的曲线斜率。分析图像（如测量长度和横截面）（见注释 20）。一个原子力显微镜成像的例子如图 14-5 所示。

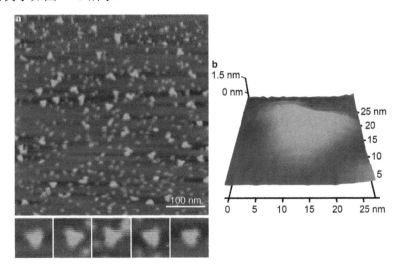

图 14-5　原子力显微镜图像。（a）观察到许多形状像三角形的颗粒。它们的放大倍数如下所示（40×40nm）。（b）一个三角形颗粒的三维效果图。观察到的三角形大小与三维模型和尖端效应的预期值相一致

4　注　释

（1）对于选择 RNP 基序有许多的标准。选择合适的 RNP 基序，它的结构和形状很适合研究的目的。RNA 与蛋白质基序之间的高亲和力和高特异性，更好地分别形成紧密 RNP 复合物和避免错误结构。紧凑的 RNP 基序可以作为一个模块

单位来设计和构建纳米结构。在各种缓冲液条件下，强大的 RNP 相互作用（如缓冲液组分、盐/镁浓度）将帮助分析设计的纳米结构。

（2）为了小心起见，用最小化步骤模拟 BrU-to-U 替代 3D 模型，在下列程序中使用最小化数据。

（3）我们尝试连接不同长度的双链 RNA。26 bp 长度的 RNA 似乎最适合平面等边三角形。

（4）双链 RNA 一侧的序列应特别形成 Watson-Crick 碱基对而不能形成错误的分子内或分子间结构。为确保这一点，我们从一个 DNA 四面体选择了相应的序列[17]。

（5）我们设计一个 16 nt 黏性末端与 RNA 两条链杂交形成 RNA 结构的闭合状态。

（6）我们设计以 GG 起头的 RNA 用于 T7 RNA 聚合酶依赖转录。

（7）建议利用以不同算法为基础的多个程序来验证所设计的二级结构。

（8）我们使用能量最小化作为判断设计结构有效性的一种方法。我们建议合成几个候选物并选择合适的分子来确保获得所需的结构。

（9）在这里，我们用 PCR 合成双链 DNA。然而，部分双链 DNA 模板也可用于转录。在这种情况下，模板是由两个寡核苷酸杂交制备的：一是 T7 启动子序列，另一个带有启动子的 RNA 的互补序列。这种方法更简单些，比使用全部双链模板需要更大量的模板。

（10）L7Ae 蛋白具有高耐热性，但大多数来自大肠杆菌的蛋白质通过加热变性和聚合。这种方法也适用于其他耐热蛋白质。

（11）SPR（表面等离子体共振）也可以用于评估结合能力。

（12）核酸加入到蛋白质溶液中可能与利用一个核酸染料检测一样会阻止期望的蛋白质和 RNA 基序间的特异性相互作用。为消除核酸污染，用核酸酶或 NaOH 处理纯化的 L7Ae 蛋白质溶液。

（13）孵育时间和温度应该根据用于分析的 RNP 结构进行优化。

（14）在 EMSA 试验中，在 RBP 存在情况下观察上移条带应考虑多个因素，包括电泳缓冲液、凝胶运行的温度和迁移时间。

（15）用 SYBR Green 染 RNA 的效果受 RNA 大小、结构和 RNA-蛋白质相互作用的影响。

（16）亚精胺是一种用于包被带负电荷的云母表面的多胺，使带负电荷的 RNA/RNP 分子通过静电吸附固定在云母表面。也可以用 poly-L-赖氨酸和（3-氨基丙基）三乙氧基硅烷（APTES）作为一种替代方法。此外，如在样品溶液中含 Mg^{2+} 和 Ni^{2+} 金属离子，可以根据目标的结构和表面性质用于没有包被的云母。

（17）也许由于 C/D 盒扭结转角-L7Ae 的高亲和力，我们观察到用 Milli-Q 水可以成功地稀释设计的 RNP 纳米结构。然而，通过稀释防止解离，这种情况应该根据所用的 RNA/RNP 基序进行调整。

（18）残留的水影响清晰成像。相同的原因，室内湿度低是合适的。

（19）我们通常在一个 500 nm×500 nm 纳米范围内捕捉>512×512 帧的图像。

（20）我们使用 NanoScope 软件（Veeco 仪器）。

致　谢

作者感谢 T.Inoue（京都大学）阅悉原稿并提出有帮助的建议。这项工作由国际合作研究项目（ICORP）JST 资助。部分工作是由日本教育、文化、体育、科学、技术部的新能源和工业技术发展组织（09a02021a）、青年科学家的财政补贴（A）（No.23681042）和创新领域"分子机器人"科学研究项目的财政补贴（No.24104002）资助。

（张丽萌 译，李闰婷 校）

参 考 文 献

[1] Guo P（2010）The emerging field of RNA nanotechnology. Nat Nanotechnol 5(12):833-842. doi: 10.1038/nnano.2010.231

[2] Guo P, Zhang C, Chen C, Garver K, Trottier M（1998）Inter-RNA interaction of phage phi29 pRNA to form a hexameric complex for viral DNA transportation. Mol Cell 2（1）:149-155. doi:S1097-2765（00）80124-0 [pii]

[3] Chworos A, Severcan I, Koyfman AY, Weinkam P, Oroudjev E, Hansma HG, Jaeger L（2004）Building programmable jigsaw puzzles with RNA. Science 306（5704）:2068-2072. doi:10.1126/science.1104686

[4] Severcan I, Geary C, Verzemnieks E, Chworos A, Jaeger L（2009）Square-shaped RNA particles from different RNA folds. Nano Lett 9（3）:1270-1277. doi:10.1021/nl900261h

[5] Severcan I, Geary C, Chworos A, Voss N, Jacovetty E, Jaeger L（2010）A polyhedron made of tRNAs. Nat Chem 2（9）:772-779.doi:10.1038/nchem.733

[6] Grabow WW, Zakrevsky P, Afonin KA, Chworos A, Shapiro BA, Jaeger L（2011）Self-assembling RNA nanorings based on RNAI/II inverse kissing complexes. Nano Lett 11（2）:878-887. doi:10.1021/nl104271s

[7] Dibrov SM, McLean J, Parsons J, Hermann T（2011）Self-assembling RNA square. Proc Natl Acad Sci USA 108（16）:6405-6408.doi:10.1073/pnas.1017999108

[8] Selmer M, Dunham CM, Murphy FV,Weixlbaumer A, Petry S, Kelley AC, Weir JR,Ramakrishnan V（2006）Structure of the 70S ribosome complexed with mRNA and tRNA. Science 313（5795）:1935-1942.doi: 10.1126/science.1131127

[9] Williamson JR（2000）Induced fit in RNA-protein recognition. Nat Struct Biol 7（10）:834-837.doi: 10.1038/79575

[10] Moore T, Zhang Y, Fenley MO, Li H（2004）Molecular basis of box C/D RNA-protein interactions; cocrystal structure of archaeal L7Ae and a box C/D RNA. Structure 12（5）:807-818. doi:10.1016/j.str.2004.02.033

[11] Turner B, Melcher SE, Wilson TJ, Norman DG, Lilley DM（2005）Induced fit of RNA on binding the L7Ae protein to the kink-turn motif. RNA 11（8）:1192-1200. doi:10.1261/rna.2680605

[12] Delebecque CJ, Lindner AB, Silver PA, Aldaye FA（2011）Organization of intracellular reactions with rationally designed RNA assemblies. Science 333（6041）:470-474. doi:10.1126/science.1206938

[13] Cusack S（1999）RNA-protein complexes.Curr Opin Struct Biol 9（1）:66-73.doi: 10.1016/S0959-440X（99）80009-8

[14] Saito H, Inoue T（2009）Synthetic biology with RNA motifs. Int J Biochem Cell Biol 41（2）:398-404. doi:10.1016/j.biocel.2008.08.017

[15] Saito H, Kobayashi T, Hara T, Fujita Y, Hayashi K, Furushima R, Inoue T（2010）Synthetic translational regulation by an L7Ae-kink-turn RNP switch. Nat Chem Biol 6（1）:71-78.doi:10.1038/nchembio.273

[16] Ohno H, Kobayashi T, Kabata R, Endo K,Iwasa T, Yoshimura SH, Takeyasu K, Inoue T, Saito H（2011）Synthetic RNA-protein complex shaped like an equilateral triangle. Nat Nanotechnol 6（2）:115-119. doi:10.1038/nnano.2010.268

[17] Goodman RP, Schaap IA, Tardin CF, Erben CM, Berry RM, Schmidt CF, Turberfield AJ（2005）Rapid chiral assembly of rigid DNA building blocks for molecular nanofabrication.Science 310（5754）: 1661-1665. doi:10.1126/science.1120367

第15章　利用 CLIP-Seq 技术在病毒中定位 RNA 和蛋白质的相互作用

Baochang Fa, Peng Ni 和 C. Cheng Kao

摘　要　RNA 纳米技术往往包含蛋白质-RNA 复合物，这些复合物需要着重了解蛋白质和 RNA 如何相互联系。CLIP-Seq（交联免疫沉淀和 DNA 测序）步骤可用于探测与蛋白质的相互作用的 RNA 分子。我们已经优化用 CLIP-Seq 定位 RNA，以及一个简单的正链 RNA 病毒衣壳相互作用中 RNA 片段化、免疫沉淀反应和文库构建的过程。结果显示，病毒 RNA 特殊部分与衣壳接触。本步骤也适用于其他 RNA 病毒颗粒和 RNA-蛋白质纳米颗粒。

关键词　交联免疫沉淀，高通量测序，RNA 病毒颗粒，高度结构化的 RNA，RNA 片段化

1　引　言

RNA 纳米颗粒通常用蛋白质或多肽包被以检测进入细胞的定向运输和阻止 RNA 降解[1, 2]。因此，反应蛋白和 RNA 纳米颗粒之间的相互作用很重要。在它们最简单的形式中，RNA 病毒是由在蛋白质外壳内 RNA 纳米颗粒用壳体包裹组成的[3]。纯化病毒颗粒从而为分析高阶蛋白-RNA 集合体的开发方法提供材料。在此期间，我们提出了一个改进的 CLIP-Seq 步骤来定位与衣壳蛋白亚基联系的 RNA 序列。在本书的一章中，Vaughan 等详细说明定位与 RNA 接触的部分蛋白的方法。用雀麦花叶病毒（BMV）建立定位步骤，从而得到一些简要说明。BMV 是由三个基因组 RNA 被不同衣壳包裹的非包膜病毒[3]。最小的基因组——RNA3，是与一个分子的亚基因组 RNA4 共衣壳包裹的。三个衣壳均包含衣壳蛋白（CP）的 180 个亚基，并按 $T=3$ 在二十面体排列。一个 CP 亚基包含 189 个残基，折叠成一个长的 N 端尾巴，接着是一个由胶状折叠和短的 C 端尾巴组成的球状结构域。在病毒颗粒的情况下与 RNA 相互作用的 CP 内的区域具有广泛的特点。这些研究已经阐明 CP 在病毒基因表达调节方面的重要作用[4, 5]。然而，有很少的信息在病毒颗粒的 CP 和 RNA 基序相互作用中存在。

我们改编了 CLIP-Seq 方法，使用不那么普遍的 HITS-CLIP 来定位与 BMV 病毒粒子蛋白质壳相接触的衣壳包裹的 RNA 部分。CLIP-Seq 已被用来理解在不同的细胞类型或生理条件下转录组的复杂性[6, 7]。值得注意的是，利用 454 测序小 RNA 性能分析研究有助于一类新的小分子 RNA 及 Piwi-RNA 相互作用的发现[8]。在病毒颗粒存在下，CLIP-Seq 将对与衣壳亚基相互作用的 RNA 基序影响病毒基因表达的调控进行报道。对于 BMV 的 CLIP-Seq 结果，最近被用来检验病毒宿主如何影响病毒颗粒产生[9]。

传统的 CLIP-Seq 步骤包括 RNA 和密切联系蛋白质之间的紫外交联、RNA 片段化、蛋白抗体免疫沉淀、cDNA 文库的构建、高通量测序和生物信息自动分析（图 15-1）。简要步骤如下。

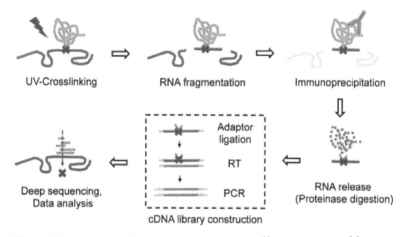

图 15-1　CLIP-Seq 步骤原理图。紫外交联使蛋白质和 RNA 之间形成共价键。RNA 片段化后，针对该蛋白质的特异性抗体进行蛋白质-RNA 复合物的免疫沉淀反应。然后用蛋白酶将蛋白质消化，并用 RT-PCR 富集释放 RNA，对高通量 DNA 测序进行处理

紫外交联。紫外照射可诱导紧密对立分子之间的共价键形成，这样只有蛋白质-RNA 直接接触是交联的。由于在样品处理过程中它太稳定，在该步骤中我们选择紫外而不选择甲醛作为交联方法。然而，重要的是，要注意仅有 1%～5% 的 RNA 可以在标准条件下交联蛋白质[5]。此外，紫外交联倾向于选 rU，而不是选 rC 和氨基酸，如胱氨酸、赖氨酸、苯丙氨酸、色氨酸和酪氨酸[10, 11]，但在 CLIP-Seq 研究中，rU 与其他的相比并没有显著影响 RNA 接触位点的鉴定[5]。

RNA 片段。无偏差的 RNA 片段需要报告与蛋白质接触的 RNA 序列。许多挑战随着结构 RNA 的片段出现而需要面对。用 RNase A、RNase T1 和 RNase V1

切割 RNA 生成文库，也因为这些酶的组合，切割方式中有明显的偏差。当病毒 RNA 用 ZnCl₂ 消化，可观察到更多随机片段[图 15-2（a）]。事实上，BMV 病毒 RNA 的切割运动与 poly（A∶U）是非常相似的[图 15-2（b）]。因此，我们经常在 70℃使用 10 mmol/L 的 ZnCl₂ 来切割病毒相关的 BMV RNA。

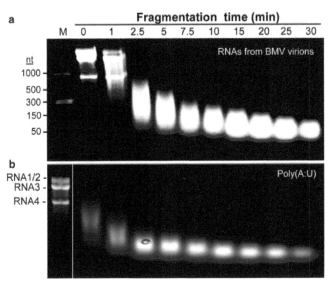

图 15-2　利用锌对病毒 RNA 的时间依赖性切割。（a）BMV 病毒颗粒中的 RNA 片段。图为溴化乙锭染色的琼脂糖凝胶。100 µg BMV 病毒颗粒用含 10 mmol/L ZnCl₂的 150 µL Tris 缓冲液（pH 7.0）重悬浮，在 70℃加热切割 BMV RNA。用 Trizol 试剂提取总 RNA，用乙二醛处理然后进行琼脂糖凝胶电泳。最优的片段大小是在 15～25 min 之间观察到的，较长的片段降低回收率。（b）退火的 poly（A∶U）的切割率。注意，ZnCl₂ 对于 BMV 病毒 RNA 和 poly（A∶U）RNA 有一个非常类似的切割率。凝胶上较低的分子标记是 BMV RNA。BMV RNA4 约 900nt

文库制备。合适的文库制备对于生成 cDNA 序列数据是尤为重要的，它影响 RNA 片段的数量[12]。目前大部分方法依次连接 3′-和 5′-RNA 适配器来片段化 RNA，接着用对 3′适配器特异性的反义引物进行 cDNA 合成[13]。通过逆转录引物[14]、RNA 连接酶[15]、条码[16]或 PCR 扩增产物[17]，在文库构建中可以累积最后序列的偏差。应采取措施尽量减少偏差，并且为了获得可靠的数据解释，应一直使用适当的对照。我们发现用 TruSeq 小 RNA 试剂盒构建 cDNA 文库可生成高质量的序列。

高通量 DNA 测序。Illumina 测序平台在可用台式高通量测序平台中具有最高通量和最低错误率[18]。鉴于病毒 RNA 远不及传统的转录复杂，我们选择使用 Illumina 平台的 MiSeq 系统来测定样本。我们不详细描述 DNA 测序过程，因为这将有可能在提供服务的设备中完成。

数据分析。许多强大的软件平台和数据库系统已经开发出来，用来帮助做科研的科学家进行数据分析和整合[19]。我们利用公共资源、以网络为基础的 Galaxy suite 程序（https：//main.g2.bx.psu.edu/）来处理我们的测序数据。

在本章节中叙述的改进的 CLIP-Seq 步骤将以识别接触蛋白的 RNA 序列为例，病毒颗粒是天然的终极纳米机器之一。鉴于蛋白质-RNA 相联系可能对于 RNA 纳米技术非常重要，我们认为所描述的步骤将对了解与蛋白质相联系的 RNA 序列有用。该步骤还可以检测遇到不同环境的纳米颗粒[20]。

2　材　　料

所有溶液应该使用超纯水和分析级试剂。所有试剂都用 0.25 μm 滤膜过滤并保存于 4℃。

2.1　交联和免疫沉淀组分

（1）BMV 病毒颗粒储存溶液（SAMA 溶液）：50 mmol/L NaOAc，8 mmol/L Mg（OAc）$_2$，pH5.5。称取 0.41 g NaOAc 和 0.114 g Mg（OAc）$_2$ 到加入 80 mL 水的量筒中，盐溶解后，用 HCl 将 pH 调至 5.5。最终体积用水定容至 100 mL，完成溶液的配制。

（2）IP 结合溶液：150 mmol/L NaCl，25 mmol/L Tris（pH7.2），0.05%Tween-20。用 800 mL 水溶解 8.766 g NaCl、3.0285 g Tris base、0.5 mL Tween-20，用 HCl 将 pH 调至 7.2，加水定容至 1 L（见注释 1）。

（3）IP 洗涤溶液：500 mmol/L NaCl，25 mmol/L Tris（pH 7.2），0.05% Tween-20。用 800 mL 水溶解 29.22 g NaCl、3.03 g Tris、0.5 mL Tween 20，用 HCl 将 pH 调至 7.2，加水定容至 1 L（见注释 1）。

（4）Protein A/G 磁珠（试剂盒，Rockford，I L，USA）。

（5）1×转膜缓冲液：用 1.6 L 水溶解 6.04 g Tris base 和 28.8 g 甘氨酸，用 1 mol/L HCl 调 pH 至 7.5（见注释 2），加入 200 mL 甲醇混合，加水定容至 2 L。

（6）NuPAGE®Novex®4-12% Bis-Tris 凝胶，NuPAGE®MES SDS 电泳缓冲液（Invitrogen，Grand Island，NY，USA）。

（7）0.1%丽春红-S：用 2.5 mL 乙酸溶解 0.05 g 丽春红-S，加水定容至 50 mL，室温保存。

（8）0.2 μm 硝酸纤维素膜（Bio-Rad，Hercules，CA，USA）。

（9）紫外交联（UVP，Upland，CA，USA）。

（10）1.5 mL 的异质同晶聚合物微型离心管，最合适的 MAX-XP 离心机

（Beckman Coulter，Brea，CA，USA）。

（11）2×Laemmli 样品缓冲液：4%SDS，20%丙三醇，120 mmol/L Tris（pH6.8），0.02%溴酚蓝。在量筒中加入 4 mL 10%SDS、2 mL 100%丙三醇、1.2 mL 1 mol/L Tris（pH6.8）、2 mg 溴酚蓝和 2.8 mL 水至 10 mL。混合溶液溶解染料，分装成小份并保存于−20℃。

2.2　RNA 片段化和提取试剂

（1）片段化缓冲液：100 mmol/L Tris（pH 7.0）。用 80 mL 的水溶解 1.21 g Tris base，用 HCl 将 pH 调至 7.0，加水定容至 100 mL。

（2）100 mmol/L $ZnCl_2$。用 10 mL 水溶解 0.136 g $ZnCl_2$，用力混匀,分装成小份并保存于−20℃。

（3）蛋白酶 K 缓冲液：50 mmol/L Tris（pH 7.5），75 mmol/L NaCl，6.25 mmol/L EDTA，1%SDS。用 80 mL 水混合 5 mL 1 mol/L Tris（pH 7.5）、2.5 mL 3 mol/L NaCl、1.25 mL 0.5 mol/L EDTA（pH 8.0）和 10 mL 10%SDS，调 pH 至 7.5，加水定容于 100 mL，分装成小份并保存于−20℃。

2.3　cDNA 文库构建及序列组成

（1）T4 多核苷酸激酶，RNase 抑制剂（Murine），DNase I（无核酸酶），T4 RNA 连接酶 2（平末端）和 Taq DNA 聚合酶（NEB，Ipswich，MA，USA）。

（2）TruSeq 小 RNA 样品制备试剂盒，MiSeq 试剂盒 V3（150 循环）（Illumina，San Diego，CA，USA）。

（3）Qiaquick®Gel 提取试剂盒，Qiaquick®PCR 纯化试剂盒，Qiaprep®spin 小量制备试剂盒（Qiagen，Valencia，CA，USA）。

（4）pGEM®-T Easy 载体（Promega，Madison，WI，USA）。

（5）蛋白酶 K（从真菌共附生白色侧齿霉菌中提取，Invitrogen，Grand Island，NY，USA）。

3　方　　法

3.1　紫外交联和 RNA 片段化

（1）在冰上用 400 μL 合适的缓冲液重悬浮 100 μg 纯化的病毒颗粒（用 pH5.5

的 SAMA 缓冲液重悬 BMV 病毒颗粒)。

(2) 将病毒悬浮液加入到 6 孔细胞培养板的一个孔中并于冰上孵育。将无盖的培养板置于交联机中，用 254 nm 波长以 400 mJ/cm^2 进行照射。将样品轻轻吹打混匀后，将培养板于冰上孵育 3 min。再重复照射 2 次。

(3) 收集已照射的病毒颗粒到 1.5 mL 异质同晶聚合物微量离心管中并用装载管平衡，超速冷冻离心机 150 000 g 离心 30 min。用 150 μL 100 mmol/L Tris-HCl (pH 7.0) 重悬浮病毒颗粒 (见注释 3)。

(4) 加 15 μL 100 mmol/L ZnCl$_2$，混匀，70℃加热 15 min (见注释 4)。这会使 RNA 切割成约 50 nt 的长度 (图 15-2) (见注释 5)。

(5) 加 15 μL 0.5 mol/L EDTA (pH8.0)，混匀，在冰上孵育 10 min 后终止反应。

3.2　免疫沉淀反应和 RNA 提取

(1) 取 50 μL Protein A/G 磁珠悬浮液到 1.5 mL 微量离心管，用 1 mL 冰冷的 IP 结合缓冲液洗涤两次磁珠。用 500 μL 冰冷的 IP 结合缓冲液重悬浮磁珠，加 50 μL 兔抗-BMV CP 抗体 (实验室库存)，放置在 4℃，摇床设置 50 r/min 摇 2 h (见注释 6)。

(2) 用 1 mL 冰冷的 IP 结合缓冲液混匀洗涤 Protein A/G 磁珠，用磁力架收集磁珠。按洗涤程序重复一次。用 820 μL IP 结合缓冲液重悬洗涤磁珠，并加入 3.1 节步骤 5 中得到的 180 μL 紫外交联的病毒颗粒裂解液。4℃摇床设置 50 r/min 摇 2 h (见注释 6)。

(3) 用 1 mL 冰冷的 IP 洗涤缓冲液洗涤磁珠-病毒颗粒裂解液混合物，用磁力架收集磁珠，重复洗涤三次。每个步骤每份分别取出 10 μL，保持在冰上加入 Laemmli 样品缓冲液，用于 SDS-PAGE 和 Western blot 分析检测 BMV-CP 的免疫沉淀反应。

(4) 弃掉最后的洗涤液，加入 200 μL 1×Laemmli 样品缓冲液到磁珠中后混匀，95℃加热 2 min，装载样品到预先配制好的 4%～12% Bis-Tris 凝胶，凝胶用 1×MES SDS 电泳缓冲液以 150 V 运行 1 h。

(5) 用湿转仪 (Bio-Rad) 以 100 V、2.5 h 将蛋白质-RNA 复合物从凝胶转到硝酸纤维素膜上 (见注释 7)。

(6) 用无菌 PBS 缓冲液冲洗膜 2 次，用 0.1%丽春红-S 染色 10 min。用无菌 PBS 冲洗膜两次去除多余的染料。使用新刀片切除膜上对应 BMV CP 带的 6～100 kDa 以上的部分 (图 15-3)。将膜转到 1.5 mL 无菌微量离心管中，用无菌 PBS 洗涤两次，去除多余的缓冲液。

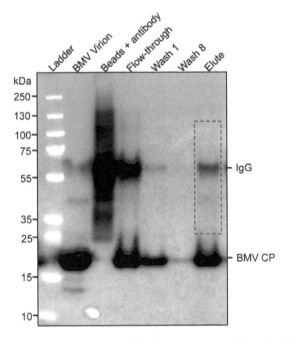

图 15-3　Western blot 显示用抗 BMV CP 抗体免疫沉淀了 BMV 病毒衣壳蛋白（CP），CP 大小与来自 BMV 病毒的 CP 相一致。回收硝酸纤维素膜上 6～100 kDa 区域交联了 20～300 ntRNA 的 CP

表 15-1　用各种 CLIP 条件检测 RNA 的回收率

No.	BMV samples	UV	RNA fragmentation	IP	Membrane transfer	CP digestion	% RNA recovered
1	Naked RNA	–	+		–	–	–	80
2	Virion	+	+		–	–	–	80
3	Virion	+	+		+	–	+	40
4	Virion	–	+		+	–	+	20
5	Virion	–	+		+	+	+	<0.4
6	Virion	+	+		+	+	+	3

注：IP 结合膜转移步骤（样品 6），与无 IP（样品 2）和/或无转移组（样品 3）相比为除去非共价结合的 RNA 提供了更严格的条件

（7）在反应缓冲液中加入 200 μL 1mg/mL 蛋白酶 K，37℃孵育 1 h，并在期间偶尔搅拌以消化 CP。

（8）采用 Trizol 试剂提取总 RNA，用异丙醇溶解沉淀 RNA，用无核酸酶的水溶解 RNA 颗粒，采用分光光度法检测 RNA 浓度以检测 RNA 的回收量。样品结果呈现于表 15-1。

3.3 cDNA 文库构建

（1）在 50 μL 反应体系中，37℃条件下用 T4 多核苷酸激酶（使用 1U/μL）处理从 3.2 节中步骤 8 提取的 RNA 30 min（见注释 8 和 9），之后用 Trizol 试剂提取 RNA。

（2）按照产品说明书用 Illumina TruSeq 小 RNA 样品制备试剂盒进行深度测序构建 cDNA 文库（见注释 10）。

（3）在 PCR 最终循环中，在反应混合物中加入 1 μL 的 *Taq* DNA 聚合酶，在 72℃条件下孵育 10 min。然后在扩增产物 3′端加入腺苷酸从而进行 TA 克隆。

（4）用 TAE 缓冲液进行 2%琼脂糖凝胶电泳 cDNA（图 15-4）。用 QIAquick® 凝胶提取试剂盒纯化大小为 200～500 bp 之间的扩增产物（见注释 11），用 EB 缓冲液洗脱 DNA。

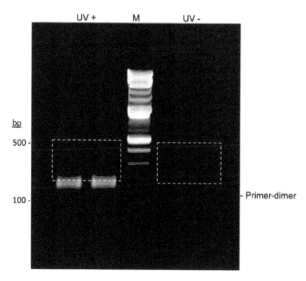

图 15-4 为下一代 DNA 测序对琼脂糖凝胶产物进行纯化和洗脱。DNA 通过 2%琼脂糖凝胶分离。纯化 200～500 bp 的扩增产物（虚线框描述的区域）。注意用无紫外线照射（UV）的做对照，占优势的扩增产物是引物二聚体

（5）将一份的 cDNA 文库克隆到 pGEM®-T Easy 载体上转化到 Top10 感受态细胞。挑取 10 个单菌落接种到含有 50 mg/mL 氨苄青霉素的 Luria-Bertani 液体培养基中，37℃摇床设置 200 r/min 培养过夜。用 Qiaprep®spin 小量质粒提取质粒

DNA，用 T7 和 SP6 引物通过 Sanger 法对插入序列测序。

（6）如果文库包含靶序列，将来自不同样品中的 cDNA 以相同摩尔量混合，用 QIAquick®PCR 纯化试剂盒纯化混合的 cDNA，用 EB 缓冲液洗脱，并开始下一代 DNA 测序。我们采用 Miseq 试剂盒 V3 利用 Illumina MiSeq（150 次）。

3.4　数据分析

（1）一般来说，每个 Miseq 测序检测 12 个文库。在读取的 FASTQ 文件中每个文库产量大约 100 万～200 万个末端测序。Read1 文件包括从正向读取序列，Read2 包括从反向读取序列。在步骤中，RNA 片段长度通常少于 150 个碱基（图 15-2）。因此我们只分析通过最大限度读取 cDNA 序列的 Read1 文件。

（2）在 FASTX-toolkits 中利用 Compute quality statistics 和 Draw quality score box plot 检测测序读取的质量。总质量通常在开始的 20 循环提高，在读取的很长时间内保持不变，之后下降。利用 FASTQ Quality Trimmer 去除质量评分低于 20 的碱基及其下游序列[21]。

（3）根据 cDNA 序列的长度不同，后边可以接 3′端适配器序列、指数序列和桥式 PCR 适配器序列。使用 FASTX-工具中 Clip 来移除 3′端适配器序列，同时去除所有短于 20 nt 的序列。

（4）使用 Bowtie2 软件在默认的"本地"比对设置下，将去除杂质的序列与 BMV 参照基因组进行比对[21]。为了更好地比对，本地比对模式允许从一侧或两侧末端修剪碱基。比对结果存储在 SAM 文件。

（5）在 SAM 工具中使用 Mpileup 获得 BMV RNA 上每个核苷酸的实际覆盖率[22]。在深度测序中调整差异，计算每个文库中每个 BMV RNA 平均覆盖率。用平均覆盖率除以实际覆盖率得到标准覆盖率（图 15-5）。具有高标准覆盖率的核苷酸被指定为公认的病毒衣壳相互作用的残基。

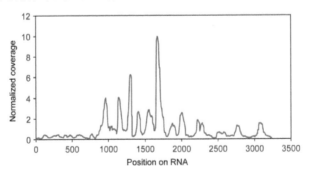

图 15-5　与 BMV 病毒颗粒接触的 RNA 片段的样品 CLIP-Seq 结果。BMV RNA1 的每个核苷酸覆盖范围是标准化 BMV RNA 平均覆盖范围。当其他显示较低覆盖范围时，特定区域显示高标准覆盖范围（峰）

4　注　释

（1）为方便起见，可以制备 20× 储存液，使用时用水稀释到 1× 工作缓冲液。

（2）在转膜过程中将 pH 从 8.4 调至 7.5，以降低 RNA 的碱性水解。

（3）离心过滤装置也可以用来将缓冲液换成碎片化缓冲液。例如，在这个实验中，你可以使用 30kDa 的截止滤光片将缓冲液换成 100 mmol/L Tris-HCl pH 7.0 的缓冲液。

（4）在碎片化过程中，缓冲液的 pH 及在 70℃ 孵育会导致 BMV 病毒颗粒分离和变性。病毒颗粒溶液孵育后应该很快变混浊。

（5）为了优化用锌切割 BMV RNA 的最佳时间，我们用含 10 mmol/L $ZnCl_2$ 的 150 μL Tris（pH 7.0）缓冲液重悬浮 100 μg BMV 病毒颗粒。预试验应使用其他病毒颗粒和/或缓冲液条件来确定最佳时间。

（6）另外，样品可以在 4℃ 摇床上摇晃过夜。

（7）包括转膜过程将有助于去除非共价结合的 RNA 片段[13]，建议在本步骤中降低背景值（表 15-1）。

（8）用 T4 PNK 处理后，在混合物中加入 1 μL DNase I（无核酸酶）并在 37℃ 孵育 10 min。这一步可以将所有前面的步骤和/或试剂中的 DNA 污染物去除。

（9）TruSeq 小 RNA 样品制备试剂盒用于利用构建的细胞通路会使其具有 5′ 磷酸盐和 3′ 羟基的成熟的 miRNA 设计构建 cDNA 文库。用锌切割 RNA 生成合适的末端要求用 T4 PNK 处理，从而可以直接和特异性与 RNA 适配器连接。

（10）尤其在适配器连接步骤过程中，仔细按照 TruSeq 试剂盒说明书是很重要的。在适配器连接前，70℃ 加热反应 2 min，立即放于冰上冷却避免二级结构的形成。

（11）可以通过结合用于构建 cDNA 文库正向和反向引物的长度来计算引物二聚体长度，纯化比二聚体长的 50～100 bp 扩增产物以降低 cDNA 引物二聚体的含量。建议在深度测序前检测文库的质量，先使用 Sanger DNA 测序，从 cDNA 文库中挑取 4～10 个克隆样品进行测序。

致　谢

本研究得到美国国立卫生研究院 1R01AI090280 资助研究。我们感谢

S.Middleton 和 R.Qi 在讨论及本工作中所用的试剂方面提供的帮助。

（张丽萌 译，李闰婷 校）

参 考 文 献

[1] Guo P, Haque F, Hallahan B, Reif R, Li H（2012）Uniqueness, advantages, challenges, solutions, and perspectives in therapeutics applying RNA nanotechnology. Nucleic Acid Ther 22:226-245

[2] Guo P, Zhan C, Chen C, Garver K, Trottier M（1998）Inter-RNA interaction of phage f29 pRNA to form a hexameric complex for viral DNA transportation. Mol Cell 2:149-155

[3] Kao CC, Ni P, Hema M, Huang X, Dragnea B（2011）The coat protein leads the way: an update on basic and applied studies with the Brome mosaic virus coat protein. Mol Plant Pathol 12:403-412

[4] Yi GH, Letteney E, Kim C-H, Kao CC（2009）Brome Mosaic Virus capsid protein regulates translation of viral replication proteins by binding to the replicase assembly RNA element.RNA 15:6150-6626

[5] Yi G, Vaughan RC, Yarbrough I, Dharmaian S,Kao CC（2009）RNA binding by the brome mosaic virus capsid protein and the regulation of viral RNA accumulation. J Mol Biol 391:314-326

[6] Darnell RB（2010）HITS-CLIP: panoramic views of protein-RNA regulation in living cells. Wiley Interdiscip Rev RNA 1:266-286

[7] Mortazavi A, Williams BA, McCue K, Schaeffer L, Wold B（2008）Mapping and quantifying mammalian transcriptomes by RNA-Seq. Nat Methods 5:621-628

[8] Watanabe T, Takeda A, Tsukiyama T, Mise K, Okuno T, Sasaki H, Minami N, Imai H（2006）Identification and characterization of two novel classes of small RNAs in the mouse germline: retrotransposon-derived siRNAs in oocytes and germline small RNAs in testes. Genes Dev 20:1732-1743

[9] Ni P, Vaughan R, Tragesser B, Kao CC（2013）The plant host can affect the encapsidation of Brome Mosaic Virus（BMV）RNA; BMV virions are surprisingly heterogeneous. J Mol Biol 426:1061-1076

[10] Hockensmith JW, Kubasek WL, Vorachek WR, von Hippel PH（1986）Laser cross-linking of nucleic acids to proteins. Methodology and first applications to the phage T4 DNA replication system. J Biol Chem 261:3512-3518

[11] Shetlar MD, Christensen J, Hom K（1984）Photochemical addition of amino acids and peptides to DNA. Photochem Photobiol 39:125-133

[12] Marguerat S, Bähler J（2010）RNA-seq: from technology to biology. Cell Mol Life Sci 67:569-579

[13] Wang Z, Tollervey J, Briese M, Turner D, Ule J（2009）CLIP: construction of cDNA libraries for high-throughput sequencing from RNAs cross-linked to proteins in vivo. Methods 48:287-293

[14] Hansen KD, Brenner SE, Dudoit S（2010）Biases in Illumina transcriptome sequencing caused by random hexamer priming. Nucleic Acids Res 38:e131

[15] Hafner M, Renwick N, Brown M, Mihailović A, Holoch D, Lin C, Pena JT, Nusbaum JD, Morozov P, Ludwig J, Ojo T, Luo S, Schroth G, Tuschl T（2011）RNA-ligase-dependent biases in miRNA representation in deep-sequenced small RNA cDNA libraries. RNA 17:1697-1712

[16] Alon S, Vigneault F, Eminaga S, Christodoulou DC, Seidman JG, Church GM, Eisenberg E（2011）Barcoding bias in high-throughput multiplex sequencing of miRNA. Genome Res 21:1506-1511

[17] Kozarewa I, Ning Z, Quail MA, Sanders MJ, Berriman M, Turner DJ（2009）Amplification-free Illumina sequencing-library preparation facilitates improved mapping and assembly of（G + C）-biased genomes. Nat Methods 6:291-295

[18] Loman NJ, Misra RV, Dallman TJ, Constantinidou C, Gharbia SE, Wain J, Pallen MJ（2012）Performance

comparison of bench-top high-throughput sequencing platforms.Nat Biotechnol 30:434-439

[19] Berger B, Peng J, Singh M（2013）Computational solutions for omics data. Nat Rev Genet 14:333-346

[20] Li H, Handsaker B, Wysoker A, Fennell T, Ruan J, Homer N, Marth G, Abecasis G, Durbin R, 1000 Genome Project Data Processing Subgroup （2009） The Sequence Alignment/Map format and SAMtools. Bioinformatics 25:2078-2079

[21] Blankenberg D, Gordon A, Von Kuster G, Coraor N, Taylor J, Nekrutenko A（2010）Galaxy Team. Manipulation of FASTQ data with Galaxy. Bioinformatics 26:1783-1785

[22] Langmead B, Salzberg SL（2012）Fast gapped-read alignment with Bowtie 2. Nat Methods 9:357-359

第 16 章　用 RCAP、RNA 交联和肽段指纹识别技术定位蛋白质-RNA 相互作用

Robert C. Vaughan 和 C. Cheng Kao

摘　要　RNA 纳米技术具有蛋白质-RNA 复合物的特点。利用如核磁共振、X 射线晶体衍射等传统的、以结构为基础的方法来研究蛋白质与大的 RNA 之间的相互作用是很难的。RCAP 是一种利用可逆交联亲和纯化方法与质谱相结合的方法，已用于定位与 RNA 接触的蛋白质内的区域。本章详细介绍了 RCAP 如何应用到在病毒颗粒中定位蛋白质-RNA 的接触。

关键词　交联免疫沉淀反应，RNA 病毒颗粒，蛋白质-RNA 相互作用，质谱分析，可逆交联和肽指纹图谱，脒基化保护

1　引　　言

RNA 纳米颗粒或含有小 RNA 的纳米级大小颗粒，时常与能稳定 RNA 并提供细胞类型特异性运输的蛋白质有关联。因此，定位蛋白质和 RNA 纳米颗粒之间的相互作用是很重要的。可逆交联和肽指纹图谱（reversible cross-linking and peptide fingerprinting，RCAP）是一个快速定位与 RNA 接触蛋白质的区域的方法。本章提供了关于利用 RCAP 定位雀麦花叶病毒的病毒颗粒的详细步骤，这是约 28nm 长的、由蛋白质包裹的 RNA 纳米颗粒。

BMV 的一些简要描述放在下文的方法论中。BMV 是一种无包膜病毒，用 T=3 形成衣壳的二十面体对称结构[1~3]。三种不同的颗粒，每个颗粒壳体包裹这三个基因组 RNA 中的一个，分别命名为 RNA1（3.2 kb）、RNA2（2.9 kb）、RNA3（2.1 kb）。RNA3 是与一个分子的亚基因组 RNA4（0.9 kb）共衣壳包裹的。BMV 颗粒的三种类型均包含外壳蛋白（CP）的 180 个亚基。一个 CP 亚基包含 189 个残基，折叠成一个长的 N 端尾巴，接着是一个由胶状折叠和短的 C 端尾巴组成的球状结构域[4]。N 端尾巴被认为主要与由壳体包裹的病毒颗粒 RNA 相互作用，并且 N 端尾巴是强碱性[5]。

1.1　RCAP

利用蛋白质组学方法定位蛋白质-核酸相互作用需要考虑到带负电荷的核酸，它可以使电离复杂化和光谱解释[6~8]。为了克服这种复杂化，RCAP 开发出具有反转蛋白质-核酸交联和去除 RNA 的能力，如此明确肽段分配。RCAP 试验用于定位丙型肝炎病毒聚合酶的模板通道[9]。改进的 RCAP 试验已经用于许多蛋白质-RNA 复合物，包括 RNA 病毒颗粒[6, 10~15]。在图 16-1 中描述了用于病毒颗粒的 RCAP 试验的总体方案。简单来说，用甲醛将病毒颗粒与它们的基因组交联，然后用胰蛋白酶消化。选择性地沉淀和洗涤 RNA-肽共轭物，然后通过高盐、高温、低 pH 条件的组合将交联拆分，并用质谱分析洗脱的多肽。RCAP 试验的关键步骤是甲醛交联、亲和捕获 RNA、仪器和数据分析，详情如下。

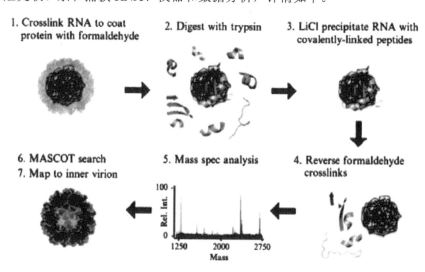

图 16-1　为定位病毒颗粒内衣壳-RNA 的联系的改进 RCAP 步骤示意图。使用 PyMol 生成病毒
　　颗粒结构和片段，VIPERdb 使用 BMV 病毒粒子的晶体结构（PDB：1JS9）[4, 41]

1.2　甲醛交联

尽管蛋白质结构复杂，仅有少量蛋白质功能基团适用于生物偶联方法。对于蛋白质-RNA 相互作用的研究，靶向伯胺是一个好的策略，因为它们倾向于参与到与带负电荷的 RNA 的结合。在蛋白质-RNA 复合物的表面-交界处最多出现的是含胺的氨基酸、赖氨酸[16]。

甲醛是一种对交联赖氨酸残基高偏好性的双官能团交联剂[17~19]。特别是甲醛与核酸碱基（A、G 和 C）、蛋白质氨基末端环外的氮原子，以及赖氨酸、精氨酸、组氨酸、半胱氨酸和芳香族氨基酸残基侧链相互作用[17,19]。两个官能团由通过脱水形成的亚甲基桥及席夫碱的形成而共价连接[17]。由于甲醛大小的限制，它只能交联 2Å 范围内的基团，这只会发生在直接接触的官能团之间。此外，甲醛介导的共价连接可以在含高盐的缓冲液中加热样品或在低 pH 的缓冲液中孵育样品进行反相[18]。甲醛的另一个特点是肽段对 RNA 共价结合的形成将部分阻断胰蛋白酶切割，并且分析错误切割产物可以增强对交联位点分配的信心[6]。然而，其他蛋白酶可用于靶向不同的氨基酸，然后进一步限制肽-RNA 的接触分配。

　　鉴于甲醛交联伯胺，仔细检查并除去所有含伯胺的缓冲液是很重要的。例如，因为 Tris 缓冲液可以直接参与交联反应而需要避免使用[20]。使用甲醛的另一个限制是倒转交联的效率。虽然在理论上接近 100% 的倒转可以实现，然而苛刻的条件会对样本产生负面影响。为了克服这一点，使用微酸性缓冲液（约 pH 5.5），在 200 mmol/L NaCl 中加热时间要限制在 1 h。必须在质谱分析前将过多的盐通过可用于浓缩肽的 C18 ZipTip 除去（Millipore, Bedford, MA）。

1.3　亲和捕获 RNA

　　RNA 特异且有效的捕获是在 RCAP 方法中去除未交联的肽段的关键步骤。肽段在无交联的条件下纯化，可以导致关于它们如何在病毒颗粒中与 RNA 相互作用的错误结论。虽然许多共轭化学反应可用于亲和纯化 RNA，氯化锂（LiCl）沉淀提供了一个简单且廉价的方法，只要 RNA 超过 100 nt，就可以从 DNA、肽段和碳水化合物中沉淀 RNA[21, 22]。来自交联 RNA 病毒颗粒的 RNA 和肽-RNA 复合物用 LiCl 沉淀是非常有效的。经过 1～2 轮 LiCl 沉淀和 70% 乙醇洗涤沉淀，在有甲醛的试验条件下可以观察到强烈的信号而对照中没有[10, 15][图 16-2（a），（b）]。

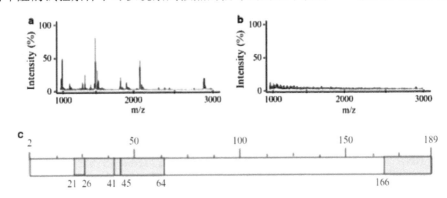

图 16-2　用 RCAP 试验制备的样品的代表性 MALDI-TOF 光谱。（a）Bruker Autoflex III 反射器模块产生的光谱。（b）在无甲醛条件下 RCAP 试验产生的光谱。（c）用 BMV 外壳蛋白的 RCAP 试验检测肽段的线性示意图[15]

当 RCAP 检测含有多基因组的病毒时，为了解决哪部分接触了哪个特异基因组 RNA，需要分离离散颗粒[23]。加入未进行甲醛交联的多种成分的阴性对照与加入交联样品进行平行试验。建议进行不沉淀 RNA 的实验作为阳性对照。

1.4　质谱分析

带负电荷的 RNA 与肽段偶联使质谱研究更加困难。通过反相交联，质量数据可以在任何质谱仪快速和准确地分析带正电荷的肽段中获得。对于分析 RCAP 样品，飞行质谱仪（MALDI-TOF）的基质辅助激光解吸附/电离时间通常由于移动灵活、实用性和敏感性而被使用。配有一个分析器的时间飞行质谱仪可提供同位素分辨率，使得每百万个预测质谱能够很容易地在 50 次内解决。比较大的肽段（大于 3 kDa）由于太大而不能用分析器分析，因此，在线性模式中分析样品对某些蛋白质有用。然而，在线性模式中不具有同位素分辨率，所以必须考虑更宽泛的质谱偏差。能够碰撞诱导解离的仪器可以确定肽段分配，因为它们可以从头测序电离肽段。如果这个特点不可用，可以利用另一种蛋白酶。

由于电离肽成本低且有效，MALDI-TOF 首选的基质是 α-氰基-4-羟基肉桂酸（CHCA）。此外，样品制备需要通过 C18 反相 Zip-Tips 层析柱纯化，样品可以直接洗脱到低量 CHCA 中。这样可以增加灵敏度，而且对于判断样本是不是没有有效交联或者交联没有有效的反相是很必要的。

当 MALDI-TOF 质谱仪已经成为 RCAP 数据分析的传统选择，所有维护好的、能够用于分析肽段的质谱仪均能够使用。当可用的且能在自动模式下可以串联质谱（MS/MS）的质谱仪可以显著地提高肽分配的能力。Orbitrap LCMS 和 Q-TOF 已成功地用于分析 RCAP 数据和确定质谱分配[6]。

因为倾向于由蛋白质组学服务来分析样品，所以本章不介绍仪器使用规范。

1.5　数据分析

已经报道了用质谱仪在以 Thompsons（Th）为单位或离子质荷比生成的数据。利用软电离技术或无大量片段形成的气相离子技术，一般可以假设肽在电离过程中没有片段化，并且通常带有一个电荷。因此，在质谱仪产生的以 Thompsons 为单位的值通常用道尔顿为单位表示蛋白酶酶解出的肽的质量。然而，如果单一同位素峰不同于最初同位素峰值小于 1 Da，肽离子可能是多电荷。例如，如果样品离子带有双重电荷，那么同位素的质量/电荷比值会相差 0.5 Da。

如果正确完成，光谱应与病毒粒颗粒中的多肽质量的峰对应。当实验在无基因组 RNA 或有甲醛的情况下，对照组样品应该仅仅观察到矩形峰。一般来说，信噪比至少应为 3∶1 才确定分配质量。为解析多肽列表，观察到的质量必须与蛋白质分析而得来的理论值相匹配。来自 MASCOT 或任何其他能够将质谱数据与蛋白质相匹配的平台的波谱，可用于帮助确定这些波谱中的多肽质量[25, 26]（www.matrixscience.com）。也可以利用如 ExPASy's Peptidecutter 或 UCSF's ProteinProspector 中的工具 MS-Digest 手动分配肽段进行理论上的切割[26~29]。这些程序可以允许多肽有多个错误切割位点，同样将产生一个交联了 RNA 的肽。依赖于调查中的这个系统，可能需要某些不同或定点修饰用于合适的肽分配。例如，在由 MALDI 产生的光谱中发现的一个常见修饰是含有一个被氧化的甲硫氨酸的多肽。如果有分子的原子结构，多肽识别可以回到原子结构以有助于肉眼观察那里发生相互作用。用分子模拟软件如 Chimera 或 PyMOL 可以生成这些图像[30]。另外，将多肽与线性原理图比较可以提供空间背景[图 16-2（c）]。

分析 RCAP 数据时，平行分析阴性对照数据是必要的。来自阴性对照的结果将认可与 RNA 交联的多肽的分配。如果在没有经甲醛处理的样品中发现多肽，可以增加氯化锂沉淀步骤进一步清洗样品。RCAP 已广泛用于 BMV，这个方法也成功地应用于甲型流感病毒、芜菁皱缩病毒和噬菌体 MS2，定位其衣壳上的 RNA 接触位点（未公布）。最近，RCAP 也已应用于有一个基因组 DNA 和选择性沉淀病毒 DNA 的腺病毒[31]。

1.6　RCAP 数据的独立确定

RCAP 的补充方法可以用来确定多肽分配。虽然这些步骤未使用，但读者应该意识到它们有助于定位核糖核蛋白纳米颗粒[6]。

使用胰蛋白酶的 RCAP 试验最简单的扩展是 RCAP 可以采用其他的蛋白酶。这样产生的多肽涵盖了胰蛋白酶酶解产生的多肽，这额外增加了对多肽分配的可信度。无论怎样，胰蛋白酶都应该是首选，因为它在赖氨酸和精氨酸残基后切割，有助于电离化。在其他残基处切割的多肽可能不易电离化，从而降低对接触位点的覆盖率。

已经研究出一种改进的保护性方法可以很好地补充 RCAP 结果。在有或没有 RNA 配体情况下，暴露于溶剂的残基的反应可以成功地描绘 RNA 与一个蛋白质相互作用之处[32~35]。因为这种方法不能区分配体之间的相互作用，以及由配体结合引起的构象变化，它应被视为对 RCAP 试验的补充。此外，由于改进需要监测整个蛋白，必须用更加精密的质谱仪与不同蛋白酶的单独消化相结合，从而尽可能达到接近序列全面覆盖。

市场上可以买到许多的表面修饰试剂[36]，仅仅针对带正电荷的残基的试剂是用于定位蛋白质-RNA 相互作用位点最理想的，因为它们很可能在蛋白质表面上发现并补足核酸带的负电荷[37]。当这些残基的特异性位点修饰通过一些试剂完成，可以显著地改变这些残基大小和电荷，这会破坏相互作用[32]。这些在电荷和大小上的变化肯定会影响蛋白质结构，这可能导致错误的结论。用亚氨酸酯特异性靶向赖氨酸残基将伯胺转换成脒，这允许在不改变正电荷情况下添加一个不那么大质量的标签[32, 38]。在 N 端的伯胺和赖氨酸残基能够与 S-甲基-N-硫代乙酰胺（SMTA）特异性反应引起一个 41 Da 的质量变化[32]。SMTA 比其他化学修饰方法有优势，是因为它可以在不显著影响蛋白质结构的情况下脒基化表面暴露的赖氨酸[3, 39]。通过比较缺少一个配体的 SMTA 修饰的多肽与来源于蛋白质-配体复合体中修饰的多肽的质谱，可以确定由配体结合导致改变的蛋白质内的区域[32]。SMTA 修饰的赖氨酸可以通过质谱中增加的 41 Da 和经常使用的胰蛋白酶裂解位点缺失来鉴定。为了使电离效率标准化，未反应的伯胺可以与 SMTP（S-methyl thiopropionimidate）反应导致质量增加 55 Da[40]。SMTA 先前已用作质量标签来共价修饰表面暴露赖氨酸侧链的几个标准蛋白，如血红蛋白、BCA、泛素蛋白和核糖体蛋白[32, 33]。这提供了一种有价值的、确定通过 RCAP 分配的方法。

2　材　　料

2.1　RCAP 试验：交联和胰蛋白酶消化试剂

（1）水：所有的水都要是高压蒸汽处理的超纯水以降低核糖核酸酶污染的可能性。每个实验应使用新水。

（2）10×交联缓冲液：200 mmol/L HEPES（pH7.5）、40 mmol/L MgCl₂、10 mmol/L 二硫苏糖醇（DTT）。加约 80 mL 水到 100 mL 量筒内。称取 4.766 g HEPES、0.381 g MgCl₂ 和 0.154 g DTT 加入到量筒内。混匀溶解，然后用盐酸将 pH 调至 7.5。用水定容至 100 mL。

（3）交联剂：1%甲醛。将 2 μL 36.5%甲醛加入到 71 μL 水中。现用现配（见注释 1）。

（4）淬火缓冲液：2 mol/L 甘氨酸。用 10 mL 水溶解 1.501 g 甘氨酸。

（5）消化缓冲液：1 mol/L 碳酸氢铵。用 8 mL 水溶解 0.791 g 碳酸氢铵。混合溶解，用 HCl 将 pH 调节至 8.0。用水定容至 10mL。

（6）胰蛋白酶金（质谱级，Promega）：用 50 μL 50 mmol/L 乙酸悬浮 5 mg 胰蛋白酶（见注释 2）。

2.2　RCAP 试验：RNA 沉淀和重悬浮

（1）沉淀缓冲液：5 mol/L 氯化锂（LiCl）。用水溶解 2.120 g LiCl 至最终体积为 10 mL。储存于-20℃备用。

（2）颗粒洗涤缓冲液：70%乙醇。7 mL 200 乙醇与 3 mL 水混合。保存于-20℃
备用。

（3）重悬浮缓冲液：25 mmol/L 乙酸钠（pH 5.2），200 mmol/L NaCl。用 7 mL
水溶解 20.51 mg 的乙酸钠和 116.82 mg NaCl。混匀溶解，用 HCl 将 pH 调至 5.2。
用水定容至 10 mL。

2.3　样品清除

（1）Millipore C18ZipTips®微量层析柱（Billerica，MA）。

（2）10%三氟乙酸（TFA）：100.5 μL 99.5% TFA 和 899.5 μL 水混合。

（3）活化缓冲液：50%乙腈。用 100 μL 水和 100 μL 乙腈混合。

（4）洗涤缓冲液：5%乙腈，0.5%TFA。5 μL 乙腈，5 μL 10%TFA 和 90 μL 的
水混合。

（5）CHCA：250 μL 乙腈与 225 μL 水和 25 μL 10%TFA 混合。加入 10 mg 的
α-氰基-4-羟基肉桂酸（CHCA）振荡 1 min（见注释 3）。

3　方　　法

3.1　RCAP 试验：RNA-多肽复共轭对配合物的制备

（1）在 22.5 μL 反应体系中，加入最终浓度为 4～8 mg/mL 的病毒颗粒、2.5 μL
交联缓冲液和水。最后加入 2.5 μL 1%甲醛溶液达到 25 μL，完全混匀。在室温条
件下孵育反应 10 min（见注释 4）。

（2）加入 2.5 μL 2 mol/L 的甘氨酸终止交联反应。完全混匀后室温孵育 10 min。

（3）加入 5 μL 1 mol/L 的碳酸氢铵和 16.5 μL 水。然后，加入 1～2 μL 0.1 mg/mL
的质谱级胰蛋白酶[按照 1∶20 *m/m* 蛋白酶与病毒颗粒比]并在 37℃孵育过夜（约
16 h）（见注释 5）。

3.2　RCAP 试验：RNA-肽段复共轭对配合物的沉淀和再悬浮

（1）加入 3 倍柱体积（150 μL）冰预冷的 5 mol/L LiCl。-20℃孵育 1～2 h。

（2）21 000 *g* 4℃离心样品约 30 min，然后弃除含有 LiCl 的溶液（见注释 6）。

（3）用 1 mL 冰冷的 70%乙醇洗涤离心管。21 000 *g* 4℃离心约 15 min。

（4）弃除乙醇（见注释 7 和注释 8）。打开盖短暂加热或在真空离心机中离心 2 min 使离心管完全干燥（见注释 9）。

（5）用 20 μL 悬浮缓冲液悬浮样品并于 70℃加热 1 h（见注释 10）。

3.3　样品处理和质谱分析

（1）加入 1 μL 的 10%TFA 酸化样品。

（2）将一个 C18ZipTip 装到微量移液器的尾部并吸取 20 μL 活化缓冲液。用缓冲液来回浸湿 ZipTip 树脂（见注释 11）。

（3）ZipTip 吸管尖反复吸取 20 μL 洗涤缓冲液并废弃。

（4）用 ZipTip 吸管反复抽吸 4~6 次吸取全部样品。弃废液。

（5）ZipTip 吸管尖反复吸取 20 μL 洗涤缓冲液并废弃。

（6）吸取 1~3 μL CHCA 到一个新离心管。将 CHCA 沉淀到靶板上晾干进行 MALDI-TOF 分析。

（7）一旦数据生成，MASCOT、Peptidecutter 和 msDigest 可以用于鉴定来源于衣壳的肽段相一致的质谱。MASCOT 可以在 www.matrixscience.com 找到，MS-Digest 可以在 http://prospector.ucsf.edu/ 找到，Peptidecutter 可以在 http://web.expasy.org/找到。

4　注　　释

（1）市场上可买到的甲醛的保质期为 6 个月至 1 年。如果溶液混浊，弃掉并使用新的甲醛。

（2）分装成小体积，减少反复冻融，-20℃短期保存，-80℃长期保存。

（3）CHCA 可能不完全溶解，但目的是得到一个饱和溶液。此外，CHCA 应该现配现用，因为暴露在光照或潮湿条件下 CHCA 不稳定并且容易降解。

（4）用缺少基因组 RNA 病毒颗粒或用 2.5 μL 水替代 2.5 μL 甲醛处理的病毒颗粒作为对照进行平行试验。

（5）过夜消化样品很关键，因为甲醛交联使蛋白水解作用显著减慢。

（6）当将微量离心管放入离心机中，离心管折叶位置应远离转子中心。离心后颗粒应在折叶同侧的管底部。

（7）获得的 RNA 样品可能不可见，应存在于位于下面的离心管底部。尽可能弃掉乙醇，得到的颗粒即是 RNA。

（8）将离心管放回离心机中，迅速离心 2 s。使管壁的乙醇离心到底部。用新的移液管在不碰触颗粒的情况下去除乙醇。

（9）样品干燥后你应该能看到一个不透明的 RNA 颗粒或微小的点。

（10）如果使用加热器，每 10～15 min 检查样品，反复收集离心管管底的样品。

（11）为了有效地进行反相层析，避免空气进入树脂。在操作过程中不要松开移液器的活塞。这会尽可能减少树脂干燥，从而可增加目的样品的洗脱量。

致　　谢

这项研究得到美国国立卫生研究院 NIAID 1R01AI090280 的资助。我们感谢 C.T. Ranjith-Kumar、William Running、James Reilly 和 Jonathan Karty 对讨论和确定本工作中条件使用试剂所提供的帮助。

（张丽萌　译，李闰婷　校）

参 考 文 献

[1] Kao CC, Ni P, Hema M, Huang X, Dragnea B（2011）The coat protein leads the way: an update on basic and applied studies with the Brome mosaic virus coat protein. Mol Plant Pathol 12（4）:403-412. doi: 10.1111/j.1364-3703.2010.00678.x

[2] Noueiry AO, Ahlquist P（2003）Brome mosaic virus RNA replication: revealing the role of the host in RNA virus replication. Annu Rev Phytopathol 41:77-98. doi: 10.1146/annurev.phyto. 41.052002.095717

[3] Running WE, Ni P, Kao CC, Reilly JP（2012）Chemical reactivity of brome mosaic virus capsid protein. J Mol Biol 423（1）:79-95.doi: 10.1016/j.jmb.2012.06.031

[4] Lucas RW, Larson SB, McPherson A（2002）The crystallographic structure of brome mosaic virus. J Mol Biol 317（1）:95-108. doi: 10.1006/jmbi.2001.5389

[5] Ni P, Wang Z, Ma X, Das NC, Sokol P, Chiu W, Dragnea B, Hagan M, Kao CC（2012）An examination of the electrostatic interactions between the N-terminal tail of the Brome Mosaic Virus coat protein and encapsidated RNAs. J Mol Biol 419（5）:284-300. doi:10.1016/j.jmb.2012.03.023

[6] Vaughan R, Running W, Qi R, Kao CC（2012）Mapping protein-RNA interactions. Virus Adapt Treat 4:29-41. doi: http://dx.doi.org/10.2147/VAAT.S31299

[7] Leitner A, Walzthoeni T, Kahraman A, Herzog F, Rinner O, Beck M, Aebersold R（2010）Probing native protein structures by chemical cross-linking, mass spectrometry, and bioinformatic

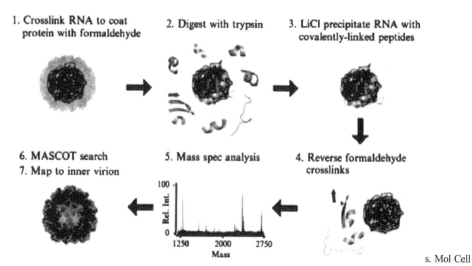

1. Crosslink RNA to coat protein with formaldehyde
2. Digest with trypsin
3. LiCl precipitate RNA with covalently-linked peptides
6. MASCOT search
7. Map to inner virion
5. Mass spec analysis
4. Reverse formaldehyde crosslinks

s. Mol Cell

Proteomics 9（8）:1634-1649. doi:10.1074/mcp. R000001-MCP201

[8] Park AY, Robinson CV（2011）Protein-nucleic acid complexes and the role of mass spectrometry in their structure determination. Crit Rev Biochem Mol Biol 46（2）:152-164. doi:10.3109/10409238.2011.559451

[9] Kim YC, Russell WK, Ranjith-Kumar CT,Thomson M, Russell DH, Kao CC（2005）Functional analysis of RNA binding by the hepatitis C virus RNA-dependent RNA polymerase.J Biol Chem 280（45）:38011-38019. doi: 10.1074/jbc.M508145200, M508145200 [pii]

[10] Hema M, Murali A, Ni P, Vaughan RC, Fujisaki K, Tsvetkova I, Dragnea B, Kao CC（2010）Effects of amino-acid substitutions in the Brome mosaic virus capsid protein on RNA encapsidation. Mol Plant Microbe Interact 23（11）:1433-1447. doi:10.1094/MPMI-05-10-0118

[11] Hwang J, Huang L, Cordek DG, Vaughan R,Reynolds SL, Kihara G, Raney KD, Kao CC, Cameron CE(2010) Hepatitis C virus non-structural protein 5A: biochemical characterization of a novel structural class of RNA-binding proteins. J Virol 84（24）:12480-12491. doi:10.1128/JVI. 01319-10

[12] Ranjith-Kumar CT, Duffy KE, Jordan JL, Eaton-Bassiri A, Vaughan R, Hoose SA, Lamb RJ, Sarisky RT, Kao CC（2008）Single-stranded oligonucleotides can inhibit cytokine production induced by human Toll-like receptor 3. Mol Cell Biol 28（14）:4507-4519. doi:10.1128/MCB. 00308-08

[13] Ranjith-Kumar CT, Murali A, Dong W, Srisathiyanarayanan D, Vaughan R, Ortiz-Alacantara J, Bhardwaj K, Li X, Li P, Kao CC（2009）Agonist and antagonist recognition by RIG-I, a cytoplasmic innate immunity receptor. J Biol Chem 284（2）:1155-1165. doi:10.1074/jbc.M806219200

[14] Vaughan R, Fan B, You JS, Kao CC（2012）Identification and functional characterization of the nascent RNA contacting residues of the hepatitis C virus RNA-dependent RNA polymerase. RNA 18（8）:1541-1552. doi:10.1261/rna.031914.111

[15] Yi G, Vaughan RC, Yarbrough I, Dharmaiah S, Kao CC(2009)RNA binding by the brome mosaic virus capsid protein and the regulation of viral RNA accumulation. J Mol Biol 391（2）:314-326. doi: 10.1016/j.jmb.2009.05.065, doi:S0022-2836（09）00647-0 [pii]

[16] Jones S, Daley DT, Luscombe NM, Berman HM, Thornton JM（2001）Protein-RNA interactions: a structural analysis. Nucleic Acids Res 29（4）:943-954

[17] Metz B, Kersten GF, Hoogerhout P, Brugghe HF, Timmermans HA, de Jong A, Meiring H, ten Hove J, Hennink WE, Crommelin DJ, Jiskoot W（2004）Identification of formaldehyde-induced modifications in proteins: reactions with model peptides. J Biol Chem 279（8）:6235-6243. doi:10.1074/jbc.M310752200

[18] Niranjanakumari S, Lasda E, Brazas R, Garcia-Blanco MA（2002）Reversible cross-linking combined with

immunoprecipitation to study RNA-protein interactions in vivo. Methods 26(2):182-190, doi: 10.1016/S1046-2023（02）00021-XS1046-2023（02）00021-X[pii]

[19] Lu K, Ye W, Zhou L, Collins LB, Chen X, Gold A, Ball LM, Swenberg JA (2010) Structural characterization of formaldehyde-induced cross-links between amino acids and deoxynucleo-sides and their oligomers. J Am Chem Soc 132（10）:3388-3399. doi:10.1021/ja908282f

[20] Toth J, Biggin MD（2000）The specificity of protein-DNA crosslinking by formaldehyde: in vitro and in drosophila embryos. Nucleic Acids Res 28(2):e4

[21] Barlow JJ, Mathias AP, Williamson R, Gammack DB（1963）A simple method for the quantitative isolation of undegraded high molecular weight ribonucleic acid. Biochem Biophyl Res Commun 13:61-66

[22] Cathala G, Savouret JF, Mendez B, West BL, Karin M, Martial JA, Baxter JD（1983）A method for isolation of intact, translationally active ribonucleic acid. DNA 2(4):329-335

[23] Vaughan R, Tragesser B, Ni P, Ma X, Dragnea B, Kao CC（2014）The tripartite virions of the brome mosaic virus have distinct physical properties that affect the timing of the infection process. J Virol 88（11）:6483-6491. doi:10.1128/JVI. 00377-14

[24] Seidler J, Zinn N, Boehm ME, Lehmann WD (2010) De novo sequencing of peptides by MS/MS. Proteomics 10（4）:634-649. doi:10.1002/pmic.200900459

[25] Koenig T, Menze BH, Kirchner M, Monigatti F, Parker KC, Patterson T, Steen JJ, Hamprecht FA, Steen H（2008）Robust prediction of the MASCOT score for an improved quality assessment in mass spectrometric proteomics. J Proteome Res 7(9):3708-3717. doi:10.1021/pr700859x

[26] Perkins DN, Pappin DJ, Creasy DM, Cottrell JS（1999）Probability-based protein identification by searching sequence databases using mass spectrometry data. Electrophoresis 20（18）:3551-3567. doi:10.1002/（SICI）1522-2683（19991201）20:18<3551:AID-ELPS3551>3.0.CO;2-2

[27] Clauser KR, Baker P, Burlingame AL（1999）Role of accurate mass measurement（+/-10ppm）in protein identification strategies employing MS or MS/MS and database searching. Anal Chem 71（14）:2871-2882

[28] Artimo P, Jonnalagedda M, Arnold K, Baratin D, Csardi G, de Castro E, Duvaud S, Flegel V, Fortier A, Gasteiger E, Grosdidier A, Hernandez C, Ioannidis V, Kuznetsov D, Liechti R, Moretti S, Mostaguir K, Redaschi N, Rossier G, Xenarios I, Stockinger H（2012）ExPASy: SIB bioinformatics resource portal.Nucleic Acids Res 40（Web Server issue）:W597-603. doi:10.1093/nar/gks400

[29] Wilkins MR, Gasteiger E, Bairoch A, Sanchez JC, Williams KL, Appel RD, Hochstrasser DF（1999）Protein identification and analysis tools in the ExPASy server. Methods Mol Biol 112:531-552

[30] Pettersen EF, Goddard TD, Huang CC, Couch GS, Greenblatt DM, Meng EC, Ferrin TE（2004）UCSF Chimera-a visualization system for exploratory research and analysis.J Comput Chem 25(13):1605-1612.doi:10.1002/jcc.20084

[31] Perez-Vargas J, Vaughan RC, Houser C, Hastie KM, Kao CC, Nemerow GR（2014）Isolation and characterization of the DNA and protein binding activities of adenovirus protein. J Virol 88（16）:9287-9296

[32] Janecki DJ, Beardsley RL, Reilly JP（2005）Probing protein tertiary structure with amidination. Anal Chem 77（22）:7274-7281. doi:10.1021/ac050891z

[33] Liu X, Reilly JP（2009）Correlating the chemical modification of *Escherichia coli* ribosomal proteins with crystal structure data. J Proteome Res 8（10）:4466-4478. doi:10.1021/pr9002382

[34] Running WE, Reilly JP（2009）Ribosomal proteins of *Deinococcus radiodurans*: their solvent accessibility and reactivity. J Proteome Res 8（3）:1228-1246. doi:10.1021/pr800544y

[35] Deval J, D'Abramo CM, Zhao Z, McCormick S, Coutsinos D, Hess S, Kvaratskhelia M, Gotte M（2007）High resolution footprinting of the hepatitis C virus polymerase NS5B in complex with RNA. J Biol Chem 282(23):16907-16916. doi:10.1074/jbc.M701973200

[36] Lundblad RL（2005）Chemical reagents for protein modification, 3rd edn. CRC Press, Boca Raton, FL

[37] Kannan N, Schneider TD, Vishveshwara S（2000）Logos for amino-acid preferences in different backbone

packing density regions of protein structural classes. Acta Crystallogr D Biol Crystallogr 56（Pt 9）:1156-1165

[38] Inman JK, Perham RN, DuBois GC, Appella E（1983）Amidination. Methods Enzymol 91: 559-569

[39] Carven GJ, Stern LJ（2005）Probing the ligand-induced conformational change in HLA-DR1 by selective chemical modification and mass spectrometric mapping. Biochemistry 44（42）:13625-13637. doi: 10.1021/bi050972p

[40] Lauber MA, Reilly JP（2011）Structural analysis of a prokaryotic ribosome using a novel amidinating cross-linker and mass spectrometry. J Proteome Res 10（8）:3604-3616. doi:10.1021/pr200260n

[41] Shepherd CM, Borelli IA, Lander G, Natarajan P, Siddavanahalli V, Bajaj C, Johnson JE, Brooks CL III, Reddy VS（2006）VIPERdb: a relational database for structural virology. Nucleic Acids Res 34（Database issue）:D386-D389. doi:10.1093/nar/gkj032